临床眼外伤手册

LINCHUANG YANWAISHANG SHOUCE

秦 波 莫劲松 主编

中国纺织出版社

内 容 简 介

　　眼外伤是眼科临床的常见病和多发病，严重时可致盲。本书共分篇：第一篇眼外伤总论，介绍了眼外伤发病特点，中国眼外伤发病现状眼外伤患者的病史采集及检查，眼外伤的治疗原则及常用治疗技巧；二篇眼外伤各论，介绍了开放性眼外伤的处理，眼部物理性和化学性的处理，眼钝挫伤的处理及眼外伤的护理，是眼外伤方面的专家们从多临床实践中总结出来的宝贵经验；第三篇眼外伤相关辅助资料，介绍了械性眼外伤国际国内分类，眼化学伤及眼热烧伤分度，眼外伤病历及登表，眼外伤法医鉴定知识，临床工作中常用的眼科正常值参考范围等。

　　本书简明扼要，重点突出，既为读者提供了新颖权威的临床实知识，又收集整理了大量有助于开展眼外伤科学研究的珍贵资料，可作科临床医护人员和各类实习生、进修生、规培医生、研究生以及全科的方便、实用的口袋工具书。

图书在版编目（CIP）数据

临床眼外伤手册 / 秦波，莫劲松主编. --北京：中国纺织出版社，2
ISBN 978-7-5180-2550-3

Ⅰ. ①临… Ⅱ. ①秦… ②莫… Ⅲ. ①眼病—外伤—诊疗—手册
Ⅳ. ①R779.1-62

中国版本图书馆CIP数据核字（2016）第083312号

责任编辑：樊雅莉　　责任印制：王艳丽

中国纺织出版社出版发行
地址：北京市朝阳区百子湾东里A407号楼　　邮政编码：100124
销售电话：010—67004422　　传真：010—87155801
http://www.c-textilep.com
E-mail：faxing@c-textilep.com
中国纺织出版社天猫旗舰店
官方微博http://weibo.com/2119887771
北京通天印刷有限责任公司印刷　　各地新华书店经销
2016年6月第1版第1次印刷
开本：787×1092　1/32　印张：10.25
字数：234千字　定价：42.00元

临床眼外伤手册

主 编 秦 波 莫劲松

编 委 （按姓氏笔画为序）

丛日昌 冯运红 刘身文 李春燕

李金瑛 李雯霖 李柏军 李 青

陈振超 陈 胜 张翠薇 邹 畅

杨冰芝 金 玲 欧阳明 姚 雪

窦晓燕 黎 明

前　言

　　眼外伤为眼科常见致盲性眼病之一。由于我国人口众多，又处于经济建设的高速发展期，眼外伤具有发病率高、发病急、病情重等特点。随着生活水平的不断提高，人民群众对眼科医疗服务质量的要求也不断提高，眼科临床工作者迫切需要不断地提升眼外伤救治技术水平。

　　医学科学技术的迅猛发展，带来新理论、新技术、新方法的不断涌现。尽管已有相当多高质量的眼科书籍出版，但尚缺少专门的眼外伤临床实用手册。

　　《临床眼外伤手册》的编写和出版旨在为眼科临床医务人员，特别是医学院校学生、实习医生、参加规范化培训的住院医师、进修医生、临床护理人员等，在眼外伤的检查、诊断、治疗、护理等方面提供实用、标准、简明和规范的参考，将有利于眼外伤患者得到及时、有效的救治；有利于减少眼外伤导致的不可逆性盲；有利于减少眼外伤导致的社会和家庭的经济负担；有利于医患关系的良好发展。

　　由于我们水平有限，阅历尚浅，加上时间仓促，经验不足，错误与疏漏之处在所难免，请读者们不吝斧正。

秦波　莫劲松
2016 年 3 月
于深圳市眼科医院

目　录

第一篇　眼外伤总论 001

第一章　眼外伤概况 002

第一节　眼外伤的发病 003
第二节　眼外伤的特点 008
　一、眼外伤共性 008
　二、儿童眼外伤特点 011
　三、眼外伤患者的特点 014
　四、初诊医生检查和处理的注意事项 018
第三节　中国眼外伤的发病现状 020

第二章　眼外伤患者的病史采集及检查 025

第一节　眼外伤患者的病史采集 025
　一、受伤的时间 025
　二、受伤地点和周围环境 025
　三、致伤物体 026
　四、眼外伤的种类 026
　五、受伤前的病史 027
　六、伤后处理 027
　七、眼外伤的预防 028
第二节　眼外伤的功能检查 029
　一、视力检查 029

二、色觉检查 032

三、特殊检查 033

第三节 眼部检查 071

一、眼睑检查 072

二、泪器检查 073

三、眼眶检查 075

四、眼肌检查 076

五、眼球检查 079

第三章 眼外伤的治疗原则 083

第一节 眼外伤后全身情况的处理原则 083

第二节 眼外伤后眼部情况的处理原则 083

第三节 眼外伤的药物治疗原则 085

第四节 眼外伤的手术治疗原则 086

第五节 眼外伤处理要点 087

第六节 随诊 089

第七节 眼外伤急诊注意事项 091

第四章 眼外伤的常用治疗技术 092

第一节 眼局部给药 092

一、滴眼药水、涂眼药膏 092

二、结膜下注射 094

三、球旁或球周注射 096

四、球后注射 097

五、球内注射 099

第二节 泪道治疗技术 100

第三节 眼表异物治疗技术 102

　　一、眼睑异物　　　　　　　　　　　　　　102

　　二、结膜异物及结膜囊异物　　　　　　　103

　　三、角膜异物　　　　　　　　　　　　　105

第四节　眼部机械性损伤的创面清理和换药　106

　　一、创面清理　　　　　　　　　　　　　107

　　二、眼科换药　　　　　　　　　　　　　108

　　三、眼科拆线　　　　　　　　　　　　　109

第五节　眼部麻醉　　　　　　　　　　　　　111

　　一、局部麻醉　　　　　　　　　　　　　111

　　二、全身麻醉　　　　　　　　　　　　　115

第二篇　眼外伤各论　　　　　　　　　　　118

第五章　开放性眼外伤的处理　　　　　　　119

第一节　眼睑外伤　　　　　　　　　　　　　119

　　一、病因　　　　　　　　　　　　　　　119

　　二、诊断　　　　　　　　　　　　　　　120

　　三、处理　　　　　　　　　　　　　　　120

　　四、注意事项　　　　　　　　　　　　　122

第二节　泪器外伤的处理　　　　　　　　　　123

　　一、病因　　　　　　　　　　　　　　　123

　　二、诊断　　　　　　　　　　　　　　　123

　　三、处理　　　　　　　　　　　　　　　123

第三节　结膜外伤的处理　　　　　　　　　　132

　　一、诊断　　　　　　　　　　　　　　　133

　　二、处理　　　　　　　　　　　　　　　133

　　三、操作方法　　　　　　　　　　　　　133

四、注意事项 134

第四节　角膜外伤的处理 134

一、病因 135

二、诊断 135

三、处理 136

四、术前准备 136

五、麻醉选择 137

六、操作方法 137

七、注意事项 138

第五节　巩膜外伤的处理 138

一、原因 139

二、诊断 139

三、处理 140

四、注意事项 143

第六节　晶状体外伤的处理 144

一、病因 145

二、诊断 145

三、处理 146

四、注意事项 148

第七节　虹膜睫状体外伤的处理 150

一、外伤性瞳孔散大 150

二、虹膜根部离断 151

三、睫状体解离及睫状体脱离 152

四、前房积血 153

第八节　眼内异物的处理 155

一、病因 156

二、诊断 156

三、处理 157

四、术后处理 158

　　五、注意事项　　　　　　　　　　　158
第九节　玻璃体外伤的处理　　　　　　　159
　　一、玻璃体疝及玻璃体脱出　　　　　159
　　二、玻璃体积血　　　　　　　　　　161
第十节　视网膜外伤的处理　　　　　　　163
　　一、外伤性视网膜出血　　　　　　　163
　　二、外伤性视网膜裂孔　　　　　　　164
　　三、外伤性视网膜脱离　　　　　　　164
　　四、玻璃体视网膜手术　　　　　　　165
第十一节　眼眶及视神经外伤的处理　　　184
　　一、眼眶外伤　　　　　　　　　　　184
　　二、视神经损伤　　　　　　　　　　190
第十二节　其他眼外伤的处理　　　　　　192
　　一、眼球摘除术　　　　　　　　　　193
　　二、眼球内容剜除术　　　　　　　　195

第六章　眼部物理性和化学性损伤的处理　198

第一节　酸烧伤的处理　　　　　　　　　199
　　一、病因　　　　　　　　　　　　　199
　　二、诊断　　　　　　　　　　　　　200
　　三、处理　　　　　　　　　　　　　200
　　四、注意事项　　　　　　　　　　　201
第二节　碱烧伤的处理　　　　　　　　　202
　　一、病因　　　　　　　　　　　　　202
　　二、诊断　　　　　　　　　　　　　202
　　三、处理　　　　　　　　　　　　　205
　　四、注意事项　　　　　　　　　　　209
第三节　热烧伤的处理　　　　　　　　　210

一、病因 210

二、诊断 210

三、处理 211

四、注意事项 214

第四节 其他损伤的处理 215

一、电离辐射伤的处理 215

二、低气压损伤的处理 218

第七章 眼钝挫伤的处理 220

第一节 眼睑及邻近部位钝挫伤的处理 220

一、病因 220

二、诊断 220

三、处理 220

五、注意事项 224

第二节 眼球钝挫伤的处理 225

一、病因 225

二、诊断 225

三、处理 225

四、注意事项 227

第八章 眼外伤的护理 228

第一节 眼外伤患者的护理 228

一、概述 228

二、开放性眼外伤患者的护理 229

三、眼部物理性和化学性损伤患者的护理 237

四、辐射性眼损伤患者的护理 245

五、眼球钝挫伤患者的护理 249

第二节　眼科常用护理操作技术　251

　　一、眼局部用药　251

　　二、眼局部清洁　256

　　三、眼部热敷、保护及常用小手术　260

第三节　眼外伤的预防与保健　265

　　一、儿童眼外伤的预防　265

　　二、成人眼外伤的预防　267

第三篇　眼外伤相关辅助资料　270

第九章　机械性眼外伤国际分类　271

第十章　眼化学伤分度　277

　　一、化学致伤物种类　277

　　二、化学烧伤的机制　278

　　三、化学烧伤的分期和分度　279

第十一章　眼热烧伤分度　283

　　一、我国眼热烧伤分度　284

　　二、国外眼热烧伤分度　286

第十二章　眼外伤登记表、眼外伤急诊分类、

　　　　　眼外伤病历　287

　　一、眼外伤登记表　287

　　二、眼外伤的急诊分类　293

三、眼外伤急救的特殊设备　　　　　　　　　295
四、眼外伤病历书写的注意事项　　　　　　　296

第十三章　眼外伤的法医鉴定　　　　　　　　300

一、眼外伤工伤鉴定概述　　　　　　　　　300
二、眼外伤工伤鉴定的内容　　　　　　　　300
三、眼外伤工伤鉴定常见检查项目　　　　　301
四、伪盲的鉴定　　　　　　　　　　　　　301
五、工伤伤残等级的鉴定　　　　　　　　　302
六、眼部重伤的鉴定　　　　　　　　　　　304
七、低视力与盲的分级标准　　　　　　　　305

第十四章　眼科测量正常值　　　　　　　　　306

一、解剖生理部分　　　　　　　　　　　　306
二、检查部分　　　　　　　　　　　　　　309

第十五章　玻璃体腔注射的常见抗生素配药方法　　　314

第一篇　眼外伤总论

第一章　眼外伤概况

人类大脑接受的各种信息中，80% 来自于视觉系统，眼是人体最暴露、最精密、最娇嫩的"照相机"，是获得视觉信息的唯一器官。同时眼位于五官之首，在维系容貌和人类情感方面占有重要地位。一些很小的外伤，若抢救不及时、处理不恰当，既可影响仪容，又能影响视功能，降低生活质量，所以就眼外伤而言，正确诊断、及时处理、合理用药及后续合并症和并发症的序贯处理对恢复眼部的外观、挽救视力甚至抢救生命至关重要。

眼外伤是眼球及其附属器受到外来的机械性（物理性）或化学性伤害而引起的一系列病理性改变，是造成盲目的主要原因之一。常见眼外伤的种类通常分为机械性和非机械性两种。机械性眼外伤是眼外伤中常见的一种类型，多为锐器伤及钝器伤，包括眼球表面异物及眼擦伤、挫伤、裂伤等。非机械性眼外伤一般包括化学性眼外伤（包括酸、碱烧伤）、热烧伤（例如铁水、钢水烫伤）以及辐射性眼外伤（离子放射线眼损伤）。化学性眼外伤在人们的日常工作和生活中并不少见，在这种眼外伤类型中，常见的化学致伤物种类繁多，但多为腐蚀性致伤物，包括酸性致伤物、碱性致伤物、细胞毒素类物质。化学性眼外伤可因眼部组织和化学物质的直接接触所引起，也可能会通过皮肤黏膜、呼吸器官、消化道等吸收后而影响于眼、视路和视中枢所致。热烧伤可分为火烧伤和接触烧伤两大类。直接接触高热（温）液体致伤者称为烫伤。在临床上火烧伤和烫伤较为常见。辐射能所致的眼部伤害称辐射性眼外伤。可致眼部损伤的辐射能有：微波透热线、红外线、紫外线、X 线、α 射线、β 射线、γ 射线及中子、激光等。辐射能可致眼睑、结膜、角膜、晶体、葡萄膜和视网膜的损害。拳头、石块及球类打击，跌撞、交通事故是眼挫伤的常见原因。眼眶周围组织血管分布丰富，颜面部由于受到钝性打击，易造成皮下出血而出现青紫肿块。此外，钝力在眼球和球壁的传递会导致多处间接性损伤，引起眼内出血、眼眶骨折、角膜和（或）巩膜破裂，视网膜脱离、视神经水肿等。

第一节　眼外伤的发病

随着社会和经济的发展，眼外伤已成为当今世界中青年单眼盲和低视力的主要病因，不同的国家和地区其发病率有一定的差异。美国眼外伤登记网（United States Eye Injury Registry，USEIR）是世界上最大的眼外伤登记资料库，成立于 1988 年，据该网所提供的统计资料，美国每年约有 2.4 百万的眼外伤患者，其中约 1 百万人的视力遭受永久性的严重损害；在美国盲目的患者中，单眼盲比例约占 75%，其中 40% 由眼外伤引起，眼外伤是美国单眼盲目的主要致盲原因，仅次于白内障，属第二大类致盲性眼疾病，同时也是眼科住院患者的主要病种。据统计，美国眼外伤的发生率约为 0.36%。眼外伤也是 3 岁以下儿童眼球摘除的最主要的原因。25 ～ 65 岁的黑人和西班牙人的眼外伤占全美眼外伤的 40% ～ 60%，比白人要高约 2 倍。外伤的地点已由工作场所转移到家庭，开放性眼外伤的发生率占 3%。

印度是世界上第二大发展中国家，眼外伤发生率也相对较高。来自印度的资料表明，在 6704 名平民窟居民的调查中，有 158 例眼外伤（占 2.4%），平均年龄为 24 岁，其中钝挫伤占多数（约 41.7%），伤后盲目的发生率为11.4%。对南印度 3 个农村地区 40 岁以上共 5150 人的调查发现，眼外伤共有 229 人（占 4.5%），其中双眼外伤 21人（占 0.4%）；农业劳动引起的外伤占多数（共 107 人，占 46.9%），盲目率为 0.8%。这些资料显示印度眼外伤的发生率比美国要高约 10 倍左右。另一组资料表明：在523 例眼外伤病例中，男性占多数，为 88%；受过教育的为 77%；67% 的患者年龄在 25 岁以下；54% 为农村地区；38% 为学生；大多数开放性眼外伤在 1 区（50.8%）；75%的患者在伤后 1 周就诊；眼内异物和视网膜脱离发生比例分别为 17.4% 和 11.3%；外伤性眼内炎占开放性眼外伤的20.5%。

我国目前尚缺乏以人口基数为基础的眼外伤发生率和致盲情况的相关统计资料，科研报告中的数据多是一个或多个医疗机构所收治患者的比例数。资料显示：全身创伤中，眼外伤约占 5% ～ 10%。尽管不同地区的眼外伤类型和预后等流行病学特征稍有不同，但我国南北方发病率、严重眼外伤的发病规律和比例基本相似。我国眼外伤患者中男:女=（2.75 ～ 10.3）:1，发病年龄多为 7 ～ 50 岁，儿童（7 ～ 14 岁）和青壮年（18 ～ 45 岁）居多，5 ～ 10岁是儿童眼外伤发生的高峰期，占总发病数的 30% 左右；职业以工人和农民为主，其次是学生和学龄前儿童；致伤原因中，以职业性眼外伤、道路交通伤、爆炸伤为主。其中职业性眼外伤占所有眼外伤的 1/2 ～ 2/3，危害面广，后果严重。农民和工人在劳动过程中，安全意识不足，缺乏有效的自我保护和必要的自救常识，是眼外伤发生的高危人群。一些发达国家通过加强企业安全措施管理、定期检测设备的质量、评估危险因素，对于不合格企业进行严厉处罚，制定统一的工伤补偿制度，工人上岗前接受相关的安全教育，由专业人员传授防护知识等多种方法有效地降低职业性眼外伤的发生率和严重程度，值得我们借鉴。由于儿童好动，有较强的探究心理，但缺少安全意识，行为的约束力较低，以及家长的疏忽、社会公众预防观念的淡漠等，儿童眼外伤也占很大的比例，特别是剪刀、针头、刀片的锐器伤，鞭炮爆炸伤、钝挫伤；儿童跑、跳、玩耍时容易忘乎所以，跑跳时撞及凳边、桌角、台阶、柱子亦不少见；儿童玩弄如玩具子弹枪、刀、剑和箭等各种高风险玩具或物品等，容易扎伤眼部。这就要求家长及学校要经常开展一些安全知识和自救常识的教育，同时要求家长起到保护、引导和监督作用。

我国有统计的机械性眼外伤中，眼球穿通伤占机械性眼外伤的 78.93%，钝挫伤占机械性眼外伤的 20.99%，致伤物大多是铁器，有铁屑、铁线、弹簧、剪刀、铁锥、刀具、雨伞等。非铁器伤有竹刺伤、手指伤、木条伤、瓦片伤、瓷块伤、碎石伤、玻璃伤、铅笔伤等。眼球穿通伤中角膜穿破伤占 61.4%，外伤性白内障占 42.86%，眼内异物占 36.8%；并发眼内炎占 8.04%，交感性眼炎占 1.34%。不同年龄眼外伤发生率有明显的差异，21 ～ 40 岁青壮年占 53.16%，可见眼外伤患者主要为青壮年，这与该年龄段者为主要劳动力有关，青少年学生占 17.83%，两者共计 70.99%。就诊时间超过 6 天占 50% 以上，5% 发生严重并发症的病例均为伤后 6 天以上才到医院就诊。由于眼球构造的脆弱性和复杂性，在致伤因素的作用下极易发生组织结构的破坏、丢失，以及出血、炎症、渗出等一系列的病变而造成严重的后果。再之，眼球具有无血管的透明组织，外伤愈合后遗留的纤维组织增殖影响了这些透明组织的透明度，造成视力不同程度的障碍。更为甚者，一眼受伤以后，不仅该眼遭受严重损坏，而且还可能发生交感性眼炎而危及另一眼。鉴于眼外伤对眼部所引起的各种严重后果，眼外伤的预防工作至关重要，广泛深入的开展宣传教育，加强生产安全意识，加强对学生、儿童的教育，避免玩带有锐器的游戏及活动都是十分必要的。另一方面，加强基层眼科技术力量，使眼外伤患者能及时就诊，及时治疗，减少减轻眼外伤的并发症、后遗症的发生具有极其重要的意义。目前，阻碍眼外伤研究的因素很多，如眼外伤属意外，无法预防；缺乏流行病学调查；眼外伤病情千变万化，治疗上医生会根据病情不断调整方案，缺乏大样本眼外伤的统计分析，等等。随着不同类型眼外伤检查和治疗专家共识或指南的不断完善、多中心研究的不断深入，加强预防、规范诊疗等措施的应用，有望大幅度降低眼外伤的致残率、致盲率。

近年来随着对眼外伤的逐步重视、医疗技术的不断进步、诊断检查技术的进一步提高、手术显微镜的普及应用、手术器械的不断改进、玻璃体手术特别是微创玻璃体手术的开展、抗感染药物的合理应用，眼外伤治疗效果取得了很大的进步，治疗的目的已经不满足于简单地保住眼球和外观，而是力争恢复最佳视力。

为了眼外伤患者得到更好的视力，必须做到"急、转、专"几点，具体措施如下：

（1）预防为主，对一线工作人员介绍防护知识、配备防护用具、定期检测生产设备等，从小儿抓起，向儿童灌输安全知识，同时强化家长的安全意识等。

（2）开展科普宣传活动，加强外伤后自救知识的教育，使广大一线工作人员知晓受伤后的简单处理和注意事项，如眼部化学伤，应尽快就近大量水冲洗，再送到医院进一步专业处理；眼球穿通伤不要挤压眼球；眼部异物不要擅自拔出外露异物等。

（3）就近急诊就医。眼外伤发生后，经自行初步处理或无法自行处理，则尽快到最近的医院急诊处理，若病情严重，无条件处理的医院及时转诊到上级医院眼科或眼科专科医院。

为了更有效地救治眼外伤患者，可以从以下几方面工作着手：

1. 建立眼外伤联盟

社区、基层医院与有实力的专科医院结盟，严重的眼外伤可以从下到上对口转诊，同时上级医院对社区、基层医院实施"帮、扶、带"。

2. 培养从事眼外伤专业的人才

眼外伤是一种非常复杂的疾病，发生后多属急、重症，牵扯头颅颌面外科、耳鼻喉科、整形科、眼科等，且伤情变化多端，无规律所循，需根据病情随时更改治疗方案，这就要求眼外伤医生反应快、知识面广、临床经验丰富、随机应变等。

3. 开展全国眼外伤患者登记工作，建立眼外伤数据库

早在 20 世纪 80 年代，美国就开始了眼外伤相关数据库的建设。美国眼外伤登记网（United States Eye Injury Registry，USEIR）收集全美 40 个州的严重眼外伤和军事眼外伤病例，发展和执行眼外伤积分（ocular trauma score，OTS）系统，对眼外伤的严重程度给予评分。USEIR 模式已经被许多国家借鉴，我国作为发展中国家，有大量的眼外伤患者群体，建立全国各级医院的眼外伤数据库，可以提供眼外伤流行病学资料，资源共享，为眼外伤的防治提供依据。

4. 开展多中心、大规模、随机、对照的临床研究

目前我国的临床眼外伤研究多为分散状态，缺乏组织

性和系统性，所取得的研究结果无法被公认和采用。我国有大量的眼外伤病例，可组织多中心大规模的临床合作研究，确定不同类型眼外伤检查和治疗的专家共识，提高基层医院对眼外伤的诊治水平。

5. 重视眼外伤基础理论研究，用于指导临床

目前我国临床眼外伤前瞻性及多因素分析性研究较少，与发达国家相比有很大差距，我们应该科学地分析临床资料，发现问题、总结规律，同时可与基础学科合作，将基础医学的研究应用于临床，指导眼外伤的诊断和治疗。

6. 重视眼外伤防治的普及教育

有关行政部门应监督各行业制定并严格执行操作规范，对从业者进行岗前培训和防护监督，针对施工特点采取有效防护措施，一旦事故发生企业应承担因失责所造成的损失，甚至接受严厉惩罚。

第二节　眼外伤的特点

由于致伤原因不同，眼外伤可轻可重，轻者仅眼睑表皮擦伤，重者可造成眼球破裂失明甚至合并重要脏器损伤如头颅外伤、肝破裂、脾破裂、四肢骨折等，甚至危及生命，所以眼外伤的特点也千变万化。

一、眼外伤共性

（一）易导致视觉障碍甚至失明

外界物体通过人眼后才能在大脑形成清晰的物像，人的视觉系统解剖结构精密而特殊，一旦遭受外伤或由其继

发的损伤破坏视觉系统，就会造成视觉障碍，例如透明的屈光间质是保证良好视力的先决条件，外伤后出血、炎性渗出、瘢痕均可影响屈光间质的透明性从而影响视功能；视神经、视网膜挫伤可导致光感受器神经组织的变性坏死，目前尚缺乏有效药物修复损伤的神经组织，因而可导致视力下降、视野缺损等。

（二）眼外伤后并发症多种多样

角膜、晶状体、玻璃体为无血管组织，对细菌、病毒、真菌等的抵抗力较差，受伤后容易引起感染；玻璃体增殖可引起牵拉性视网膜脱离；眼内出血或房角后退可继发青光眼；睫状体脱离或离断可引起低眼压，从而引起黄斑区和视神经损伤，等等。

（三）可同时造成眼的多种组织或结构的损伤

特别是爆炸伤或车祸伤，可造成眼睑、眼眶及眼球前后节和视神经的损伤，病情非常复杂。

（四）可引起双眼视力下降甚至失明

穿通性眼外伤特别是累及睫状体的穿通伤，可诱发另一眼交感性眼炎，若治疗不及时可导致双眼失明。

（五）眼内炎症药物治疗效果欠佳

由于眼球结构的特殊性，血－眼屏障和血－房水屏障的存在，眼药和全身应用的药物到达眼球内的药物浓度较低，药物不能有效地控制炎症，比较严重的眼内炎必须行眼内注药或玻璃体切割联合眼内注药术。

（六）正确诊断和急诊处理对挽救伤眼极为重要

一期处理的目的主要是恢复眼球的完整性，例如外伤所致晶状体混浊，若前房内无溢出的晶状体皮质，可暂不处理；玻璃体积血待伤眼稳定 1 ～ 2 周后不吸收再考虑行玻璃体切割术等。

（七）眼睑的外伤处理不当可影响外观和功能

眼睑外伤缝合不但要考虑解剖复位恢复美观，更重要的是恢复其功能，不正确的眼睑缝合愈合后可引起明显的瘢痕，甚至出现由此引起的功能障碍如睑外翻、暴露性角结膜炎、倒睫等。

眼外伤患者视力与受伤部位、受伤轻重、受伤后接受治疗的时间、外伤性质等众多因素有关。眼睑皮肤裂伤、眼表面异物等外伤无明显感染时，对视力无太大影响，患者接受治疗前后视力基本不变或变化微小。但眼挫伤、化学伤、爆炸伤以及穿通伤，可造成严重的视力损害，甚至失明。对眼外伤及时准确的处理有时可以挽救患者的视功能。

眼是最精密、最脆弱的器官，很多不起眼的外伤也可引起严重后果，如处置不当，可以造成失明，严重影响患者生活质量。所以眼外伤首次处理十分重要。中国农村人口众多，工厂企业多，眼外伤以工农业损伤为主，致病因素以金属为主，结角膜异物伤占大多数。其次为挫伤。男性明显高于女性，男性以 30 ～ 50 岁青壮年为受伤主要群体。就诊时间在 24 小时内占大多数，也有就诊时间延长到受伤 1 周以后的患者。大多数眼外伤患者自我保护意识强，受伤后能及时就诊，但仍有少部分患者健康意识薄弱，等到视力受到严重影响才到医院就诊，此类患者预后均不佳。国内不少基层医院，临床工作中遇到的大部分眼外伤，可以自行解决，对于球内异物等外伤，才需要转院治疗，这极大地缓解了临床专科大医院的就诊压力。基于眼外伤对视力的影响，有很多人力无法挽回的因素，因此降低和预防眼外伤的发生显得尤为重要。加强工人自身安全教育，对工人进行岗前培训，提高防范意识，同时工厂应改善工作环境，监督工人使用防护工具；农民在劳动中应注重自身安全，发生意外不耽搁病情及时就诊；提高公民素质，减少打架斗殴现象；加强交通安全意识教育，降低车祸外伤发生，这些都将极大地降低眼外伤的发病率。

二、儿童眼外伤特点

由于患儿群体的特殊性，眼外伤一旦发生后治疗效果可能更差，其原因包括：①眼球尚未完全发育，尽管积极正确治疗，但并发症多，也容易引起弱视甚至眼球发育停滞或萎缩；②儿童眼部组织的修复能力较强，但修复能力强也有其不利，角膜过度修复会瘢痕较重、晶状体上皮细胞增生活跃会引起后发性白内障、玻璃体增殖会引起牵拉性视网膜脱离，等等。小儿一旦眼部外伤，不但引起视力不可逆损害，还会引起影响外观如外斜视、面部发育不对称，甚至影响其心理发育，导致自卑厌世等更严重的后果，所以儿童眼外伤的预防更为重要。

（一）发生率高

我国儿童眼外伤占全部眼外伤的 12.38%，农村和山区发生率较城镇高，男童比女童发生率高。幼儿由于刚学会行走，易跌倒触及桌椅的棱角、地面上的泥团、石块或手拿的玩具等锐利物品而致眼外伤。幼儿及少年儿童活泼好动，好奇心强，模仿力强，却不熟悉工具、玩具的正确使用方法，不知道某些行为的危害性，又不懂得如何保护自己，所以很容易发生眼外伤。

（二）致伤因素多

儿童在打闹玩耍中容易用木棍、石块、弹弓、玩具枪子弹、玩具箭等损伤眼睛；小学生用小刀削铅笔时有不慎扎伤眼睛的；如果雷管等易燃易爆物品管理不善，被儿童当作玩具玩耍或燃放，很容易引起眼睛爆炸伤；儿童喜欢燃放鞭炮，节假日由鞭炮引起的眼外伤也常常发生；儿童玩耍一次性注射器，刺伤眼球的情况也较为多见，往往形成化脓性眼内炎，后果严重。

（三）检查和治疗的配合度欠佳

儿童多不能对受伤情况和自觉症状进行详细描述，由于心理紧张、害怕和眼部疼痛，检查处理时也多不能配合，不利于及时观察病情变化和更改治疗方案，眼药的应用更为困难，影响治疗效果。

（四）多可以预防

首先应加强安全教育，使人人都认识到眼外伤的危害性及保护眼睛的重要性，避免儿童玩耍尖锐危险的玩具和物品，禁止燃放烟花爆竹，加强雷管和废弃的一次性注射器等危险物品的保管和处理，不让孩子观看电焊火花等。同时家长一定要尽到监护人的义务，注意培养孩子的安全意识，对孩子经常进行安全教育。

眼外伤是影响儿童视力的首要原因，不但给患儿造成极大的痛苦，而且给家庭和社会带来较大的负担，产生的后果贻害终生。近几年，由于儿童眼外伤发病率的不断增多，儿童眼外伤成为一种常见的意外伤害，尤其近些年在我国一次性废弃注射器的管理不善造成了许多儿童眼球穿通伤，这种眼部的损伤几乎100%发生眼内炎等严重并发症，即使及时抢救，视力仍严重损害，甚至导致眼球萎缩。在国内，丁法德对在该院住院的国内26个省、市、地区的14岁以下儿童眼外伤1265例进行分析，发现眼外伤患者占同期住院患者（13183）的9.6%，约为儿童眼病患者的1/3；在同期眼外伤住院患者（4645）中，儿童占27.7%，男∶女 = 7∶1，学龄期儿童（7~14岁）占66.1%，以12~13岁和6~8岁为高发年龄，其中眼穿通伤占首位（占87.9%），多在校外发生；其致盲率达44.5%，而且单眼脱盲率为24.5%，双眼脱盲率为65.2%。许维强等报道1987/1997年广东肇庆市收治儿童眼外伤中，占同期眼外伤患者的52.7%，男女比例为2.6∶1，农村儿童较城镇儿童多见。致盲率为24.5%，眼球摘除率为1.5%。杨晓慧等报道1990~2000年间河南地区的儿童眼外伤1126例，占同期眼外伤患者（4210）的26.75%，男∶女 = 7∶1，其中眼穿通伤为多（占87.47%），其致盲率高达69.08%。华峰刚对 1989 ～ 1999 年浙江苍南地区的儿童眼外伤 1623 例临床分析表明，占同期住院眼外伤的 23.55%，男：女 = 4.71：1，年龄以 4 ～ 6 岁和 7 ～ 10 岁高发，其中以眼睑撕裂伤和眼球钝挫伤为多，致盲率为 11.52%。姚红艳等报道粤东潮汕地区 14 岁以下儿童眼外伤的情况分析，男：女 = 3.7：1，其中 5 ～ 7 岁和 8 ～ 10 岁年龄段是儿童眼外伤发病的高峰期，分别占总发病数的 30.6% 和 29.6%。男童眼外伤主要发生在 8 ～ 10 岁，而女童多发生在 7 岁以下，锐器伤所占的构成比高于钝器伤及爆炸伤，穿通伤占首位（占 51.5%），从而揭示不同性别儿童在各个年龄段眼外伤的致伤情况不同，其中 10 岁以下为高危人群。从以上情况可以看出，儿童眼外伤是临床常见眼病，约占同期住院眼外伤的 1/4，且致盲率、伤残率高，同时女性儿童逐渐增多，应引起全社会普遍关注。

三、眼外伤患者的特点

眼外伤患者是一特殊群体，由于发病急、病情变化快、病情复杂、治疗效果不佳以及赔偿问题等方面均不同于一般眼病患者。

（一）心理变化和情绪失控

由于眼外伤多是突发事件，部分患者在出现外伤尤其是严重眼外伤后惊慌失措，悲痛不安。有些患者经过一段时间后，能很快调整心态，心情恢复平静；但也有少部分眼外伤患者由于外伤严重，突然失明或因病情需要摘除眼球，精神受到沉重打击，彻夜不眠，萎靡不振甚至出现轻生的念头；有的甚至将怒气转嫁给家人或医务工作者。

作为主诊医生，此时要有高度的同情心，尽量安抚患者，以取得家属和第三方的理解和支持，同时积极寻找原因以及解决问题的方法，避免一些意外情况出现。

（二）求治心理

部分眼外伤患者，由于涉及到第三方赔偿问题，有的想方设法寻求一些不必要的检查和治疗，要求多开药，开贵重药，甚至要求各种手术治疗。如轻度的眶壁骨折，未影响视力和眼球转动、无复视和外观异常，仍渴求手术复位；轻度的虹膜根部离断无双瞳引起的视觉障碍，要求修复离断的虹膜根部等。殊不知所有手术都存在多种风险，此类情况的手术不仅没有必要，反而有可能造成其他损伤而影响仪容或视功能等。对于此类患者，必须严把药物和手术关，做好解释工作，坚守原则，不能做的手术和不能开的药物一概不要去做。

（三）患者、患者家属及第三方介入医疗过程

由于部分外伤发生于工作中，工厂老板或领导（第三方）要负责医疗费用乃至后续的其他费用，所以目前中国的眼外伤患者的诊疗不仅牵涉到患者及其亲属的问题，而且还有第三方责任人的问题。入院谈话和术前谈话最好邀请雇佣单位的老板或领导参与，即组织患者、患者家属以及患者的老板或领导的三方谈话。尽快、尽好治疗患者的眼外伤，是三方的共同利益。基于这一出发点，告知三方目前患者的病情，需要做的检查和术前准备，将要进行的手术的风险以及可能出现的并发症及对策，后续的二期手术甚至多次手术的可能性，术后视功能恢复以及其他预后

等情况。由于眼外伤患者的病情复杂多变，例如外伤性白内障患者需要行白内障摘除及人工晶状体植入手术，应告知白内障术中可能由于囊膜破裂人工晶状体不能一期植入，要3个月后再行二期植入；第二个可能是即使植入了人工晶状体可能视力提高不大，因为眼底存在损伤性病变如视网膜视神经挫伤的可能。有时只能告诉患者需走一步看一步，尽量将病情的严重性、复杂性和预后的不确定性告知患者及其家属和雇主，使他们充分了解病情并配合治疗，多方共同努力，以期达到共赢。

（四）伪盲及伪低视力

外伤后绝大多数患者能够坦然面对发生的一切，实事求是地反应病情的变化。但也有少数患者由于牵涉到今后的理赔和法律问题，而伪装盲目或低视力。对于这类患者，有时需要详细地排除检查，如验光、眼电生理、伪盲以及伪低视力识别试验等。

眼损伤的临床法医学鉴定，因其损伤程度、伤残程度及后期医疗费用等与被鉴定人的利益有密切的关系，在采用视力表等常规的主观物理学检测方法时常常发现，被鉴定人大多不能积极配合甚至故意夸大视力下降的程度，因此伪盲在法医学鉴定实践中较为常见。根据不同视力对应不同大小视角，按视力表的设计原理，即视力 =1/（物体大小·视距），计算各刺激视角下理论视力大小，通过该方法推算出来的视力值我们称之为 VEP 视力。同时参考周鑫等研究结果，客观视力与视角的对应关系为：$30'$ -0.1；$15'$ -0.2；$11'$ -0.3；$5'$ -0.6；$3'$ -1.0。若受检眼在 $30'$ 刺激视角下无法引出波形，则认为其 VEP 视力 < 0.1；若受检眼在 $30'$ 视角下出现波形，而在 $15'$ 视角下无法引出

波形，则认为其 VEP 视力在 0.1 ～ 0.2 之间，依次类推。

　　根据 VEP 是眼睛受到光刺激后在大脑皮层视区产生的生物电活动，它反映了从视网膜神经元至视皮层的信息传递以及视皮层的活动，已成为临床法医学诊断视神经损伤程度、客观评估伤眼视力的重要检测方法。在目前的相关研究中，VEP 技术推算客观视力的基本方法有以下 4 种：①通过能够诱发出 VEP 波形的最小刺激图形所对应的视角来推算视力；②通过诱发阈刺激的空间频率大小来推算视力；③根据不同空间频率下的 VEP 反应，建立振幅 – 空间频率曲线及回归方程推算视力；④通过 P100 波幅和潜伏期在两眼之间的差别来粗略地估算视力。其中第 1 种方法简单实用，且具有较高的准确度，因此是目前研究及实际应用的重点，本研究是在该方法的基础之上推算视力。De Keyser 等认为在受检者主观视力和 VEP 刺激视角之间存在线性关系，Nakamura 等研究发现 39′、26′、15′、9′ 的刺激视角对应的视力是分别为 0.1、0.2、0.5、1.0，Fatih 等认为 2°、1°、15′、7′、3′ 的刺激视角所对应的视力分别为 0.1、0.2、0.4、0.7、1.0。造成这种现象的原因是由于目前尚无统一的 VEP 研究标准，在不同的实验条件和刺激参数下所得的实验结果亦不相同。参考周鑫等的研究结果，根据视角与视力之间的线性关系来推算视力，在对照组健眼视力的检测中，主观视力与客观视力符合率达 90.8%。该方法评价客观视力具有较高的准确度，同时也表明，在眼损伤的法医学鉴定中，被鉴定人大多会企图夸大伤眼视力下降的程度，而对于未受损伤的健眼大多能够配合主观检查，其健眼主观视力具有较高的可信性。进一步探索这种心理，认为大多被鉴定人试图夸大健眼和伤眼的视力差距，以便凸现伤眼损伤的严重程度，使鉴定结果对自己有利。故被鉴定人健眼在行主观视力检查时大多能够主动配合。因此，在不具备利用VEP直接评价客观视力的条件下，我们也可以通过参考健眼与伤眼VEP波形参数的差别来推断伤眼视力。法医学鉴定中所见伪盲大多有以下特点：①由于双眼全盲较难伪装，易被识破，因此在鉴定中以伪装单眼盲较为多见；②视力下降的程度和表现出来的症状与客观体征不能完全相符；③在行VEP检查时多不能很好的配合，对视觉刺激器的注视程度不够。因此，需要检查操作者具有丰富的经验，可要求被检者注视屏幕中央的靶心并默数不确定单位时间内图案跳动的次数来判断其注视度。

（五）眼外伤患者纠纷多

因眼外伤的复杂性，其治疗过程和预后往往出乎医生和患者的意料。眼外伤是突发事件，发生眼外伤特别是严重的眼外伤后，患者及家属情绪会出现一系列的变化，表现为惊慌—郁闷—接受的变化过程，言辞中容易出现冲突，对病情治疗的期望值过高，因与第三方的纠纷而易迁怒于医护人员，不合理要求未能满足，第三方欠费等原因不能及时治疗等，以上因素均会引起纠纷，医护人员应理解患者，做好安抚工作，从专业角度多沟通，使患者信任医生，并能理解、接受治疗过程和后果。有时只能告诉患者走一步看一步，坚决拒绝患者的无理要求。

四、初诊医生检查和处理的注意事项

应根据眼外伤的轻重缓急，在不延误急救、不加重损伤、尽量减少患者痛苦的前提下，有重点地进行，但不要漏诊。

1. 注意轻重缓急，忙而不乱。合并全身外伤的患者，无论是道路交通伤还是爆炸伤多合并有颅脑、心胸腹部主要脏器、四肢等外伤，接诊医生必须树立全局观点，根据轻重缓急，有条不紊地逐一进行检查和处理，首先应检查生命体征，包括脉搏、体温、呼吸、血压，其次要检查全身重要脏器如颅脑、胸腹，再次为四肢、五官等；同时也不可因为全身其他器官伤情重，而忽视了眼部外伤，待全身病情平稳后发现不能视物，方才注意到眼外伤的存在。此时眼部外伤有可能已失去了治疗机会，抱憾终生，如视神经管骨折所致的外伤性视神经病变，应该等到患者生命体征平稳后尽快行视神经减压术，挽救视功能。因此医护人员在抢救复合性多系统多器官外伤患者时，切勿忽视眼部外伤，而眼部外伤要先处理眼球外伤再处理眼附属器外伤。

2. 富有同情心，注意言辞恰当、动作轻柔。检查眼外伤患者，应动作轻柔，避免增加患者痛苦，特别是眼球穿通伤切忌挤压，以免眼内容物脱出增加而加重损伤，影响预后；儿童检查不配合应在麻醉下进行，不要强行开睑检查。

3. 对神经系统外伤不能确定的患者，一般不要散大瞳孔，以免影响神经系统病变的判断。

4. 急诊以恢复眼球完整性，预防感染为主。虽然严重眼球破裂伤已无光感，除非组织缺损严重不能缝合，一般不要一期眼球摘除，对各种并发症处理后再考虑行二期手术。随着显微技术的进展特别是玻璃体手术的进展，一些以往认为无法挽救的破裂眼球，经后期治疗可以恢复部分视力。

5. 眼睑的外伤要充分止血、分层对位缝合，因眼睑血运丰富，一些颜色变黑貌似坏死的皮瓣复位后也可能存活，所以一般不要轻率剪除破损组织。

6. 开放式眼外伤尽早肌注破伤风抗毒素或免疫球蛋白。

7. 动物咬伤的伤口必须尽快彻底处理伤口及底部，伤口周围及底部还需要注射抗狂犬病血清，或狂犬病免疫球蛋白。

8. 化学性眼外伤要分秒必争，以大量生理盐水连续冲洗，直至结膜囊 pH 值正常。

9. 合理使用抗生素和激素，开放性伤口要应用抗生素预防感染。需要注意的是，激素既有抗炎消肿、减轻瘢痕的有利面，也具有抑制免疫、减缓组织修复的不利面，应根据外伤的种类、轻重、时期酌情应用。

10. 若发现眼外伤特别严重，目前的技术或设备限制不能取得应有的治疗效果，应尽快安排转往上级医院诊治。

第三节 中国眼外伤的发病现状

我国目前还没有权威的眼外伤普查及发病率的资料公布，但有一些零星的资料统计结果。据 2011 年发表在 Acta Ophthalmol 的结果报道，2001 ～ 2006 年北京某地区年龄 40 岁以上的 3251 人中，眼外伤的发生率为 1.6 ± 0.20%。这一结果也表明我国的眼外伤发病率较美国高，略低于印度。

1999 年我国调查的 10 种眼病中，眼外伤所占的比例仅次于白内障（20.21%）和屈光眼疾（13.22%），为 9.44%，其中 20 ～ 40 岁为眼外伤发生高峰年龄组，男性患者所占的比例（75.56%）远高于女性；不同类型的眼外伤中，眼球钝挫伤发生比例最高，为 46.33%；其次是穿通伤，为 14.73%。山东济宁的防盲人员调查了 3291 例城区农民，其中视力在 0.05 以下～无光感 26 人（以下简称盲目），双眼盲目 14 人（盲目率为 0.43%），与国内有关报道的 0.5% 致盲率基本一致；在 26 例盲目患者中，白内障占 32.6%，角膜病占 23.3%，眼外伤占 16.6%，其他依次为青光眼、视网膜病、屈光不正、沙眼并发症等。

眼外伤可发生于任何年龄，以青壮年（21～50岁）居多，平均年龄为 30 岁左右。男女比例约为（4～6）:1。职业主要以工人和农民为主，其次是学生和学龄前儿童。职业分布特点依次为：工人、农民、学生、儿童。有报道工人的眼外伤占 54.44%，学生占 14.5%，小儿为 10.71%。报道的眼外伤类型按发生率高低依次为钝挫伤（41.25%）、穿通伤（23.47%）、化学伤（12.29%）、破裂伤（10.28%）、爆炸伤（8.17%）和其他（4.54%）；有报道开放性眼球损伤占眼外伤住院病例的 56.08%，眼挫伤占 20.8%。致伤物种类繁多，有的报道以沙石异物为首；也有报道以铁屑、钢屑为多，占 24.83%；石块、石屑占 11.16%。以上三者眼外伤发生盲目的几率为 21.32%、43.3%、56.6%；治疗后的盲目率为 10% 左右，眼球摘除率约为 1.78%。

由于致伤物性质多样、致伤机制不同、致伤部位各异，因此外伤后眼部变化复杂多样，处理方法和时机也不尽相同。而眼外伤的处理时机及方法对于眼外伤最终的救治效果至关重要。目前，我国各级医疗部门之间的医疗条件发展相当不平衡，尤其是一些偏远地区、经济欠发达地区医疗条件还相当简陋，致使眼外伤救治水平参差不齐。在某些眼外伤救治原则和时机方面缺乏循证医学依据，缺乏标准化，治疗方案多呈个性化。关于开放性眼外伤一期处理原则及二期手术时机问题，如开放性眼外伤一期晶状体损伤如何处理、人工晶状体（IOL）植入时机及方法如何选择、一期无光感眼球是否摘除、眼内异物何时及如何取出、眼外伤无光感眼怎样处理以及何为玻璃体手术治疗复杂眼外伤的最佳时机等，回答这些问题必须通过建立数据库，完善眼外伤登记工作，对大量数据进行分析，才能制定出相关规范和临床指南，从而提高眼外伤的救治水平。

近年来，随着眼科诊断技术的不断改进，如眼用A型超声波、B型超声波，超声生物显微镜（UBM），视觉电生理检查（VEP、ERG、EOG），荧光眼底血管造影（FFA、ICGA），电子计算机断层扫描（CT）及磁共振成像（MRI），光学干涉断层扫描检查（OCT），角膜地形图（corneal topography）等新的检查方法的普及和应用，大大提高了眼外伤的诊断正确率；随着多种高分子材料如角膜接触镜、人工晶状体、人工角膜、硅胶、硅油、重水、黏弹剂以及各种生物制剂如纤维连结蛋白、胶原等在眼科的应用，致使许多工作出现了量变和质变，严重眼外伤救治成功率大大提高；显微技术的不断创新和提高，尤其玻璃体手术技术的推广及手术仪器设备的不断更新，使得眼外伤的救治范围和水平有了大幅度提高，甚至以往被放弃治疗的眼球，现在也可得到拯救，并取得良好效果。随着眼外伤救治技术的精细化，我国眼外伤救治工作进入了一个崭新的时代。

在眼外伤防治方面我国与发达国家相比存在很大差距。例如医疗网络还没有完善地建立，眼外伤流行病学研究相对薄弱，因此国内多数医院缺乏长期且全面详细的眼外伤资料收集工作，致使我国缺少具有权威性的全国眼外伤流行病学资料。各级医疗部门之间的医疗水平的发展相当不平衡，尤其是一些偏远地区、经济欠发达地区的医疗条件还相当简陋,这些医疗部门眼科医生信息相对闭塞,学术交流机会少,最新前沿技术接触少。我国存在巨大的眼外伤发患者口,但眼外伤专科医生数量不足。除此之外,国人的眼外伤预防意识欠缺,工、农业等生产过程中鲜有安全有效的防护措施。

我国眼外伤的流行病学研究工作较为薄弱,与经济发达国家存在较大差距。美国眼外伤登记处(United States Eye Injury Registry, USEIR)和国际眼外伤登记处(World Eye Injury Registry, WEIR)均是专门的眼外伤登记机构,可随时提供全面且具有权威性的统计数字,以便为临床工作、社会工作提出宏观或具体的指导。但是,我国多数医院缺乏长期且全面详细的眼外伤资料收集工作,使我国缺少具有权威性的全国眼外伤流行病学资料。随着眼外伤防治工作的逐步重视,中华医学会分会眼外伤学组于2008年创立了中国眼外伤登记网(www.cneir.org),旨在针对我国眼外伤的流行病学研究、玻璃体手术等干预措施、伤眼术后远期解剖结构恢复及视力预后等方面,建立多中心研究平台,借此制定我国眼外伤一期处理规范、玻璃体手术干预时机及眼外伤防盲质盲的临床诊疗相关标准。随着越来越多眼科医生的参与,信息与资源共享将有力地推动我国眼外伤防治工作向前发展。眼外伤病例登记方法:①纸质版登记,是临床研究或流行病学研究中最经典的收集数据的方法。通常在接诊后直接填写并妥善保管,资料汇总后定期传真或将复印件邮寄至负责人单位,由专人进行统一录入。②电子版终端登记,需事先设计录入数据库,可以采用Office的办公软件Excel进行,自行将所录入的内容编辑成列,逐行登记。此外,还可采用Epidata软件进行登记。③网络登记,是集大型服务器数据存储的动态网页,使用者通过注册进入网站进行数据登记。④随访登记。由于必须记录伤者的随访情况，才能完整完成病例登记，故无论采用哪一种登记方式，都不能忽视随访登记。⑤数据汇总。建议由参加单位指定负责人对所有数据资料进行统一回收和管理，并录入数据库。

眼外伤登记工作可为制定眼外伤治疗规范和临床指南提供依据，可了解我国不同地区眼外伤救治水平并提供指导，可为眼外伤临床研究工作提供数据，为全面提升我国眼外伤防治工作的国际地位打下坚实基础。

第二章 眼外伤患者的病史采集及检查

第一节 眼外伤患者的病史采集

眼外伤是眼科临床的常见病，其临床表现千变万化，每个人对损伤的反应不完全一样。为了及时确定治疗方案，接诊医生必须尽早地获得可靠的受伤史并详细记录，包括从受伤之时起至接诊时的整个过程。病史的来源，可以是患者自述，也可以是护送人员或现场目睹受伤经过的证人。这些情况必须详实可靠且记录完整，它不仅是治疗的根据，而且具有法律作用。

然而，对于化学烧伤的处理，抢救时间必须分秒必争，医生在简单了解病情后，立即进行彻底地冲洗治疗，待抢救完毕再详询病史。

一、受伤的时间

详细了解受伤时间在眼外伤的处理中很重要。询问并记录何年何月何日何时何分受伤，受伤后经过多少时间才到达急救站，在急救站停留的时间，何时从急救站转送到医院。

二、受伤地点和周围环境

创伤的发生是在野外还是在室内，在工厂还是在家中，在很污秽的地方还是在比较洁净的处所，受伤时的环境和气候情况等均应明确。

三、致伤物体

致伤物体的性质、大小、形状、数目，致伤物侵犯的方向，受伤时患者头部的位置和眼球注视的方向。固体物质应辨明是金属或非金属；如果是金属，还应了解是磁性或非磁性，如果是非金属，应弄清楚是塑料、玻璃、植物或动物等。如果是辐射、光等的损伤，应了解辐射源、光源等的强度及与眼部的距离等。动物伤还需明确致伤动物的种类、是否接受狂犬病疫苗等。

四、眼外伤的种类

常见的有挫伤、振荡伤、切割伤、穿通伤、异物伤、炸伤、烧伤、辐射伤、动物咬伤等。同一类的伤，伤的性质不同，伤的程度可以相差很远，例如，同是炸伤，火药炸伤、炮弹片炸伤还是雷管炸伤？其结果完全不同；同是烧伤，汽油烧伤重于普通火焰烧伤；同是化学烧伤，碱烧伤重于酸烧伤。在接诊伤员时，这些都应该询问清楚。

弄清外伤是单一部位伤、多部位伤还是复合性外伤。接诊医生在询问病史及进行体格检查时，必须树立全局观点，不能只重视眼部外伤而忽视了全身器官的损伤，要注意观察生命体征的变化。在实际工作时，首先要弄清楚何者最急，何者次急，根据轻重缓急，有条不紊地逐一进行处理。必要时，可以组织两组以上人员同时进行抢救。原则上首先抢救伤员生命，待生命体征稳定之后再进行眼科处理。切不可因抢救眼伤而忽视了全身情况，也不可因注重全身情况而忘记了眼外伤的处理。

五、受伤前的病史

了解受伤前，患者是否患过眼病或眼外伤，接受过何种治疗，效果如何。有无弱视史，有无手术史，全身健康如何，有无家族遗传疾病或先天发育异常历史，特别要注意有无气喘、糖尿病、高血压、心肾病或神经系统异常。是否配有假牙，还要仔细询问有无过敏性疾病，对药物有无过敏史，何年何月注射过破伤风抗毒素（破伤风免疫血清）等。

病史采集：

（1）现病史：详细询问视力下降的时间，有无明显诱因、有何伴随症状、是否经过诊治、疗效如何等。

（2）既往病史：询问有无其他眼病史，对于有青光眼、葡萄膜炎、眼外伤、高度近视、弱视、视网膜视神经病变等影响手术及预后的疾病尤其需要注意。同时，还要了解患者全身病史，疾病是否处于稳定状态，有否使用相关药物。

（3）家族史：对于有青光眼、视网膜变性等疾病家族史的患者，即使现时未有明显发病迹象，也需提高警惕，防治术中、术后的相关并发症。

（4）药物过敏史：无论术前、术中还是术后都应避免使用曾致患者过敏的药物。

六、伤后处理

受伤后，患者是否经过就地抢救处理，是否送急救站处理，接受过哪些局部和全身治疗，使用过何种药物，采用何种工具运送，是否注射过破伤风抗毒素，是否使用过抗生素。

附：病史采集简洁公式

1. 现病史

（1）根据主诉和相关的鉴别询问。

1）发病可能的病因、诱因（何种外伤等）。

2）主要症状的特点（程度、类型、持续时间、次数、缓急因素、颜色、部位等）。

3）相关伴随症状（如伴头痛、头晕、晕厥等）。

4）近期饮食、睡眠、大便、小便和体重变化情况。

（2）诊疗经过。

1）是否到医院就诊，做过何种检查（如血尿便常规、眼部B超、眼部、头颅CT等）。

2）治疗用药情况及其疗效如何。

2. 既往史

（1）有无药物过敏史。

（2）与疾病有关的其他病史，如既往患病史、个人史、家族史（心血管病、糖尿病）。

（3）外伤手术史，输血史，传染病史，妇女月经、婚育史等。

（4）吸烟、饮酒史，特殊职业，毒物接触史，疫区居住史。

七、眼外伤的预防

虽然眼外伤的发生具有一定的偶然性和突发性，预防眼外伤的发生有一定的难度，但预防工作是不可或缺的，做好预防工作可以减少眼外伤的发生率，降低受伤程度。①职业眼外伤的预防重点应放在工厂企业的安全操作、防护措施上，对新上岗工人务必进行系统培训教育，以防患于未然。②加强法制教育和社会治安，减少打架斗殴事件的发生。③加强道路建设和行车安全教育，减少交通事故的发生。④禁止儿童玩弄危险玩具、燃放鞭炮等，并加强监护。

第二节　眼外伤的功能检查

为了明确眼外伤的程度、制定合理的治疗方案，有必要对眼外伤患者进行基本的视功能检查。眼外伤后因患者眼痛、眼睑疼挛、肿胀等原因常造成检查结果出现较大误差，必要时在病情许可的情况下，滴用适量表面麻醉剂后重复进行。患者眼部疼痛感消除后能更愿意配合检查，使结果更为准确、真实、可靠。

一、视力（visual acuity）检查

判断视功能是否异常，视力检查应列为各种检查之首。对眼外伤的患者应详细检查其远、近视力及矫正视力，并每日记录，对只能辨认指数或手动的患者，应在暗室中进一步检查光感及光定位，视力的水平对眼外伤的预后判断具有重要意义。

视力（视敏度）：包括裸眼视力与矫正视力。WHO的标准规定：矫正视力低于 0.3 时，即属于低视力眼，这时进行手术是有理由的。但由于患者自身对视力的需求以及手术医院的技术和设备等条件各不相同，所以目前白内障手术治疗并没有统一恒定的最高视力标准，只要患者白内障引起的视力下降导致工作和生活受到影响，就可以考虑手术。对于视力特别差，尤其是为手动或光感时，应特别强调检查光定位。对于光定位不准确的患者，视神经很可能已严重受损，术后视力预后差，应考虑放弃手术或向

患者充分交待病情取得其理解后方可进行手术。潜视力测量是一种直接通过混浊介质测量视网膜视力的定量测量方法，可以为临床医生判断术后视力恢复程度提供重要的参考依据，但多种因素如白内障的程度和类型、高度近视和视网膜脱离等，会对其准确性产生影响，故有时所检测的视力与术后视力存在一定的差距。

（一）远视力（distant vision）检查

目前国内常用的视力表有国际标准视力表和标准对数视力表，其检查的标准距离为 5 m。在房间距离不足标准时，可将视力表置于受检者坐位的后上方，于视力表对面2.5 m 处放一平面镜，嘱受检者注视镜内所见的视力表来检查远视力。

【检查方法】

1. 检查前应向被检者说明正确观察视力表的方法。

2. 两眼分别检查，先查未受伤眼，后查受伤眼。查一眼时，以遮眼板将另一眼完全遮住，但注意勿压迫眼球。

3. 检查过程

（1）让被检者先看清最大一行标记，如能辨认，则自上而下、由大至小，逐级将较小标记指给被检者看，直至查出能清楚辨认的最小一行标记。如估计患者视力尚佳，则不必由最大一行标记查起，可酌情由较小字行开始。被检者应在 3 秒钟内完成单个视标辨认。

（2）国际标准视力表上各行标记的一侧，均注明有在 5 m 距离看清该行时所代表的视力。

（3）若视力不及 1.0 者，应作针孔视力检查，即让被检者通过一个具有 1.5 ～ 2.0 mm 直径的圆孔黑片，再查视力。如针孔视力有增进，则表示有屈光不正存在，应进行矫正，并记录其矫正视力。

（4）如被检者在 5 m 距离不能辨认出表上任何字标时，可嘱被检者向视力表靠近，直到能辨认出第一行视标（0.1）为止，记录的视力为：视力 =0.1× 被检者所在距离（m）/5（m）。

（5）如被检者在 1m 处尚不能看清 "0.1" 行视标，则检查数指（counting finger，CF）。嘱受检者背光而坐，检查者伸出手指让被检者辨认手指数目，记录其能辨认的最远距离，如在距眼 30 cm 处能看清指数，则记录为 "30 cm 指数" 或 "CF/30 cm"。如果在距眼 5 cm 处仍不能辨认指数，则检查手动（hand motions，HM），即检查者在受试者面前摆手让其辨认是否有手在眼前摇动，记录其能看清手动的最远距离，如在 10 cm 处可以看到，即记录为 "HM/10 cm"。

4. 对只能辨认指数或手动的受检者，应在暗室中进一步检查光感（light perception，LP）及光定位（light projection）。

5. 视力检查是心理物理检查即主观检查，评价结果时应当谨慎，必要时可进行伪盲检查。外伤严重全身情况不允许时，应以患者生命为重，不勉强检查。

（二）近视力（near vision）检查

测定近距离中心视力，亦称调节视力，是了解眼视觉与屈光功能的重要内容之一。可选用近视力表，如耶格（Jaeger）近视力表、徐广第 E 字近视力表和对数近视力表。测定动态视力，与远视力相结合有助于疾病的诊断及视功能的评价。

【检查方法】

1. 近视力表的照明不易固定，可采用自然弥散光，也可采用人工照明，但应注意避免反光或眩光。

2. 两眼分别检查，常规先查未受伤眼，后查受伤眼，检查时用挡眼板遮盖非受检眼。

3. 检查距离一般为 30 cm，每个字母辨认时间不大于 3 秒，对于屈光不正者，要改变检查距离才能测得最好的近视力。

（三）婴幼儿视力检查

对于小于 3 岁、不能合作的患儿，检查视力须耐心诱导、观察。新生儿有追随光及瞳孔对光反应，同时也应单眼分别进行，交替遮盖法可发现患眼，监测其对活动玩具的注视反应，或者对随光源或追随眼前移动目标的反应也可发现患眼，用诱发视动性眼球震颤的方法也可评估婴幼儿视力。

学龄前和学龄期儿童还可以采用图形视力表、点状视力检查仪或激光干涉条纹视力计等，可根据实际情况选择使用，一种方法不能评测婴幼儿视力，可采用多种方法综合评测。

此外，视觉诱发电位检查可作为一种客观的婴幼儿视力评估方法。

二、色觉（chromatic vision）检查

色觉检查是视功能检查的一个基本而重要的组成部分，色觉功能检查主要用于评价视锥细胞功能，也是判断视神经或视路有无损伤的重要辅助指标。

【目的和意义】

一般多检查患者的红绿辨别力，作为判断黄斑功能的指标之一。如患者不能分辨红绿色觉，很可能预示着黄斑功能的异常，也预示着术后视力恢复不佳。但对于成熟期的白内障患者，可能会因为晶状体的透光性太差而导致患者难以分辨光线的颜色。在无特殊视功能检测的基层单位，视力及色觉检查对于判断视网膜尤其是黄斑部功能有很重要的意义。

【检查方法】

色觉检查方法较多，可以在患者眼前放置红色或绿色的玻璃，在其前方用光线照射，让患者回答所见的颜色。也可用裂隙灯显微镜上的红、绿滤光片，如果患者回答所示颜色正确，说明患者黄斑区的视觉功能存在。也可行假同色图测验、有彩色绒线团挑选法、FM-100色彩试验、D-15色盘试验以及色觉镜检查等，临床上多采用假同色表（色盲本）检查法，常用的国外有石原忍、司狄林（Stilling's）及拉布金（pao KNH）等表，国内有俞自萍等检查表。

三、特殊检查

（一）视野（visual field）检查

对可能同时合并青光眼或视网膜视神经疾病的患者，如白内障仅为轻到中等程度，视野检查的结果可以作为判断手术后视力恢复的参考指标之一。

【目的和意义】

（1）发现视野缺损及缺损的变化，提示视觉系统潜在的结构和功能异常。

（2）描述视野缺损的范围和深度，推断眼外伤造成的视路病变的位置和范围。

【检查方法】

主要介绍临床常用的 Humphrey 和 Octopus 计算机视野。这两种视野计的检查策略和检查程序的原理大致相同，另各有其专有技术：Humphrey 计算机视野计采用了具有专利权的非球面反射屏，使从任何角度注视，投射到反射屏的视标均有相等的亮度。Octopus 计算机视野在检查过程中引进了"相"和"段"的特有技术，不仅测试时间可缩短，而且一旦测试过程被打断，过段时间后可继续检查而结果不受影响。

（1）检查检测室环境，开机自检。

（2）检查患者瞳孔是否为自然状态，指导和训练受检者，耐心、细致地讲解检查的方法、目的及检查所需的大致时间。

（3）选择检查程序，常用 30-2 阈值检查程序，选择受检眼，输入患者信息，调整检查参数如测试策略、速度、固视目标、光标大小、刺激光颜色等。

（4）遮盖受检眼另侧眼，正确放置患者头位，调整眼位至光标正中，按需要放置矫正镜片，再次讲解测量方法。

（5）开始测试演习，根据受检者掌握情况选择是否提前结束演习。

（6）再次观察患者头位和眼位，测试注视跟踪情况。

（7）开始检测，检查过程中观察调整固视、眼位、测试速度、休息时间等。

（8）检查结束，嘱受检者闭眼休息，保存检查结果。检查对侧眼。

（9）打印、分析检查结果。

Humphrey 视野计检查结果包括：Ⅰ. 数值图（各点的数值为各点实际测得的光敏度值）；Ⅱ. 灰度图（用不同的灰度水平代表不同的敏感度水平，光敏度可以是实际测量值或比较值）；Ⅲ. 总体偏差分贝图（各点的数值为实际测量值与年龄匹配的正常值相减的差值）；Ⅳ. 模式偏差分贝图（在视野检查结果中剔除普遍性的敏感度简单部分，即屈光间质浑浊的影响，而纯粹地反映视觉神经系统的功能）；Ⅴ. 总体偏差概率图（用符号表示出每一位点上敏感度实际测量值属于正常分布的概率）；Ⅵ. 模式偏差概率图（在整个敏感度降低中剔除了普遍性敏感度降低之后，所剩的局限性敏感度降低的统计学意义，突出了局部视野缺损）；Ⅶ. 注视跟踪记录（向上的线条表示在每次视标呈现时固视偏差的幅度，向下的线条表示在光标呈现时视野计没用成功测量到注视方向）。另显示平均偏差和模式标准差，针对青光眼患者可显示青光眼半视野检查结果。

Octopus 视野计检查结果包括：Ⅰ. 灰度图（同 H-Ⅱ）；Ⅱ. 数值图（同 H-Ⅰ）；Ⅲ. 比较值图（同 H-Ⅲ）；Ⅳ. 矫正比较值图（同 H-Ⅳ）；Ⅴ. 累积缺损曲线（把敏感度差值排序后作图，横坐标为序号，纵坐标为差值，可评估缺损的特性和程度，如辨认是弥漫性或局限性的损害）；Ⅵ. 概率图（同 H-Ⅴ）；Ⅶ. 矫正概率图（同 H-Ⅵ）。另右下方显示视野指数。

【注意事项】

（1）检查室要求环境安静，背景亮度与仪器匹配。

（2）检查中心 30° 常规矫正受检眼屈光度，30° 以外的周边视野测试用裸眼进行检查。

（3）检查过程中嘱受检者尽量睁大眼睛，如需要可用胶布轻拉上睑。眨眼应尽量在按下应答键的瞬间进行。受检眼疲劳时可暂停程序。

（4）检查结果假阳性和假阴性应在 20% 以下，结果分析不可只依据数值图和灰度图，比较值图和概率图有显著意义。

（二）眼压（intraocular pressure）测量

眼内压就是眼球内部的压力，简称为眼压。它是眼内容物对眼球壁施加的均衡压力。正常人的眼压稳定在一定范围内，以维持眼球的正常形态，同时保证了屈光间质发挥最大的光学性能。正常眼压的范围为 10 ~ 21 mmHg（1.47 ~ 2.79 kPa）。

【检查方法】

眼压测量常用方法有指压测压法、眼压计法。而常用的眼压计有 Goldmann 压平眼压计、Schiötz 压陷眼压计、非接触式气动眼压计等。

（1）指压测压

指测法是令患者双眼自然向下看，检查者以双手中指、无名指在额部作支持，两食指尖由睑板上缘上方交替轻压眼球，根据传达到指尖的波动感，估计眼球压力。正常为 Tn；眼压高为 T+1、T+2、T+3，以 T+3 为最高；眼压低为 T-1、T-2、T-3，以 T-3 为最低。

（2）Goldmann 压平眼压计

被检眼用 0.5% 的丁卡因表面麻醉，取坐位，消毒压平头，受检者头部置于裂隙灯头架上，双眼平视，结膜囊用 0.5% 的荧光素钠染色，缓慢推压平头全角膜中央，观察到两个半环内缘相切时停止，读取旋钮上的刻度即可。

（3）Schiötz 压陷眼压计

被检者取仰卧位，受检眼用 0.5% 的丁卡因表面麻醉，矫正眼压计，消毒眼压计足板，令受检者向上注视自己手指。检查者左手轻分上下睑，右手持眼压计垂直将足板置于角膜中央，同时观察眼压计指针刻度，重复测量 3 次。刻度小于 4 格时更换较重砝码。根据压陷值及砝码的质量从换算表中读取眼压值。

（4）非接触式气动眼压计

开启仪器，调整受检者头位，使其角膜正中圆环内出现清晰的上下对齐的圆点，启动按钮，显示屏上即出现眼压读数，连续测量 3 次取平均值。

【注意事项】

（1）指测法压迫眼球时不可用力过大，指压法只能粗略地了解眼压。

（2）压平眼压计测量时需注意，测压时不能将睫毛夹在测压头和角膜之间；滴用荧光素不宜过多过浓；角膜表面染色的泪液过多时，所观察的荧光素半环太宽，测出的眼压可能比实际偏高，应吸出过多泪液后再测量。

（3）压平和压陷式眼压计测量时，注意分开眼睑时不能加压眼球；测压头与角膜接触时间不宜过长，否则可引起眼压下降，或引起角膜上皮损伤；测量完毕，应立即检查角膜，如发现角膜有擦伤，应滴用抗生素眼药水或眼膏后遮盖，次日复查。异常的角膜厚度和曲度会影响测量结果。

（4）非接触式眼压计测量时应避免受检者情绪紧张，眼球位置移动、泪液过多数据相差过大等情况应重新测量，以避免测量结果有误差。

（5）角膜有伤口或巩膜裂伤较大时禁测眼压。

（6）正常的眼压范围为 10 ~ 21 mmHg，眼压升高时常提示眼眶组织水肿、血肿、球内出血等，眼压过低常提示视网膜、脉络膜脱离，隐匿的眼球破裂等，需引起高度重视，寻找到可以合理解释眼压异常的原因。

（三）眼部超声波（ultrasonic）检查

1. A 型、B 型超声波检查

A 型及 B 型超声波检查可分别测定眼轴长度，除外玻璃体混浊、视网膜脱离等病变。天津索维电子技术有限公司生产的手掌式眼科 A/B 超声诊断仪（SW–2100 型）发射 10 MHz 超声波，A 型超声波探头接受并检测来自晶状体的前后表面和视网膜的发射波，经信号处理得到前房深度、晶状体厚度和眼轴长度等参数。B 型超声波探头发射接收扇形扫描波，通过信号的接收和处理，将眼组织的断层图像呈现在液晶屏上，从而显示病灶所在位置，图像可放大、回放和存储。交、直流两用。SW–100 电子角膜曲率仪尺寸 240 mm × 90 mm × 60 mm，重量 ≤ 0.5 kg（带 3 节 AA 电池），测量范围：3.000 ~ 12.908 mm 的曲率半径，曲率仪的测量精度 ≤ ±0.05 mm，单次测量时间 0.03 秒，携带和使用十分方便。

【目的和意义】

（1）眼外伤后患者眼睑肿胀、不合作或屈光间质混浊很难进行眼底检查，超声检查可了解内眼情况，对眼底损伤进行较全面的评估。

（2）探查眼内异物的性质、大小、形状及定位。

（3）A 型超声波检查主要用于生物测量眼球活体结构，反映病变组织的特性。

【检查方法】

（1）A 型超声波检查用于眼球活体结构生物测量：主要用于眼轴长度测量，常用频率为 11 MHz 的专用聚焦探头，不需要标准化。为操作方便常采用接触法测量。

1）受检者平卧位，保持第一眼位。

2）眼球角膜表面麻醉。

3）将已消毒的探头置于角膜中央（不需用耦合剂，泪膜充当传导介质）。

4）迅速采集结果，可显示前房深度、晶体厚度、眼轴长度。

5）反复测量 10 次，得出最准确的测量结果。准确的结果一般来自于高耸垂直的眼轴长波形，前房深度、晶体厚度、玻璃体长度定位合理。

6）检查完毕时患眼滴抗生素滴眼液。

（2）标准化 A 型超声扫描与 B 型超声波检查：主要反映病变组织特性，尤其是眼内异物。通常两者同步测量才更有诊断价值。测量时因为通过眼睑进行，应适当增加增益（T+3 dB）弥补皮肤吸收的声能。较常用的日本光肽眼部超声仪器设有 A 型超声波探头（11 Hz）、B 型超声波探头（10 Hz），亦可 A 型、B 型超声波同步扫描。

1）患者体位及头位同 A 型超声扫描。

2）嘱患者轻闭眼，眼睑皮肤涂耦合剂。

3）将探头置于眼睑上。

4）沿角膜缘各钟点位置，分别对眼球、眼眶进行横切、纵切扫描，最后进行轴切扫描，以便获得一个三维印象。

5）开始用高增益，发现细微异常时降低增益，以便清晰发现异常情况。

6）检查眼球赤道部前的眼内病变时，需嘱受检者眼球转向与探头相反方向，以便观察眼球周边部。

7）图像分析：临床较难鉴别的是：Ⅰ. 脱离的视网膜和增殖膜：B 超脱离的视网膜光带较均匀，后运动阳性，常伴皱褶，一般与视盘相连；增殖膜光带走形僵直，粗细不均匀，后运动阴性，较少与视盘相连。同步 A 型超声波检查超声声束与视网膜垂直时，玻璃体平段出现垂直于基线的高波峰，波峰高度为100%，高频结节少于3个的为视网膜脱离；多个结节且最大波幅高度小于97%时考虑为增殖膜。Ⅱ. 眼内炎和玻璃体出血：B型超声波检查玻璃体出血常伴有广泛玻璃体后脱离，眼内炎发生前无玻璃体后脱离的，一般不再发生玻璃体后脱离。玻璃体出血通常因重力作用，玻璃体下方积血相对较多；眼内炎玻璃体浑浊呈弥漫性分布。眼内炎病情发展快，机化膜形成较玻璃体出血快，每日随诊均有变化。同时要结合眼前段检查分析。

【注意事项】

（1）检查者、受检者及仪器均应位于最佳位置。检查者不用移动头部可清楚地观察屏幕。超声探查时，手臂要有支撑，以免给眼球增加压力。

（2）病变应当位于声像图中心区，超声声束应垂直于被检测界面，才能获得高质量的超声图。

（3）探查过程中从最高灰阶开始扫描，打印时降低灰阶。扫描时要不断变换增益，处理图像时应冻结图像进行。

（4）应用超声图像时，宜标明探头位置、扫描方法、扫描位置，以求统一和容易理解。

（5）B型超声波扫描时，横切扫描6点位时通常将探头标识指向鼻侧；在纵切扫描时，探头标识通常指向上方。

（6）应用直接接触法测量眼轴时，应尽量避免A型超声波探头对角膜施压。

（7）开放性眼外伤者，应先缝合伤口，再行超声探查，并要严格消毒探头及患侧皮肤。

附：人工晶状体的计算

计算人工晶状体（intraocular lens，IOL）屈光度的方法很多，具体可分为 4 种：术前估计法、公式计算法、图表法、计算机程序计算法。

（1）术前估计法

根据患者之前眼的屈光状态，估计植入 IOL 的屈光度。生物学统计表明，矫正术眼原来的屈光度时，每矫正 1 D 所需要的 IOL 屈光度平均为 1.25 D。正视眼的 IOL 屈光度的平均值为 +18 D。因此，植入 IOL 达正视状态时所需植入的 IOL 屈光度可归纳为如下公式：

人工晶状体换算式：P=18+1.25 R。

P：植入 IOL 的屈光度（D）；R：术前患者的屈光度（D）。

应用此方法应注意，所估算的 IOL 屈光度为虹膜夹型 IOL，如植入 IOL 为后房型应加 1 D，如前房型应减 1 D；术前患者屈光度最好选择晶状体混浊前的屈光度，以排除因晶状体混浊所致的屈光变化。

无晶状体眼的 IOL 屈光度估计法，适用于二期 IOL 植入的患者。其公式如下：P=5/3 R。P：植入前房型 IOL 屈光度；R：术前无晶状体眼矫正眼镜的屈光度。如无晶状体眼的矫正眼镜为 +12 D，应选择 +20 D 的前房型 IOL。

（2）公式计算法

IOL 公式主要分为两大类：理论公式（theoretical formula）和回归公式（regression formula）。

理论公式：

Fydorov（1967）等人根据模型眼光学原理，找到了角膜曲率、前房深度、眼轴长度同人工晶状体度数之间的关系：

$$P=N-LK/（L-C）（1-CK/N）$$

L：眼轴长；C：前房深度；K：屈光度；N：房水屈光指数（1.336）。

回归公式：

①SRK 公式：P=A−2.5L−0.9K。L：眼轴长度；K：角膜屈光度；A：常数，后房型人工晶状体为 116 ～ 118，虹膜夹持型人工晶状体为 115.2，前房型人工晶状体为 114.9。

SRK 公式适合于眼轴长度为 22.0 ～ 24.5 mm 的眼。

②SRK–II 公式：P=A1−2.5L−0.9K。L：眼轴长度；K：角膜屈光度，当 L < 20 mm 时，A1 = A+3；20 ≤ L < 21 mm 时，A1 = A+2；21 mm ≤ L < 22 mm 时，A1 = A+1；22 mm ≤ L < 24.5 mm 时，A1 = A；L > 24.5 mm 时，A1 = A−1。

SRK–II 公式适合于眼轴过长或过短的眼。

③Binkhorst 公式：P=1000N（NR/0.333−L）/（LC）（NR/0.333−C）。

N：房水屈光指数 1.336；R：角膜前表面曲率半径；L：眼轴长；C：前房深度。

④Holladay 公式：

$$PIOL=\cfrac{1.336}{\cfrac{1.336}{\cfrac{1000}{\cfrac{1000}{Ppre}-V}+K}-ELP}-\cfrac{1.336}{\cfrac{1.336}{\cfrac{1000}{\cfrac{1000}{Rdes}-V}+K}-ELP}$$

K：角膜曲率（D）；V：镜点距（mm）；Rdes：术后预期屈光度；ELP：IOL 的有效位置（ACD ± 医师因子）。

（3）图表法

采用测量角膜直径换算角膜屈光度的方法进行 IOL 屈光度的计算，设计出《人工晶状体屈光度换算表》。在没有角膜曲率计时，测量角膜横径和竖径，可从表中查出 K 值。如已知眼轴长度，即可从表中查出 IOL 值。

（4）计算机程序计算法

目前大多数 A 超机内已经具备计算 IOL 度数的各种公式，例如 SRK-T、Haigis、Binkhorst-Ⅱ、Hoffer Q、Holladay-1、SRK-Ⅱ公式，操作者经过简单培训，输入相关数据后，可自动计算出各晶状体常数相应的预期术后屈光度。

（5）角膜屈光术后人工晶状体度数的计算

角膜屈光手术后，角膜系统的光学参数已发生了改变，再用模型眼参数推导的公式计算人工晶状体屈光度，必然会产生误差。为此，需对计算公式进行修正。

1）修正人工晶状体计算公式

Kalski 和 Koch 等认为对于 RK 术后白内障的患者，Binkhorst 和 Holladay 人工晶状体计算公式比 SRK-Ⅱ公式所测定的人工晶状体度数更准确，可以取前两者公式计算的人工晶状体度数的平均值。因此，在现有公式中，尽量选用最新的第三代公式如 Hoffer Q、Holladay 及 SRK-T 公式，或第四代公式 Holladay-2 公式。这些公式受眼轴、角膜屈光度变化的影响不大。

2）使用修正的角膜屈光度数值

在角膜屈光术中，虽然有角膜光学切削区边缘的修饰过程，但角膜表面仍表现出一定的不规则性，制约了对角膜屈光度的准确测量，也影响到对人工晶状体屈光度计算。应用一种修正的角膜曲率值，可以从患者屈光手术前角膜曲率值中去除因屈光手术所致的屈光改变。例如患者 RK 术后屈光度由 -8.00 D 降至 -3.00 D，若其原角膜曲率为 44 D，则修正的角膜曲率为 44 D-5 D=39 D。

2. 超声生物显微镜（ultrasound biomicroscopy，UBM）检查

【目的和意义】

（1）UBM 分辨率高，能精确地观察各种原因造成的眼部检查"盲区"的细微结构变化。

（2）检查范围包括角膜、前后房、巩膜前部、虹膜、睫状体前部、晶体及眼后节的前部。

（3）检查为非侵入性，结果最接近于真实的解剖状态。

【检查方法】

（1）接通电源后，检查眼部超声生物显微镜（UBM）机器运转是否正常。

（2）输入患者相关信息。

（3）患者通常取仰卧位躺于检查床上，滴用眼球表面麻醉药。

（4）选择合适的眼杯置于上睑下，嘱咐患者向下看，拉开下眼睑，将眼杯放置于眼球表面。

（5）在眼杯内滴满耦合剂，如 1% 甲基纤维素滴眼液。

（6）嘱咐患者固视眼前目标。

（7）右手持换能器，把探头放置于眼杯内，使其位于被检查部位上方并靠近眼球。

（8）应用脚踩控制键，开始扫描。

（9）扫描时，检查者应观察荧光屏，通过进一步调整扫描的方向和部位来获得最佳图像。扫描通常用放射状检查法，为更好观察前房角及睫状体的病变可用水平检查法扫描。

（10）将所获得的满意图像存盘，根据需要打印扫描结果。

（11）结束时，被检查眼滴用抗生素眼药水。

（12）检查结果分析：正常角膜可见上皮层和前弹力

层为两条强回声带，中间基质层为均匀一致的中低回声，后弹力层和内皮细胞层为最内的一层强回声带。角膜损伤时角膜各层回声不连续提示角膜有缺失，回声减低、组织增厚提示水肿，回声增强提示瘢痕等。正常前房为无回声暗区。前房出血按出血的时间不同，前房内可见细点状、条索状、膜状回声。正常的房角为角巩膜与虹膜根部、睫状体前部组成的锐角。当睫状体发生撕裂时，UBM 可以观察到睫状肌内出现裂隙样无回声区。深度撕裂时 UBM 显示房角钝圆、小梁虹膜夹角增宽，甚至成钝角。正常的虹膜根部与睫状体、巩膜突相连，构成锐角三角形。虹膜根部离断时，虹膜根部与睫状体、巩膜突完全分离。全周虹膜根部离断为虹膜缺失，UBM 检查周边完全扫描不到虹膜，仅见三角形睫状体与巩膜相贴。正常的睫状体前部类似三角形，内表面突起为睫状突，睫状冠内侧与晶体悬韧带相连，其后延伸为睫状体平坦部，睫状体外侧与巩膜先贴，无缝隙。睫状体脱离时，睫状体和巩膜之间可出现裂隙样、条带状、楔形低回声区。睫状体离断时，睫状体前部与巩膜分离，脉络膜上腔可直接与前房或后房相通。正常情况下巩膜为眼前段回声最强的组织。当眼前段有异物时，无论是否为金属异物，如石子、植物的刺等，其回声均高于巩膜组织，形态可不规则，与周围组织边界清晰，可包裹渗出物，异物后通常无声影。观察异物时应注意同时定位。

【注意事项】

（1）应在具有屏蔽作用的房间内行 UBM 检查，并使室内照明保持稳定。

（2）当有空气泡在探头上形成时，应该去除，否则会影响检查结果。

（3）行 UBM 检查时，用右手控制探头，用左手持光笔根据需要来调整扫描参数。当需要作较大调整时，应将探头离开眼杯，以免划伤角膜。

（4）注意探头和眼杯等的消毒，防止交叉感染。

（5）扫描时探头与角膜缘始终保持垂直。

（6）操作时动作轻巧，勿擦伤角膜。

（7）年幼儿童或过于敏感而不能很好配合的受检者，检查前给予适量镇静剂，如口服 10% 水合氯醛溶液。

（四）视觉电生理（visual electrophysiology）检查

包括眼电图（EOG）、视网膜电图（ERG）和视觉诱发电位（VEP），目前多用 ERG 和 VEP 来预测术后的视功能。重度异常的 ERG 或是 VEP 通常预示着术后视力恢复很差，但由于波形存在较大的个体差异，所以结果仅能作为参考，加上国内许多医院缺乏相关检测设备，因而不能作为是否考虑术后视力恢复的唯一指标或主要依据。

1. 视网膜电图（electroretinography，ERG）检查

（1）闪光视网膜电图（flash electroretinography，f-ERG）检查

【目的和意义】

1）确定眼外伤视网膜铁质沉着症的损害程度。

2）确定外伤对视网膜功能的损害程度。

【检查方法】

1）检查前准备：滴用托吡卡胺或去氧肾上腺素（新福林）滴眼液充分散大瞳孔至直径为 8 mm，然后在暗室中适应至少 20 分钟。

2）在暗红光下放置 ERG 电极。用清洁膏清洁外眦部和额部皮肤，结膜囊滴用表面麻醉剂，外眦部安放参考电

极，额部放地电极。胶布固定电极。测试电阻。

3）嘱患者向前平视，保持第一眼位，安放角膜电极。胶布固定导线于颊部。

4）安放电极时向患者解释检查方法及注意事项，消除其紧张情绪。

5）轻放患者头部进入刺激球，嘱其注视固视点，开始测量其暗适应反映。

6）记录并保存暗适应结果，明适应10分钟后测量明适应反映。

7）记录明适应结果，检查结束，摘下所有电极，眼部滴用抗生素滴眼液，清洗角膜接触电极并风干。

8）结果分析：主要观察明、暗适应后a、b波的潜伏期和振幅，震荡电位通常分4组，观察其分组是否清晰，组数和振幅是否正常。各实验室正常值不同。a波起源于感光细胞的内节，b波由Müller胶质细胞产生，反映视网膜内核层区域细胞的电活动，震荡电位产生于视网膜无长突细胞或内核层的轴突，对视网膜循环障碍特别敏感。明适应反映视锥细胞功能，暗适应反映视杆细胞功能。

异常的视网膜电图的分类：Ⅰ. 负波型（正常情况a波较小而b波较大，若b/a波振幅比值降低，则为负波型，分负（+）、负（-）两类，据b波减低的幅度分三级，26%～50%为一级，51%～75%为二级，76%～100%为三级）；Ⅱ. 过高型（b波增加的程度大于对侧眼的25%，a波正常或与b波成比例增加）；Ⅲ. 降低型（b波的振幅较对侧健眼或正常眼降低大于25%，a波明显降低或消失）；Ⅳ. 无波型或熄灭型（任何强度的刺激光都引不出视网膜电图的反应或记录不到波形）；Ⅴ. 延迟型（b波潜伏期延长，如超过正常值20 ms以上）。临床应用举例：如眼外伤金属沉着症，用视网膜电图评价手术效果，一般认为视网膜电图正常、负（-）一级的患者术后效果良好，而负（-）二级、三级、降低型、熄灭型手术效果差。负（-）二级是一个判断期，一旦超过此期，患眼对手术较敏感，易发生视网膜脱离、白内障等并发症。

【注意事项】

1）建立正常值：每个实验室要建立自己仪器的正常值，分析结果时还应注意双眼对比分析。

2）ERG 检查应将瞳孔散至 8 mm 以上，瞳孔不够大会影响 a 波和 b 波振幅的大小。

3）角膜电极放置时，甲基纤维素不可过多，以免影响透光率。放置后，注意务必保持角膜与电极之间无气泡。

4）检查前及检查过程中应注意角膜电极的位置，过低时患者可见两个固视点。

5）每次检查完成后，应及时清洁所用的电极。

（2）图形视网膜电图（pattern electroretinography，p-ERG）检查

【目的和意义】

客观观察外伤对视网膜黄斑、视神经节细胞及其近旁的视功能损坏状况。

【检查方法】

1）检查前准备：记录 p-ERG 时瞳孔保持自然状态，将屈光矫正到看清刺激器的最佳状态。检查开始前，嘱受检者全身放松，但要精力集中。固定患者头部。

2）图形视网膜电图（p-ERG）的角膜电极最好选用 DTL 电极，将 DTL 电极置于下穹窿部，参考电极置于检测眼外眦部皮肤。行单眼记录。

3）测量并将检查结果存盘并打印。

4）摘下所有电极，眼部滴用抗生素滴眼液。

5）结果分析同闪光视网膜电图：图形视网膜电图与

闪光视网膜电图不同，在于其克服了因刺激光在眼内不规则散光对视网膜反应的影响，能客观反映黄斑区局部视网膜功能，与闪光视网膜电图起源不同，起源于神经节细胞，故可客观观察外伤对视网膜黄斑、视神经节细胞及其近旁的视功能损坏状况。如黄斑裂孔，全视野闪光视网膜电图正常，图形视网膜电图振幅降低，潜伏期正常。

【注意事项】

1）各实验室应建立自己仪器的正常值。

2）结果的变异较大。

3）测量过程中嘱患者尽量避免频繁眨眼，基线不稳时可能为泪液过多所致，嘱其用力吸气以暂时减少泪液。

4）角膜和结膜有急性炎症时不能进行检查。

（3）多焦视网膜电图（multifocal electroretinography，mERG）检查

【目的和意义】

可以较直观地反映视网膜各部位的功能，尤其是黄斑部位损伤后的视功能的判断及治疗前后随访对比。

【检查方法】

1）检查前准备：滴用托吡卡胺或去氧肾上腺素充分散大瞳孔至直径 8 mm。

2）滴用表面麻醉药，安放角膜接触镜双极电极。参考电极安放于外眦部，地电极置于额正中。安放矫正镜片。

3）嘱受检者在检查时注意力集中，注视屏幕中央标记。

4）测量、记录和保存检查结果，分析各环振幅密度、潜伏期等。如黄斑裂孔一环振幅密度降低，潜伏期可正常，三维图减波峰降低或消失。

5）摘下所有电极，眼部滴用抗生素滴眼液。

【注意事项】

同闪光 ERG。

2. 眼电图（electro-oculogram，EOG）检查

【目的和意义】

观察外伤引起的视网膜尤其是色素上皮层的功能的改变情况。EOG 电位发生的最重要结构是视网膜色素上皮，但是神经上皮的作用也不能完全忽略。

【检查方法】

（1）预适应：受检者开始暗适应阶段检测前，先在自然的室内光线下适应至少 15 分钟。

（2）检查前准备：瞳孔可以散大或保持自然瞳孔。电极置于每只眼内外眦部的皮肤。接地电极置于前额正中或其他不带电的位置。向受检者说明检查过程，嘱其跟随两个固视点的光的交替变换而往返扫视。

（3）检查并记录结果。

1）暗适应阶段

暗谷：测量暗谷电位时，关闭室灯，在暗中记录 15 分钟 EOG 值。最小的电位值为暗谷，常发生在 11 ~ 12 分钟，也可稍前或稍后些。

暗基线：建立暗基线要求暗适应至少 40 分钟，在进入明适应前 5 分钟开始测量 EOG 值。

2）明适应阶段：打开刺激光并记录 EOG，直到出现光峰、信号振幅开始下降。如果光峰不出现，记录应持续 20 分钟，以免丢失延迟出现的光峰。背景光照明依瞳孔状态不同而异。

3）测量扫描振幅、光峰 / 暗谷比（Arden 比）、光峰 / 暗基线比等数值。

（4）结果分析：多数实验室单一 Arden 比单项指标视觉眼电图，阳性率较低，有人提出在 Arden 比的基础上加

以考虑光峰电位，即 Arden 比或光峰电位异常均可判断眼电图异常，可提高阳性率。Arden 比高于 2.0 可认为正常，1.75 ～ 2.0 为较低或可疑，1.75 以下为异常。

【注意事项】

（1）每个实验室应建立自己设备的正常值。

（2）检查前 30 分钟应避免日光、检眼镜或荧光血管造影灯光的照射。

（3）不使用过大的电极，以避免其影响和皮肤的接触。

（4）置放皮肤电极前用乙醇或导电膏清除皮肤上的油性物质。

（5）电极用后要清洗。

3. 视觉诱发电位（visual evoked potential，VEP）检查

【目的和意义】

（1）判断外伤造成的视神经、视路损伤程度。

（2）为病变的随访、疗效观察和预后判断提供依据。

（3）鉴别伪盲。

【检查方法】

（1）检查前准备瞳孔保持自然状态。安放电极部皮肤用乙醇去脂，安放后测量皮肤电极电阻，要求电阻 < 10 Ω。检查时要矫正屈光状态。嘱受检查者全身肌肉放松，注意力集中。

（2）按患者视力情况选择刺激方式，通常矫正视力 0.05 以下选择闪光刺激，矫正视力 0.05 以上选择图像刺激。

（3）检查结束记录、保存、测量检查结果：主要观察 P 波的振幅和潜伏期，每个实验室结果都包涵了潜伏期的正常值，延长 20 ms 以上为异常。异常程度分三度，轻度延长

为 20 ～ 40 ms，中度为 40 ～ 60 ms，重度为大于 60 ms。振幅与对侧健眼及正常眼比较，下降小于 30% 为轻度异常，30% ～ 70% 为中度异常，大于 70% 为重度异常。

【注意事项】

（1）检测 VEP 应在未用缩瞳药或散瞳药下进行。

（2）检查时应佩戴合适镜片，矫正视力到最佳状况。

（3）提醒受试者检查时注意力集中，注视视标。

（4）置放皮肤电极前用乙醇或导电膏清除皮肤上的油性物质，电极用后要清洗。

（5）矫正视力低于 0.05 者应查闪光 VEP，矫正视力高于 0.05 者应查图形 VEP。

（五）光学相干断层扫描（optical coherence tomography，OCT）检查

【目的和意义】

（1）能精确地观察眼外伤造成的眼后部区域的细微结构变化。

（2）眼后节 OCT 检查范围包括黄斑部、视盘、视网膜；眼前节 OCT 检查范围包括角膜后及前房、前房角、虹膜及后房、晶体前部损伤。

（3）检查为非侵入性、高分辨率，结果不仅最接近于真实的解剖状态，也类似于光学活检。

【检查方法】

（1）小瞳孔下即可进行检查，也可以滴用散瞳药散大瞳孔后检查。

（2）根据扫描部位的不同，选择相应的 OCT 扫描方式。

（3）请受检者坐在 OCT 眼底摄像机前，将镜头对准

被检眼。

（4）嘱受检者用被检眼注视内固视点，或对侧眼注视外固视点，调节内 / 外固视点，直至在眼底成像监视器上获得预扫描部位的清晰眼底图像及 OCT 扫描线或环。

（5）开始扫描后，上下调节 OCT 控制面板上的"interferometer"滑轮，直至在电脑监视器上显示出扫描部位的 OCT 图像，冻结图像，储存。

（6）分析图像。

1）在受检者扫描所得图像列表中，选取需要分析的图像。

2）根据扫描部位和所拟分析的组织层次，选择相应的分析工具，例如分析黄斑部的神经视网膜厚度时，可用"Retinal thickness"；分析视盘周围神经纤维层厚度或地形图时，应选择"RNFL thickness"或"RNFL map"等。

（7）打印、分析结果：眼后段 HD-OCT 扫描最新的国际分层命名，由内向外分别为神经纤维层（高反射带）、节细胞层（低反射带）、内丛状层（高反射带）、内核层（低反射带）、外丛状层（高反射带）、外核层（低反射带）、外界膜（高反射带）、肌样体区（低反射带）、椭圆体区（高反射带）、光感受器外节（低反射带）、交叉区（高反射带）、色素上皮 /Bruch 膜复合体（高反射带）、脉络膜毛细血管层（中反射带）等。外伤后 OCT 检查黄斑部神经上皮厚度增加提示黄斑水肿，变薄提示黄斑萎缩；黄斑部神经上皮层内可见出血中高密度的反射，遮挡或部分遮挡其下组织反射为视网膜出血；黄斑区神经上皮反射断裂提示黄斑裂孔，可伴周围神经上皮水肿、脱离；视网膜色素上皮、脉络膜毛细血管反射断裂、断裂处光带反射增强提示脉络膜破裂。眼前段 OCT 角膜上皮反射光带消失提示角膜上皮层损伤；基质层反射增强、增厚提示角膜水肿；

内皮层局限性增厚提示角膜内皮皱褶；角膜内表面与基质层分离的膜状反射提示角膜后弹力层膨出、撕脱；前房见致密细点状反射提示出血或积脓；虹膜与角膜内层相贴房角关闭；晶体反射增强提示有白内障。

【注意事项】

（1）检查前应当询问病史，便于选择正确的扫描部位和扫描方式。

（2）了解受检者的屈光状态，并根据屈光状态适当调节扫描轴深。

（3）开始扫描前，前后移动眼底摄像机，调节调焦旋钮和背景照明灯亮度，以获得清晰的眼底图像。

（4）由于 OCT 为断层扫描，扫描深度仅为 2 mm，对于较高的视网膜脱离和眼底肿瘤等疾病不推荐使用。

（六）眼底血管造影

1. 荧光素眼底血管造影（fluorescence fundus angiography，FFA）

【目的和意义】

了解视网膜、视神经外伤后血管功能的损伤、恢复情况以及治疗的效果。

【检查方法】

（1）向受检者介绍造影的要点和可能的并发症，征得同意，并签署同意书。

（2）充分散大瞳孔。

（3）荧光素过敏试验。是由静脉缓缓注入释成微带黄绿色的荧光素钠液 10 mL，仔细观察患者有无过敏反应。如有不适，应立即停止注射，取消造影。

（4）配制准备注入静脉内的荧光素钠，剂量为

10～20 mg/kg。一般成人用20%荧光素钠3～5 mL，4～5秒注射完毕。

（5）请受检者坐在眼底照相机前，固定头部，调整焦点。首先拍摄彩色眼底照片及无赤光眼底照片以及未注射荧光素前的对比照片。

（6）将受检者上臂置于小桌上，常规消毒后进行静脉穿刺。

（7）将已配制好的荧光素钠于5秒内快速注入静脉内。

（8）在开始注入荧光素钠的同时，开动照相机的计时器，记录造影时间。

（9）荧光素钠注入静脉6～7秒后，开始拍摄眼底照片。在头30秒内，每秒拍摄1～2张照片，以观察视网膜中央动脉和静脉的显影时间，然后间断拍摄，但最后应当拍摄15～30分钟的眼底后期像。

（10）标准的眼底照片应按顺序拍摄，尽量包括全部眼底。一般拍摄7～9个视野，其次序为后极部、颞侧、颞上、上方、鼻上、鼻侧、鼻下、下方和颞下。造影过程中尽可能穿插拍另一眼的照片。

（11）整理和保存眼底血管造影的资料。

（12）结果分析：主要介绍和外伤性眼底病变有关的几种疾病。Ⅰ. 视网膜震荡和视网膜挫伤：较轻的视网膜挫伤，能自行恢复的称视网膜震荡；较重的视网膜挫伤，可导致永久性瘢痕、色素紊乱、视力下降的称视网膜挫伤。FFA检查视网膜震荡浑浊视网膜区出现背景荧光遮蔽，视网膜血管无渗漏，毛细血管灌注正常；视网膜挫伤造影早期低荧光，晚期色素上皮层荧光渗漏。Ⅱ. 黄斑裂孔和黄斑水肿：FFA检查时黄斑区均可见片状强荧光，若强荧光出现在造影动脉前期，常为黄斑裂孔，出现在晚期为黄斑水肿。Ⅲ. Purtscher视网膜病变和Purtscher样视网膜病变：FFA 表现大致相同，为视网膜小动脉阻塞、毛细血管无灌注及受累部位微小血管扩张渗漏、视盘充血水肿荧光渗漏。但两者伴发的疾病不同，前者主要有躯干或头部严重挤压伤的病史，后者主要发生于急性胰腺炎、慢性肾衰竭、分娩、系统性红斑狼疮、血栓形成、血小板减少性紫癜和长骨骨折等。前者阻塞小动脉的为白细胞，后者为脂肪、羊水、血栓等。

【注意事项】

（1）检查前应当询问病史，检查眼压、前房深浅，以排除患者患有闭角型青光眼的可能。

（2）询问有无药物过敏史。检查前常规进行肝、肾功能，血糖和心电图检查。

（3）摄影室应当够大，以便一旦患者发生意外时，能够就地抢救。

（4）摄影室内应当备有常规抢救的设备和药物，如血压计、消毒的针头和注射器、肾上腺素和糖皮质激素等，以备急救所需。

（5）造影前应当做荧光素钠过敏试验。必须注意的是，有些患者过敏试验虽然为阴性，但造影时却发生过敏反应。因此，对荧光素血管造影者的过敏试验应当极为慎重，不可麻痹大意。

（6）造影时应当随时观察受检者反应，如果发生恶心，应嘱患者保持平静，进行深呼吸，恶心感多数在 1～2 分钟即可消失，然后可继续造影；如果发生呕吐，应当准备容器接纳呕吐物，让患者平静，不要紧张，休息 1～2 分钟后可再继续拍摄。

（7）如果受检者晕倒、昏迷、休克，应当立即停止造影，即刻进行抢救，必要时请麻醉复苏科医师或内科医师进行会诊，共同抢救。

（8）造影完毕后嘱受检者多喝水，并告知不必介意24小时内皮肤和尿色发黄。

（9）对荧光素钠药品过敏，或既往造影检查出现严重不良反应者、孕妇均为绝对禁忌症。

（10）造影检查时因仪器故障而无法采集图像时，30～60分钟后可重新注射造影剂再行造影。

2. 吲哚青绿眼底血管造影（indocyanine green angiography, ICGA）

【目的和意义】

了解外伤后脉络膜血管状况。

【检查方法】

（1）造影时以吲哚青绿作为造影剂，将25 mg吲哚青绿溶解在5 mL注射用水内，静脉注射。

（2）具体操作参见荧光素眼底血管造影的操作步骤。

（3）结果分析：眼外伤后可引起脉络膜血管损伤、缺血，ICGA提示低荧光区，因睫状后短动脉供血区为三角形，故低荧光区呈三角形，尖端指向中心凹，临床称三角综合征。

【注意事项】

（1）造影室内应常规准备血压计和必需的急救药品，以备急救时所用。

（2）可与荧光素眼底血管造影检查同时进行。

（3）对碘过敏者，严重的肝肾疾病患者慎用ICG。

（4）其他注意事项参见荧光素眼底血管造影一节。

（七）视光学检查（optic examination）

1. 主观屈光检查

检查前应常规进行远、近视力检查，配合裂隙灯和眼底镜检查，在了解屈光间质及眼底情况的基础上，初步了解屈光性质和屈光度数。

远、近视力均正常：为正视眼或调节功能正常的远视眼。

远视力正常，近视力差：为远视眼或老视眼。

远视力差，近视力正常：为近视眼。

远近视力均差：为散光眼或调节功能不足的远视眼或其他眼病。

【目的和意义】

（1）确定屈光不正性质和程度。

（2）对不宜用睫状肌麻痹药的患者行验光配镜。

（3）排除因外伤引起的视力下降。

【检查方法】

（1）插片法

1）不滴用睫状肌麻痹药。

2）根据受检者的裸眼视力，试镜以求得最佳视力。

3）如远视力不能达到1.0，而能看清近视力表的1.0（J1），则可能为近视眼。在测定远视力的基础上，相对于估计度数再加上 +0.75 D ~ +1.5 D 的透镜片（放松调节），从 –0.25 D 开始递增，使远视力达到终点判断（最佳视力或更小黑的视标主观感受）所需的最低凹透镜度数，即为近视度数。

4）如远、近视力均差，或者近视力差，远视力正常者，则可能为远视眼，可试"+"球镜片。在测定远视力的基础上，相对于估计度数再加上 +0.75 D 至 +1.5 D 的透镜片（放松调节），从 +0.25 D 开始递增，使远视力达到终点判断（最佳视力或更小黑的视标主观感受）所需的最高凸透镜度数，即为远视度数。

5）如只用球镜片不能满意地矫正视力，再加用凹凸柱镜片，并转动镜柱的轴位，直至达到最佳视力。如所选择的球镜片和柱镜片已将视力矫正到1.0或1.2，仍需用下述六步法加以证实：Ⅰ. +0.25 D球。Ⅱ. -0.25 D球。Ⅲ. +0.25 D柱镜相同。Ⅳ. +0.25 D柱镜垂直。Ⅴ. -0.25 D柱镜相同。Ⅵ. -0.25 D柱镜垂直。循序加于镜片的前面以增加原镜片的屈光度，直至患者不再接受任何镜片为止。

6）老视眼的矫正法。用主观验光法后，按近距离视觉需求及年龄情况计算附加度数，开出眼镜处方。

（2）雾视法

雾视法的目的是放松调节。

雾视法的主要适应证是不宜作散瞳检影的远视眼患者以及可疑性青光眼和对睫状肌麻痹剂等过敏的患者。

1）可先用眼底镜检查或用插片法粗略估计远视度数，将此远视镜片放于镜框内，然后在眼前再加高度凸球镜（+3.00 ~ +4.00）D造成近视状态后，嘱受检者看远视力表，开始感觉很模糊，过数秒钟后即觉较清晰，说明调节已开始松弛。

2）此时可加凹球镜片，以-0.25 D递增。必要时加凹柱镜片，直到获得最佳矫正视力。

3）从原加凸镜片度数中减去所加凹镜片度数，即为患者屈光不正度数。

（3）针孔检查法

使用针孔镜片进行视力检测的目的是将针孔视力与裸眼视力进行对比。当针孔视力优于裸眼视力说明引起视力下降的原因是由屈光不正所引起，用眼镜进行矫正的效果就会较好，相反，则矫正效果将会较差，应查明病因，以便及时治疗。

1）受检者位于视力表前，距离为5 m。

2）于眼前加一孔径 1 mm 的圆孔黑片进行视力检查。

（4）散光的主观测定法

1）可用交叉圆柱镜进行测定，鉴别有无散光，调整散光度数和轴位。

2）选择被检者最好矫正视力的上一到两行视标为注视视标，也可选择圆点视标。

3）检查者可以旋转交叉圆柱镜把柄，改变散光轴方向，也可以翻转正面、负面。镜柄放在 45° 位置，"+"轴在垂直位称第 1 位，在水平位为第 2 位。

4）测定有无散光。在已矫正的球镜前放置交叉圆柱镜，如果第 1 位、第 2 位的视力相同，且均较不加镜片模糊，说明原矫正镜片已准确。如果置交叉柱镜某方向清楚，其反转后模糊，说明有散光存在。如"+"轴在 90° 位置清楚，就在 90° 位加"+"柱镜，或在 180° 位加"–"柱镜。

5）散光轴位矫正法。

Ⅰ. 将交叉圆柱镜的手柄置于实验性柱镜的轴的位置。告诉被检者将有两个镜片放置在他的眼前，让他比较哪一个清晰，还是一样清晰。

Ⅱ. 若被检者称某一面比较清晰，则将试验性柱镜的轴向交叉圆柱镜的同号轴方向移动，具体来讲就是若所加试验性柱镜为正镜，则轴向清楚那一面的白点方向移动，若是负柱镜，则轴向清楚那一面的红点方向移动。一般采用"进 10 退 5"的原则，即是移动以 10° 为单位，调整后，再翻转交叉圆柱镜让被检者比较，若发现调过了，再退回时以 5° 为单位。

Ⅲ. 重复步骤Ⅱ，直到被检者感觉两面一样清晰。

6）矫正原用散光度的准确性。

Ⅰ. 将交叉圆柱镜的轴与试验性柱镜的轴重合（即将红点或白点置于试验性柱镜的轴上）。告诉被检者将有两个镜片放在他的眼前，让他比较哪一个清晰，还是一样清晰。

Ⅱ. 若被检者称某一面比较清晰，则要增加或减少散光度数。具体来讲就是若所加试验性柱镜为正镜，而被检者感觉当白点与轴重合时清楚，就要增加正柱镜的度数，若是红点与轴重合时清楚，则要减少正柱镜的度数。

Ⅲ. 重复步骤Ⅱ，直到被检者感觉两面一样清晰。

【注意事项】

（1）进行主观屈光检查之前，一般先进行眼底常规检查。

（2）主观屈光检查是高度个性化的检查，要结合多方面因素给予最合适的矫正度数。

（3）主观验光法易受调节作用的影响，不够准确，但40岁以上者调节力已减退，可用插片法。

（4）雾视法的主要目的是减少调节的影响。主要用于远视、远视散光或混合散光的患者。

（5）应用雾视法采用递减镜片测量远视性屈光不正时，注意在未换低一级"+"球镜片以前，不要撤掉原先加在眼前的较高级数的"+"球镜片。

（6）小孔检查是一种粗视检查，主要用以鉴别视力低下的原因。

（7）应用交叉圆柱镜时，应注意以下问题。

1）矫正中要增加某一方向柱镜度时，应同时增加与其符号相反的半量球镜度数。

2）应使受检者知道，应用交叉圆柱镜试验不一定能增加视力，不一定多读视力表上一行字，而只需感觉比较模糊或比较清楚即可。

3）交叉圆柱镜加于被检眼前，每一位置只可保持数秒钟。

4）交叉圆柱镜试验时，镜柄的转动当力求迅速，被检眼才能比出哪一位置清楚,哪一位置模糊。

5)应用多大交叉圆柱镜的强度,应根据患者的视力而定。视力佳者,用低度交叉柱镜;视力差者,用较高度交叉柱镜。

2. 电脑自动验光

电脑验光仪是光学、电子和机械三方面组合起来的新型仪器,是屈光检查技术和电子计算机结合起来的验光仪器。

电脑验光法的主要优点是操作简单、快速。但也存在一定的误差,包括机器本身的稳定性,检查者的技术和被检者的配合程度。

一般先进行电脑验光后,提供参考数值,再进行检影验光,最后进行主观验光,得出的数值才准确可靠。

【目的和意义】

(1)测定屈光状态、屈光不正的性质和程度。

(2)排除有无外伤引起的屈光变化或眼球的器质性损害。

【检查方法】

(1)开启电源,预热仪器。

(2)嘱被检查者就座,高度适宜,固定头位。

(3)被检查者睁开双眼,注视仪器前孔中的视标。

(4)调节仪器高度及左右方位,使被检眼位于视屏环形光标区。

(5)调节仪器焦距使视屏上的角膜影像清晰。

(6)进一步细调移动环形光标至瞳孔中央。

(7)按动记录键,打印结果。

【注意事项】

(1)电脑自动验光仪操作环境要求

1)环境安静、整洁,避免对测试者的干扰。

2)在白天正常自然光线下测试。

（2）对被测试者要求

1）患者能保持坐位，精神状态正常，能配合检查。

2）患者无明显影响测量结果的眼病。

3）对少年儿童，最好用睫状肌麻痹剂，使睫状肌麻痹后再进行电脑验光。

（3）对电脑自动验光仪的要求

1）电脑自动验光仪出产前需经过严格测试，各项指标符合要求。

2）仪器必须经常擦拭和保养。

3）仪器必须定期测试，一般至少每年一次，并由检测机构出示检测结果。

3. 视网膜检影（retinoscopy）

【目的和意义】

客观测定屈光状态、屈光不正的性质和程度。

【检查方法】

（1）检影时先检右眼后检左眼。

（2）检查者面对患者1 m距离，右手持检影镜（或反光镜）于右眼前，使自己的眼正对视孔，并移动检影镜，将光线投射于患者的瞳孔内。

（3）检查者通过视孔可在患者瞳孔领内，窥见光影和黑影交替出现的情况。前者代表视网膜受映照的光反射；后者代表未受映照部分的阴影。

（4）在检影镜上、下及左、右轻微摆动下，瞳孔内光影可表现下列的移动情况。

1）光影不动：检影镜摆动时，光影固定不动，表示有 -1.00 D 的近视（因为1 m 的检距使检影镜视孔恰好处于患者眼前1 m 处的远点上，故患眼为 -1.00 D 的近视。）。

2）光影顺动：即光影动向与检影镜动向相反，表示是远视、正视或小于 -1.00D 的近视。可将正球镜片放在眼镜架上，逐渐增加度数至瞳孔区的光影不动，即达到中和点，由此可得出该眼的远点。

3）光影逆动：即光影动向与检影动向相反，表示是近视（-1.00 D 以上）。则在试镜架上加负球镜片，渐增度数，也至光影不动，达到中和点。在出现反转点时的镜片度数上再加上检查距离造成的 -1.00 D "人为近视"，即为被检眼的实际屈光不正度数。

4）有两个光影沿着不同轴向移动：瞳孔内两条互成直角的子午线上均有光影移动，其明暗度及移动快慢不等，表示有散光存在；若两个光影均为逆动或顺动，则为复合性散光，一为逆动另一为顺动，则为混合性散光。可用球镜中和一条子午线上的光影，一般先中和度数低者，此时出现一带状光影，即散光带，散光带方向即代表散光的轴向，根据散光带的动向，可分别用凸柱镜（对顺动）或凹柱镜（对逆动）加以中和。圆柱镜的轴向永远指向散光带的方向。低度散光时，常见不到明显的散光带，仅表现一卵圆型光影，须仔细观察，否则易被忽略。

5）剪动光影：瞳孔内两个平行光影，沿同一子午线（180° 轴）作反方向移动，上方光影向下，下方光影向上，而合为一条光带，犹如剪刀双刃的开合动作，剪刀光影无法用镜片全部中和，只能选定一主要光影（常为顺动光影）加以中和，按照实践及患者对镜片的接受程度，对剪动光影的检影结果可为凸球镜或凹柱镜。光影越暗和移动越慢，表示屈光异常程度越深。反之，光影越亮和移动越快则表示屈光异常程度越低，或越接近中和。

检影所得的屈光度数需加上由检影距离的人为近视度数，才是实际的屈光度数。

【注意事项】

（1）调整好座椅高度，让被检者的眼与检查者的眼在同一高度上。

（2）检查室的光线要昏暗程度。

（3）叮嘱被检者在检查过程中睁开双眼，注视远距离视标，检查者应随时注意不要遮住视标。

（4）检影时检查者要保持工作距离不变，不要检查过程中改变检影距离。

（5）检影时须以瞳孔中央 4 mm 直径的整个光影移动作为标准，不应受周边部光影的干扰。混合性散光具有顺动、逆动相混的光影，检影时宜先中和逆动轴向，以便造成一较大的顺动散光带。

（6）对于幼儿，尽量做到充分麻痹睫状肌，如 1% 阿托品眼膏每日 2 次，连续滴眼 3 天。但要注意中毒反应，一旦出现时应及时更换药物。

（7）对于浅前房者，散瞳时注意眼压的变化，必要时应先测量周边前房深度和眼压，以防急性闭角型青光眼的发作。

（八）CT、MRI 检查

1. 电子计算机断层扫描（computed tomography，CT）检查

电子计算机断层扫描是利用 X 射线对人体进行断层扫描后，由探测器收得的模拟信号再变成数字信号，经电子计算机计算出每一个像素的衰减系数，再重建图像，而能显示出人体各部位的断层结构的装置。它以断层的图像形式，较清晰地显示人体组织的细微差别，彻底解决了内部重叠显示问题，而且能将人体各种组织对 X 线的吸收系数以相当精确的数字表示出来，因而对软组织中的病变也能正确诊断。CT 要区分不同的密度组织，则用 CT 值来表

示，其范围取 –1000 至 +1000，以空气为 –1000，水为 0，骨骼为 +1000。

【目的和意义】

观察眼球及其毗邻关系，对于眼眶骨质和钙化显示较好，广泛用于眼眶外伤和有钙化的软组织病变。眼外伤除眼球穿通伤、眼内异物外，往往还合并眼眶、眼球、视神经等组织的损伤以及眼外伤后所引起的炎症或感染。眼眶CT除可以显示异物外，还有助于对其他组织损伤及其并发症的诊断。但是对软组织分辨率相对较差，对软组织肿块的鉴别有明显的限度。

【检查方法】

（1）检查前准备

1）取下患者头面部可能造成伪影的物品，如发卡、首饰、眼镜、膏药、假牙等。

2）要求患者扫描期间保持身体不动，两眼向前方正视不动或闭目眼球固定不动，以免造成运动伪影或出现扫描误差。

3）婴幼儿不能配合者和难以制动的患者，可给予药物镇静。

（2）CT检查技术

1）非螺旋扫描

①扫描体位：横断面扫描基线为听眶下线，冠状面扫描基线为硬腭的垂线。

②扫描参数：电压 ≥ 120 kV，电流 ≥ 100 mA，层厚 2 mm，间距 2 ~ 5 mm，FOV 为 14 ~ 16 cm，矩阵 ≥ 512×512，骨算法与软组织算法重建，骨窗窗宽 3000 ~ 4000 Hu，窗位 500 ~ 700 Hu，软组织窗窗宽 300 ~ 400 Hu，窗位 40 ~ 50 Hu。

2）螺旋扫描

扫描条件或参数：横断面扫描基线为听眶下线，电压 ≥ 120 kV，电流 ≥ 200 mA，扫描层厚为 1.0 mm 或以下，螺距 ≤ 1.5。

各断面重建图像的条件或参数：横断面重建基线为听眶下线，冠状面为听眶下线的垂线，斜失状面为平行于视神经，层厚 2 mm 或以下，层间距 2 ~ 5 mm（眼球或眶内异物层间距必须小于或等于层厚），FOV 为 14 ~ 16 cm，矩阵 ≥ 512×512，骨算法余软组织算法重建，骨窗窗宽 3000 ~ 4000 Hu，窗位 500 ~ 700 Hu，软组织窗窗宽 300 ~ 400 Hu，窗位 40 ~ 50 Hu。

增强扫描：静脉注射造影剂后再开始扫描，适用于软组织或血管性病变，推荐使用自动注射器和非离子型碘对比剂。总量 80 ~ 100 mL，注射流速为 2.0 ~ 3.0 mL/s，延迟扫描时间依病变及设备情况而定，软组织算法重建。

3）CT 窗口技术

CT 值的规定：

①通常以水作为标准密度，CT 值为 0，低于水的的组织结构为负值，高于水的为正值。在人体内 CT 值分为 2000 Hu。上界为骨皮质的 CT 值，+1000 Hu；下界为空气的 CT 值，–1000 Hu。脂肪比水的密度低，位于 –90 ~ –100 Hu，其他软组织如肌肉、神经、纤维组织、玻璃体等位于 +10 ~ +50 Hu。

②CT 的窗宽和窗位

CT 将人体组织密度差分为 2000 Hu，而人眼仅能分辨 16 个灰阶。若用人眼分辨 CT 图像，那么 2000/16=125 Hu 密度差才能显示。实际上，眶内大部分组织密度差不足 15 Hu（除晶状体和脂肪外），不能被人眼分辨。需要采用特殊的窗宽和窗位处理技术。窗位亦称窗中心。为提高相邻组织的分辨力，就应减小窗宽，窗宽越小，分辨力越高，但是在窗宽以外的 CT 值不能分辨。

窗位是窗宽上、下限范围中点的 CT 值。窗位越接近受检组织的 CT 值，其图像越清晰。

窗位和窗宽的合理应用，称为窗口技术。

眶内软组织密度和病变多在 40 ~ 50 Hu，则检查眶内软组织病变和肿瘤时将窗位定在此范围内，称为软组织窗，检查有无眶骨折时，窗中心定在 500 ~ 700 Hu，称为骨窗。

眼部 CT 图像常规应包括骨窗和软组织窗。骨窗窗宽 3000 ~ 4000 Hu，窗位 500 ~ 700 Hu，软组织窗窗宽 300 ~ 400 Hu，窗位 40 ~ 50 Hu。

（3）CT 血管造影（CTA）：静脉注射碘对比剂后在血管显影期进行 CT 扫描，获得血管显影图像，然后通过原始图像重建获得三维血管图像。适用于显示颈动脉海绵窦瘘的瘘口和引起复试或眼球运动障碍的动脉瘤等。

（4）CT 泪囊造影：从泪小点注射对比剂后进行螺旋 CT 扫描获得充填对比剂的泪道引流断面图像或三维重建影像。与 X 线泪囊造影相比，不仅有三维重建影像显示泪道引流情况，而且断面可显示泪道周围情况，从而获得更多有价值的信息。

【注意事项】

（1）横轴位 CT 受扫描角度的限制和影响，不能很好地显示接近眶顶、眶底的扁平病变或骨折、骨破坏。临床上眶底爆裂性骨折常因只做了水平 CT 扫描而被漏诊，此时，冠状位扫描是最佳的诊断方法。

（2）下列情况也需行冠状位扫描：病变位于眶上下缘附近，如泪腺扁平性肿大、眶顶骨增生、怀疑上颌窦癌眶内侵犯、视神经管病变如骨折等。

（3）伪影

1）正常组织结构引起的伪影：这是由于高密度结构引起的 X 线硬化程度不够，经计算后不能完全纠正所造成，调整扫描角度或窗位可以消除之。

2）异物伪影：高密度金属异物周围常可出现伪影，当窗位提高到接近异物 CT 值时即可消除，并有利于观察异物的大小、形状。伪影是诊断眼内金属异物的重要依据。

3）运动伪影：多由扫描过程中患者自主或不自主运动引起。

4）CT 装置本身引起的伪影。

2. 磁共振成像（nuclea magnetic resonance imaging，NMRI or MRI）检查

核磁共振成像又称自旋成像（spin imaging），也称磁共振成像（magnetic resonance imaging，简称 MRI），是利用核磁共振原理，依据所释放的能量在物质内部不同结构环境中不同的衰减，通过外加梯度磁场检测所发射出的电磁波，即可得知构成这一物体原子核的位置和种类，据此可以绘制成物体内部的结构图像。

【目的和意义】

软组织对比较好，广泛用于眼眶先天疾病、眶内肿瘤以及眼外伤引起的眼眶出血、水肿或眼肌损伤的评价。但是对骨皮质和钙化显示差，且禁忌证相对较多。

【检查方法】

（1）检查前准备

1）做好患者的解释工作以取得配合。

2）进入检查室前，嘱咐患者取下身上一切金属物品，如假牙、发卡、首饰、眼镜、钥匙、硬币、手表等，以免造成金属伪影。各类磁卡、磁盘、磁带等也应取下，以免损坏。检查眼部前应洗掉眼影等化妆品，避免产生伪影。

3）不能配合者和难以制动的患者，可给予药物镇静。

（2）MRI 检查技术

1）线圈选择：头颅正交线圈（或头颅多通道线圈），仅扫描眼球或眶隔前结构时可使用表面线圈。

2）扫描体位：患者取仰卧位，头部正中矢状面与检查床面垂直并与床面中线重合，两眼自然闭合，眼球固定不动，以免造成运动伪影或出现扫描误差。横断面扫描基线为硬腭的平行线，冠状面为硬腭的垂线，斜矢状面平行于视神经。

3）扫描序列：①横断面，自旋回波序列（SE）T_1WI/T_2WI；②冠状面、斜矢状面，T_1WI（病变在横断面显示不佳时，需在显示较好的冠状面或斜矢状面行 T_2WI 扫描）；③脂肪抑制技术，在显示病变的最佳断面行 T_2WI（不进行增强扫描时），如行增强扫描可不需要增强前脂肪抑制技术；④如 T_1WI 显示病变内有高信号时，在显示病变的最佳横断面行压脂 T_1WI；⑤场强低或化学位移脂肪抑制技术效果差的设备可行 STIR（短反转时间反转恢复序列）。

4）扫描参数：增厚 3～5 mm，层间距 0～0.5 mm，FOV 为 16～20 cm，矩阵 ≥ 256×256。

5）增强扫描：动态扫描采用梯度回波 T_1WI，每15～20 s 扫描一个序列，共扫描 10～12 次，间隔10～15 s；脂肪抑制后横断面、冠状面、斜矢状面 T_1WI（场强低或化学位移脂肪抑制技术效果差的设备不使用脂肪抑制技术）。

【注意事项】

（1）有下列情况者，不可行磁共振成像检查：佩戴有心脏起搏器及神经刺激器者；曾做过心脏手术并佩戴有人工心脏瓣膜者；曾做过动脉瘤手术及佩戴有动脉瘤夹者；内耳植入金属假体者。

（2）有下列情况者，行磁共振成像检查需慎重：体内有除上述情况以外的其他各种金属植入物者；妊娠期妇女；病情危重需要使用生命支持系统者；癫痫患者；幽闭恐惧症患者。

（3）婴幼儿不能配合者、难以制动的患者以及幽闭恐惧症患者，可给予药物镇静。

第三节　眼部检查

眼科检查是眼病诊断、病情评价的主要依据，它包括病史采集、视功能检查、眼部检查和眼科影像学检查等。对所有的眼科患者都应该先做眼外部的一般检查，眼外部检查也就是眼前部检查，包括从外观上用肉眼立刻能被观察到的眼前部的各个部分。

外眼检查是眼外伤发生后的第一道关口，多数情况下在直视下或借助手电筒即可完成检查，但要了解组织损伤的更为详细的情况往往需要借助放大镜或显微镜检查；眼球的损伤则不同，需要借助裂隙灯显微镜或在手术显微镜下才能完成检查。

检查时不但要仔细探查眼球的表面组织，如结膜、角膜及巩膜等，更重要的是要详细检查眼球内部结构有无损伤，如前房有无出血，虹膜、瞳孔、晶状体、玻璃体、视网膜和视乳头有无损伤。

在闭合性眼损伤时，检查瞳孔的对光反应或相对性传入性瞳孔障碍（relative afferent pupillary defect，RAPD）尤为重要，瞳孔的直接、间接对光反应变化对判断颅脑损伤或间接性视神经损害有重要的临床参考价值。

眼部附属器官的检查包括眼睑、泪器、眼球位置及运动、结膜的检查。眼球位置或运动的异常，如斜视、眼球震颤等往往提示患者视力障碍已存在很长时间，应考虑可能合并弱视，术后预期视力效果不佳。

一、眼睑（eyelids）检查

眼睑是能够活动的眼皮盖，俗称眼皮，位于眼球前方，构成保护眼球的屏障。保护眼球及其最外部的易于受伤的角膜，并具有将泪液散布到整个结膜和角膜的作用。眼睑由上睑、下睑、内眦、外眦、上泪点、下泪点、睑缘和睑裂等构成。眼睑的组织结构由浅及深分别是皮肤、皮下组织、肌层、睑板和睑结膜。皮下组织为疏松结缔组织、易水肿；肌层主要是眼轮匝肌和提上睑肌；睑板中有睑板腺与睑缘成垂直排列，开口于睑缘。

【目的和意义】

（1）明确有无眼睑伤口，有无睑板或提上睑肌损伤。

（2）明确是否伴有睑轮匝肌、眼球损伤。

（3）注意有无上睑下垂，眼睑闭合不全及有无面神经或动眼神经损伤引起的眼睑功能不全。

【检查方法】

（1）肉眼在自然光或人工照明光下初步判断伤口情况。

（2）行裂隙灯检查明确伤口情况，明确有无合并眼球损伤等。

（3）出血量较大形成眼睑血肿，常伤及内外眦或血管弓，触之有波动感。严重者可进入眼睑皮下、结膜下或眶内而致眼球突出。

（4）眼睑肿胀、睁眼困难、眼睑皮下气肿（触之有捻发感），常发生筛骨纸样板骨折，常需结合头颅、眼眶CT明确诊断。

（5）眼睑裂伤时要注意伤口形状、深度、部位，有无组织缺损以及有无异物交杂等。如伤口深及眼轮匝肌，由于肌肉收缩，可表现为眼睑外翻、睑缘切迹和眼睑缺损等。如伤及提上睑肌，可引起部分或完全性上睑下垂。

（6）外眦部如出现外眦角变钝、睑裂变短，则提示有外眦韧带断裂。内眦部外伤时要着重检查泪小管和内眦韧带。

（7）眼睑烧伤检查时注意眼睑能否闭合完全或皮肤、眼睑有无挛缩，其常导致愈合期的眼睑退缩和角膜暴露。

【注意事项】

（1）如有眼球严重外伤、角膜穿孔或即将穿孔，检查时要格外小心，避免眼睑加压，以免引起眼内容物脱出。建议检查眼球前对眼球性行爱尔凯因表面麻醉，以免检查时刺激眼球，导致眼内容物脱出。

（2）儿童检查时不能配合，需要应用镇静剂，用眼睑拉钩轻轻拉开眼睑检查。必要时在全麻下进行详细探查。

二、泪器（lacrimal apparatus）检查

泪器由泪腺和泪道组成。泪道包括：泪点、泪小管、泪囊和鼻泪管4部分。泪腺位于眼眶外上方泪腺窝里，分为上下两个部分：上部为眶部，即上泪腺，较大，形态很像杏仁，大约12 mm×20 mm；下部为睑部，即下泪腺，较小。泪腺有10～12条排泄管，泪液产生后经排泄管排出。由于位置上的特点，一般泪腺和泪囊不易受伤。

【目的和意义】

泪器分为分泌系统和导流系统两个部分。分泌系统主要由泪腺和副泪腺组成，专司泪液的分泌。导流系统包括泪腺腺管、泪小点、泪小管、泪囊和鼻泪管，负责泪液的输送及排出。泪腺位于眼眶的外上角、额骨的泪腺窝内，

很少单独发生外伤，常伴发于眼睑及眼眶的外伤。泪道外伤比较常见，如泪小管断裂，往往同时伴有内眦皮肤的裂伤。泪道的外伤需要进行仔细的探查和手术处理。泪小管断裂或泪囊外伤需要进行一期缝合，尽快给予修补。

【检查方法】

（1）泪腺检查

1）泪腺从泪腺窝脱垂：常由于跌碰或钝器打击使眶组织受挤压所致。检查时上睑外上方常可扪及一包块，能向上或向左右移动，压之可退入，松开后又复脱出。

2）穿通伤常合并严重的眼睑和眼眶外伤、撕裂伤或骨折：检查时注意颞上方眶缘有无皮肤裂伤，骨质破坏，组织脱出；如果皮肤完整，让患者向鼻下方注视时，翻转上睑，以拇指将外眦部向外上方牵引，并轻轻将眼球向外上方推动，观察泪腺有无充血、水肿、破损。

（2）泪道检查

1）在裂隙灯下检查泪小点，注意泪小点有无外翻、闭塞、裂伤。

2）泪囊区有无压痛，挤压泪囊有无血性分泌物。

3）如果不能发现泪小管断端，可进行泪道冲洗，从出水端寻找泪小管断端。

4）内眦移位，泪小点外翻，多考虑有内眦韧带断裂。

5）严重的钝挫伤常致面中部或颌鼻部骨折，需 X 线及泪道造影明确诊断。

6）泪道损伤严重或继发感染，产生永久的泪溢和不适，考虑为化脓性泪囊炎或泪囊瘘管形成。

7）泪道异物存留较少见，可由泪小点进入，由于泪液流动的作用，经泪小管进入泪囊，也可从穿通伤口进入而存留于泪道中。最常见的异物为睫毛。

【注意事项】

泪道检查时防止创口扩大，合并泪小管损伤尽量术中探查，防止检查过多导致组织水肿严重，增加术中发现泪小管断端的难度。

三、眼眶（orbit）检查

眼眶是介于颅骨和面骨之间的骨性支架，呈圆锥状，顶为眶尖，有视神经穿过。底为眶缘，包括眶上缘、眶下缘、眶内缘和眶外缘。四壁分别为眶内壁、眶外壁、眶顶和眶底。眼眶由诸多面骨和颅骨共同构成，其中上颌骨眶突和颧骨眶突构成眼眶大部，两骨相接处形成眶下神经沟和眶下管，是眶底薄弱环节。眶底近眶尖部分由腭骨眶突所加强。眶外侧壁前份下 2/3 由颧骨眶突构成，上 1/3 由额骨颧突构成，二者结合部为颧额缝，是骨折好发部位。眼眶内容物有眼球、视神经、眼外肌、泪腺、脂肪、血管、神经等。眼眶壁上有许多孔、裂、缝隙、窝，其中较为重要有：视神经孔、眶上裂、眶下裂、眶上切迹（孔）、泪腺窝、泪囊窝等。

【目的和意义】

眼眶外伤多由挫伤、眼睑裂伤或任何作用于眼球或眼外支持结构的钝器伤构成。检查时注意眼眶四壁和四壁的毗邻有无骨折和由骨折引起的相关并发症，如头颅、蝶窦、筛窦、上颌窦和眼外肌等都需要详细检查，以免遗漏重要的体征。

【检查方法】

（1）检查眼睑有无肿胀、皮下淤血、结膜下出血、皮下气肿及眶内气肿。

（2）眶缘触诊，有无阶梯状变形和移位。

（3）检查有无眶脂肪脱出，以确定有无眶隔破裂。

（4）患者有复视主诉时，注意眼下直肌是否嵌顿于骨折缝隙中。

（5）眼球下移多为眶内软组织坠入上颌窦所致，可用尺子放在眼前水平位置，观察伤侧瞳孔是否较健侧为低。

（6）眼球陷没：外伤早期因眶内水肿、出血，眼球突出，伤后数日反应消退出现眼球陷没，考虑为眼眶增大和眶内脂肪疝入上颌窦为主；眶内脂肪感染坏死、球后粘连以及眼外肌瘢痕缩短也是引起眼球陷没的原因。

（7）检查眼球运动是否受限：眼球运动障碍可以因眼外肌周围结缔组织出血、肿胀导致神经功能障碍所引起；也可以因眶内容物脱出牵引肌肉使之扭曲造成。

（8）下直肌牵引试验：结膜囊内表面麻醉，用眼科有齿镊从巩膜面夹住下直肌肌腱，使眼球转动，如眼球嵌顿，则眼球上转受限，与健侧比较。

（9）检查眶周皮肤有无麻木。眶下缘骨折，眶下神经损伤，常造成下睑、颊部、鼻翼和上唇麻木。

【注意事项】

眶壁骨折合并视力下降或眼球穿通伤时，以先抢救视力和眼球为主。

如果怀疑有眼眶骨折，需进行 X 线及 CT 检查，显示眼眶骨折状态和眶内容物脱出程度，为伤情进行综合评价。

四、眼肌（ocular muscles）检查

眼肌通常指眼外肌、提上睑肌、眶内平滑肌。眼外肌是司眼球运动的横纹肌，每眼各有 6 条，按其走行方向分直肌和斜肌，直肌 4 条即上、下、内、外直肌；斜肌两条是上斜肌和下斜肌。4 条直肌均起始于眶尖部视神经孔周围

的总腱环。各肌的肌纤维自成一束，包围视神经分别向前展开，附着在眼球赤道前方，距角膜缘不同距离的巩膜上。内、下、外、上直肌分别附着于角膜缘后 5.5 mm、6.5 mm、6.9 mm、7.7 mm 处。

单纯眼外肌损伤少见，眼外肌损伤时常合并眼眶、颅骨、眼睑、泪器等组织的损伤，严重者可伴有眼球、颅脑的损伤，在检查治疗时颇为复杂，需要根据具体情况进行。

【目的和意义】

通过眼外肌检查判断外伤性肌腱断裂、肌肉内出血、眼外肌陷入与嵌顿、眼球移位、滑车部损伤、运动神经损伤、眼外肌瘢痕性收缩与粘连形成等。

【检查方法】

（1）单眼运动检查：遮盖健眼，让患眼向各方向运动，观察眼球运动有无受限。

（2）双眼同向运动检查：向各诊断眼位方向分别注视，观察运动的协调性。

（3）测定有无斜视及其性质。

1）角膜映光法：把灯光放在患者正前方 33 cm 处，观察患眼角膜上的映光点。

2）遮盖 – 去遮盖法：根据眼球运动方向判断隐斜类型。

3）交替遮盖法：观察眼球是水平运动还是垂直运动。

4）三棱镜检查：是定量检查斜视角的方法。根据患眼斜视的方向在眼前加适当度数的三棱镜，观察眼球运动方向，调整三棱镜度数直至眼球不再出现运动为止。

5）Parks 三步法检查：用于在垂直斜视中鉴别原发麻痹肌为一眼上斜肌还是另一眼上直肌。以下 3 个步骤是递进的排除法。第一步，先确定上斜视是右眼还是左眼。如果右眼上斜视，则提示右眼的下转肌（上斜肌或下直肌）

不全麻痹，或左眼上转肌（上直肌或下斜肌）不全麻痹。第二步，分析是向右侧注视时垂直偏斜大，还是向左侧注视时垂直偏斜大。如果是向左侧注视时垂直偏斜大，则提示麻痹肌可能为右眼上斜肌或左眼上直肌。第三步，做歪头试验（bielschowsky head tilt test），令头转向高位眼侧（右侧）时，垂直偏斜增大，即歪头试验阳性，则原发麻痹肌为右眼上斜肌。如果歪头试验为阴性，则原发麻痹肌为左眼上直肌。用于鉴别上斜肌麻痹和上直肌麻痹。

（4）被动牵拉试验：鉴别眼球运动障碍的原因是神经肌肉麻痹还是机械性限制。表麻下用镊子将眼球牵拉到偏斜方向的对侧，令患者向该侧注视，如遇异常阻力，则说明眼球偏斜方向存在限制眼球运动的机械性因素；若没有异常阻力，则说明眼球偏斜方向对侧的肌肉麻痹或支配其运动的神经麻痹。

（5）主动收缩试验：测试受累眼眼外肌收缩力量，估计眼肌麻痹的程度。表麻下用镊子夹住受累肌作用方向的角膜缘外 2 ~ 3 mm 内的结膜，让患者的眼球向受累肌肉的作用方向注视，根据眼球运动牵动镊子的力量，与对侧眼同名肌肉收缩力量相比，估计是否存在神经肌肉麻痹及麻痹程度。

（6）上睑裂伤较深时，提上睑肌常同时断裂。检查时可用手指按住伤侧眉弓，使患者不能利用额肌力量，再嘱患者开睑及眼向上转，如睑裂不能睁大，则提示该肌已断而失去作用。

【注意事项】

（1）鉴别是最近发生的麻痹还是已存在的陈旧性麻痹，可以采用异常投射试验。如最近发生的外展神经麻痹突然遮盖健眼，令患者指出外侧方一物体位置时，常常指的方位比实际更偏外侧方。

（2）注意鉴别颅神经损伤引起的眼外肌麻痹。

五、眼球（eyeball）检查

眼球是视觉器官的主要部分，它担负着重要的视觉功能。外形似球状，位于眼眶前半部，后端由视神经直接连于间脑。

【目的和意义】

眼球包括眼球壁和眼球内容物。其中眼球壁包括纤维膜、葡萄膜、视网膜，眼球内容物包括房水、晶体和玻璃体。颅面部外伤骨折中眼球外伤的发生率占 62%，仔细探查和作出准确的判断对于正确制定手术方案和挽救眼球及视功能十分重要。

【检查方法】

（1）患眼伤后眼睑肿胀不能睁眼时，不要强行进行检查，可滴 0.5% 丙美卡因滴眼液 1 ~ 2 滴后，使用眼睑钩将眼睑拉开，避免压迫眼球造成损伤加重。

（2）视力检查：对严重眼外伤、无法活动、不能坐立者、情况不稳定者，可使用近视力表检查视力。如视力低，则观看医师指数、手动。严重者检查光感及光定位。无论何时，只要可能，还是推荐用 Snellen 视力表检查。

（3）裂隙灯显微镜检查

1）结膜损伤通常较轻，但会掩盖更严重的巩膜损伤。结膜内异物给予局部浸润麻醉以进行充分的检查，用小镊子取出结膜异物。如果结膜异物植入位置较深，应排除是否有巩膜穿通伤后才拔除结膜异物，如有巩膜穿通伤，不拔除结膜异物，送手术室进一步治疗。

2）角膜异物在眼外伤中最常见。所有角膜异物都是眼科急症，如果忽略可导致严重的永久性破坏。角膜异物患者的主诉主要有疼痛、畏光、流泪伴视力下降。如无裂隙灯，可用手电和放大镜直接检查。对于角膜擦伤，可于裂隙灯下检查，辅以角膜荧光染色。荧光素染色后，角膜上皮缺损区（擦伤部位）呈现出明亮的绿色，而正常的角膜上皮不着色，检查完后滴抗生素滴眼液防感染。还应在裂隙灯下检查角膜透明度、角膜后沉积物（keratic precipitate，KP）等。对角膜白斑等严重影响手术操作及术后效果的病变，应先行角膜移植手术后再考虑行白内障手术。借助角膜内皮显微镜可观察角膜内皮细胞的数量、形态及分布等，对指导手术以减少术后角膜内皮失代偿的发生有重要意义。当角膜内皮细胞的密度低于1000 个 /mm^2，应慎重考虑手术，低于 500 个 /mm^2 则为手术禁忌。澳大利亚视强（Scan Optics）公司生产的SO-801 型手持裂隙灯显微镜，携带使用方便，可用于缺乏裂隙灯显微镜的基层医院。对前房的深浅、房水的清浊、房角的宽窄均需进行详细的观测。另外，眼压检查更是必不可少。对于眼压偏高的患者，术前应使用降眼压药物降低眼压，并考虑青光眼视神经损害对术后视力恢复的影响。

3）巩膜裂伤视伤口的位置、大小，有无异物、虹膜晶体脱出、玻璃体视网膜嵌顿情况。首先充分暴露巩膜伤口及周边，如巩膜裂伤视伤口无虹膜脱出及玻璃体脱出，仅做巩膜伤口修补。如伤口有嵌顿虹膜或玻璃体溢出，根据虹膜的受伤时间和虹膜颜色决定是否切除，防止眼内炎发生，如玻璃体溢出可切除，后行巩膜修补术。可在巩膜伤口周边做冷凝或眼内激光。

4）检查瞳孔大小和对光反应情况。受伤时，相对性传入性瞳孔障碍（RAPD）对于严重眼外伤，特别是严重的视神经损伤具有重要诊断意义。需要检查两侧瞳孔是否对称，瞳孔对光反应有无，瞳孔括约肌有无裂伤，瞳孔有无移位。外伤性瞳孔散大是一种眼外伤引起的长期扩大的瞳孔，这种瞳孔通常对扩瞳剂和缩瞳剂反应迟钝。虹膜挫伤可导致虹膜功能的丧失，这主要是由虹膜内的肌纤维损伤所致，需要观察虹膜是否有新生血管、前后粘连、脱色素、震颤等。检查瞳孔的大小、形状、光反射等，灵敏的直接对光反射说明视神经功能良好。相对性传入性瞳孔障碍对判定视神经功能极有价值。

5）前房积血：眼部钝伤和穿通伤时，虹膜睫状体血管破裂形成前房积血。当患者直立时，裂隙灯下可见前房内血性液平面。当患者仰卧时，血液位于虹膜之前，呈弥散性混浊。完全性前房积血（"黑眼"）时前房完全充满血液，阻塞房水排出通道，引起高眼压和角膜血染。挫伤使睫状体撕裂，虹膜根部向后移位，前房角内的小梁网受损，称为房角后退。

6）晶体脱位：对晶体检查应着重观察有无晶体位置异常，严重的挫伤可引起晶状体完全或部分脱位。晶状体可向后脱入玻璃体或向前脱入前房。晶状体脱入前房后堵塞房水流出通道，引起急性眼压升高。高眼压会伴发角膜水肿。晶状体脱位还会伴发虹膜裂伤、前房积血和玻璃体出血。应散瞳观察晶状体的形态、位置和混浊程度，分析视力损害与白内障程度是否相符。

（4）玻璃体视网膜检查：检查玻璃体应注意是否存在异物，红细胞及色素。应注意有无 Weiss 环，若出现这一体征，表明玻璃体后脱离，如玻璃体流入前节或平坦部位，可能提示隐匿视网膜裂孔。如果挫伤后用直接检眼镜观察眼底时，未见正常红光反射而是呈现出暗影，则玻璃体内可能有积血。挫伤也可导致视网膜神经上皮与色素上皮层间分离。有玻璃体出血的患者应考虑到视网膜脱离发生的可能性。视网膜血管破裂出血进入玻璃体内，使眼底光反射昏暗。玻璃体出血的患者应定期检查。如果存在视网膜脱离，则需早期行玻璃体手术治疗。眼后节检查包括用检眼镜、前置镜、三面镜等对玻璃体、视网膜、脉络膜及视神经进行检查，了解有无病变，帮助判断手术治疗的视力预后。

（5）影像学检查：X 线、CT 或 MRI 检查确定眼球的完整性及有无球内异物。在眼球完整的前提下行眼科 B 型超声波检查，了解玻璃体视网膜情况。

【注意事项】

（1）眼球为无菌的视觉器官，处理外伤时注意无菌观念，防止细菌侵入房水或玻璃体腔。处理鼻眼复合伤时防止鼻源性眶内、眼内感染。

（2）掌握后巩膜裂伤的临床体征，防止误诊和漏诊。

（3）眼球探查时注意检查直肌下、涡静脉、眼球后极部和视神经。

第三章 眼外伤的治疗原则

第一节 眼外伤后全身情况的处理原则

面对来诊的眼外伤患者，首先排除有无全身主要脏器的合并损伤，如合并有心、脑、肾等脏器的损伤，严重者应首先由相关科室会诊并进行抢救，待生命体征平稳后，再行眼科检查和处理。

全身检查包括常规体格检查，必要的血、尿化验，以及心电图、胸透等，排除严重的心、肝、肾、血液等方面的疾患。同时，为了保护手术者和其他患者的相对安全，检查患者是否为艾滋病、梅毒、乙肝、丙肝等血液传播性疾病的传染源亦相当重要。

第二节 眼外伤后眼部情况的处理原则

临床上通常按致伤原因或严重程度进行处理，不同伤情处理的早晚对预后影响很大。抢救时以最大程度保存眼部组织和挽救视功能为目的，防止过度治疗或治疗不足。眼外伤为眼科急症，但有轻重缓急之分。

1. 化学性眼外伤，毒气伤及热烧伤等属于一级急救，应分秒必争，可立即就地使用大量生理盐水或干净用水先行反复冲洗，再进一步迅速移除眼部化学物质，以期减轻眼部组织损伤。接诊患者后简单问清化学物质性质，用石蕊试纸测定结膜囊的 pH 值，即行急救冲洗，如无中和液可用生理盐水冲洗，冲洗液不得少于 1000 mL，冲洗时要充分暴露上下穹窿部，清除残留化学物质。经急救冲洗后，再详细询问病史，特别伤者受伤后在现场作过何种处理。急救处理后酌情进行后续治疗。

（1）结膜下注射中和药物：碱性化学伤常用维生素C注射液 0.5～1 mL，酸性化学伤常用 2% 碳酸氢钠、磺胺嘧啶钠 0.5 mL。严重者尽快作结膜放射切开及结膜下冲洗，可用中和液或生理盐水冲洗，也可作前房穿刺或前房冲洗，这些手术治疗要在伤后 24 小时内执行，结膜严重贫血者，术后结膜下注射自家血液或血管扩张剂如妥拉苏林。

（2）控制虹膜反应：早期反应严重者在伤后第一周内可用皮质类固醇或消炎痛，但在伤后一周以上禁用或慎用，可用阿司匹林衍生物治疗。根据病情，使用瞳孔控制剂，早期应用 10 mg/mL 阿托品充分散大瞳孔。当瞳孔散大后可间歇使用散瞳剂，避免瞳孔长期处于散大状态。

（3）胶原酶抑制剂的应用：常用 5～20 mg/mLEDTA，5 mg/mL 胱氨酸、10%～20%N-乙酰半胱氨酸和青霉胺眼药水等。

（4）改善组织营养，促进创面愈合，使用自家血结膜下注射或取血清滴眼，应用血管扩张剂、多种维生素及能量合剂等。如碱性化学伤可大量使用维生素 C 和维生素C离子导入。

（5）预防继发感染，白天滴用广谱抗生素眼药水，晚间涂广谱抗生素眼膏，如有条件可使用含控释药物角膜接触镜。

（6）注意预防并发症，及时处理对角膜有影响的后遗症。

2. 复杂眼外伤如眼球钝挫伤、破裂伤、穿通伤或眼内异物伤，眶及视神经管损伤属于二级急救，伤情复杂，组织结构不同程度损伤，并发症如眼内炎、感染等常造成更大的危害，所以应马上进行相关的必要检查，针对不同伤情制定个体化的治疗方案。必要时可多科共同诊治，如外伤造成的视神经压迫可与耳鼻喉科或神经外科会诊，行视神经管减压术，外伤致麻痹性斜视时可与针灸科共同康复治疗等。

3. 结膜下出血、眶内血肿等属于三级急诊，相对可以按普通诊疗常规进行检查及治疗。

第三节　眼外伤的药物治疗原则

正确的药物治疗对于眼外伤后眼组织解剖和功能的恢复具有非常重要的作用。眼的穿通伤或破裂伤尤其在伴有眼内异物时，应口服或静脉注射抗生素预防感染。常用的抗生素如克林霉素 0.9 ~ 1.5 g / 日，先锋 V2.0 ~ 4.0 g / 日静脉滴注，眼部点用左氧氟沙星眼药水、妥布霉素眼药水等。

1. 非手术患者如感染性眼内炎早期，需全身及局部足量使用敏感抗生素。

2. 外伤致房角后退、晶体脱位等引起继发性青光眼时需使用降眼压药物及神经功能保护药物。

3. 前房积血及玻璃体积血，可视具体情况，给予止血或活血祛瘀类药物。

4. 严重的眼外伤如眼破裂伤或视网膜脉络膜损伤，尚需要全身和局部使用激素，但应注意使用激素引起的并发症如高血压、血糖增高以及眼压增高等。

5. 破伤风的使用。眼的开放性外伤，如眼球以及眼睑皮肤的裂伤、眼内异物，特别是伤口较深等情况下，为防止破伤风感染，需要预防性注射破伤风抗毒素。

第四节　眼外伤的手术治疗原则

眼外伤患者大多数需要手术干预，一旦手术指针明确，应积极进行术前准备，及时手术。手术适应证以及手术方式的选择不但依赖于患者的病情，还依赖于手术医师的手术经验和熟练程度。

有部分患者介于可手术可不手术的情况，需要认真分析，酌情对待。如早期轻度的挫伤性玻璃体积血，可以考虑使用止血、促进血液吸收的药物，严密观察；而对于穿通伤有玻璃体机化条带牵引伴发的玻璃体积血，或发现有视网膜裂孔的病例，可以考虑早期手术。

需要指出的是，外伤性眼内炎虽属外伤并发症，但因其对视功能损害的严重性，因此一旦眼内炎的诊断明确，就应与"时"俱争，若累及到后部的玻璃体腔，应及时行玻璃体切割及使用抗生素，否则，数小时乃至一小时的耽搁可造成细菌指数级速度生长繁殖，视网膜及视功能将产生不可逆的病变；眼内异物和眼的开放性外伤，虽然没有上述情况紧急，但在常规术前准备或明确异物的部位、性质后，也尽早手术，取出异物，缝合伤口，以免出现感染或其他继发性病变。

当角膜破口＜3 mm时，伤口处多处于闭合状态，对视力影响不明显时，无需手术缝合。眼球壁破口＜7 mm时，若对合好，无眼内组织嵌顿，临床上常称为眼球穿孔伤，可行简单的清创缝合、前房成形术。当角膜或角巩膜撕裂，破口＞8 mm，多有眼球内容物大量脱出；当破口连续长度达11 mm以上时，即使主要发生在角膜上，其直线长度必将横贯整个角膜，秧及巩膜，伤及脉络膜及视网膜，产生严重后果。破口长度确实是一个重要因素，破口越长，伤情越重，但伤情千变万化，不可仅凭一个具体的长度数字决定采取何种治疗方案。更应强调外伤造成的整体性后果，即球壁破（伤）口较大（长），甚至伴有葡萄膜等眼内组织暴露或脱出时，则称为眼球破裂伤。眼球破裂伤的诊断强调的是损伤程度，暗示着后果的严重性，而眼球穿通伤（或称穿孔伤），虽也含有眼球破孔之意，但机械性损伤相对较轻，愈后较好，即使伴有眼内组织损伤，一般不会造成失明或眼球摘除。

第五节 眼外伤处理要点

1. 勿压眼球

开放性眼外伤患者由于存在伤口，在检查开始到手术结束过程中，都要牢记勿挤压眼球这一原则。对于某些眼球破裂伤患者，为减轻患者术中疼痛以及局麻药对眼球的压迫，可选择全身麻醉。但要注意的是全麻需要禁食 6～8 小时，对于一个大的开放性伤口这是非常危险的，应权衡利弊，正确抉择。

2. 隐匿性眼球破裂伤

对于部分眼球钝挫伤，眼球外观形状尚可，眼前段改变不明显或仅有少许前房积血，但同时有眼压较低、视功能较差的患者，往往要警惕眼后节隐匿性的巩膜裂伤，需行眼球探查术，临床上隐匿性的巩膜裂口常位于肌肉附着点附近等巩膜组织较薄弱的部位。

3. 尽量保留眼组织

眼睑皮肤裂伤或爆炸伤，受损皮肤由于失去血液供应，组织颜色苍白，甚至变暗似坏死。但由于眼睑的血运丰富，正确缝合后容易恢复血运，所以对于这样的组织切除需谨慎，尽量保留，以免造成皮肤缺损，影响仪容。

4. 一期手术摘除外伤眼球的思考

对眼后节开放伤的处理，特别是外伤后无光感眼，既往一期眼球摘除的行规已被严格控制，因造成眼外伤视力无光感原因复杂，其中眼前后节联合伤，屈光间质浑浊致视力无光感最为常见。而目前的检查手段还有限，尚不能反映受伤的实际情况，因此对术前无光感伤情的判断需谨慎，可适当扩大玻璃体手术的适应证，以创造功能重建的二期手术机会。

5. 单眼眼外伤后，双眼视觉功能平衡的重建

外伤眼经及时有效处理后，有部分患者可获得较好的裸眼视力或矫正视力，但仍与非外伤眼良好的视力不能很好地协同作用，客观上造成眼球和视力虽被挽救，但仍不能获得较好的双眼单视的视觉质量，如：

（1）外伤眼，如外伤性白内障术后已植入人工晶状体达到较好视力，而非外伤眼原有屈光不正而需矫正的；

（2）外伤眼有良好的矫正视力，而非外伤眼屈光状态正常的；

（3）外伤眼有良好的矫正视力，非外伤眼虽有屈光不正，但可矫正提高的。

以上几种情况，都可以根据患者的不同情况，即使是外伤眼，也希望通过佩戴眼镜（包括隐形眼镜）、准分子（或飞秒）激光、前房内人工晶状体植入等屈光矫正方式的使用，重新获得双眼视觉平衡，最大程度地提高双眼视觉质量，达到真正意义上的"看得见""看得清""看得舒服"。

6. 眼前节开放性损伤

占眼球伤的80%左右。许多远期严重并发症的发生均与外伤早期的处理不当有关，如黏连性角膜白斑、继发性青光眼、瘢痕性后发障、复合性前节结构紊乱、睫状膜

形成、睫状上皮脱离、牵引性视网膜脱离、外伤性玻璃视网膜病变（PVR）形成等。在眼前节外伤中，术者首先应依据眼外伤分类、分区和视功能评价（伤后最初视力、相对性传入性瞳孔障碍）等重要参数进行评价，然后准确及时地采取相应措施进行处理。目前公认治疗原则是一期修复伤口，防治感染等并发症，必要时二期功能重建。在角、巩膜伤口的最初修复处理中，首先应处理脱出的眼内组织，缝合修复角、巩膜伤口，查找隐蔽巩膜伤口；其次应在手术显微镜下处理外伤所致的眼内紊乱组织，如及时形成前房，充分清除伤道内口的嵌塞组织（虹膜、晶状体囊、玻璃体和出血的混合体）、摘除异物等。破裂晶状体已无法挽救者应彻底清除晶状体核和皮质（特别是赤道区的皮质），并尽可能保存晶状体囊资源，原则上不作一期人工晶状体植入。角膜缘区的损伤应即时恢复伤区的房角间隙、虹膜后间隙并切断玻璃体与伤道的联系。对复杂病例多采用二步手术，即初期缝合伤口，恢复前房，控制感染；在1～2周内再行玻璃体手术，处理外伤性白内障及异物等。术后预防感染尤为重要，常规注射破伤风抗毒素，全身应用抗生素及糖皮质激素，局部应用抗生素滴眼液及眼膏，必要时加用散瞳药或缩瞳药。

第六节 随诊

眼外伤患者的随诊是非常重要的，及时的复诊有助于及时发现问题，并能及时予以处理，常与术后1周、2周、1个月、2个月、3个月各复诊一次。

1. 观察内容

对儿童及不合作者应当全麻或者局麻下检查；对于检查合作者，首先应当检查视力及矫正视力，瞳孔对光反射情况是否有传入性损害。根据受伤的部位，观察眼外观形状、眼位、屈光间质情况、眼底情况，包括受伤部位愈合的情况，尤其是眼底周边部位还有无潜在的外伤并发症如视网膜裂孔、增殖膜等，以便及时做相应的处理。特别强调的是，对于眼睑伤口经处理后，经久不愈且仍有感染状况的，应高度怀疑深部隐藏有异物，必要时需再次切开创面行探查清创术。如不清除异物，则感染很难控制，久治不愈的感染，会造成重度瘢痕畸形和瘘道形成，周期性破溃溢脓。

2. 相关特殊项目的检查

根据随访时的病情，可选择以下检查项目：视野、视觉电生理（VEP、ERG 等）、光学相干断层扫描（OCT）、眼底荧光血管造影（FFA）等。当屈光间质混浊，影响眼底检查，或仍怀疑有球内异物时，可行 A/B 型超声波扫描、超声生物显微镜（UBM）、CT 及 MRI 等检查，以判断眼外伤的程度及功能恢复情况。

3. 二期处理手术时间的选择

随着对眼外伤后的病理机制认识的不断提高，以及眼外伤一期处理水平的普遍进步，不仅减少了远期并发症的发生，也为二期手术奠定了良好的基础。

（1）眼睑瘢痕所致畸形整复：通常可在伤口愈合 3 个月至半年后进行整复。

（2）虹膜根部离断的整复：有虹膜根部离断适应证，前房清亮，眼压正常即可行虹膜根部离断修复术。

（3）二期人工晶状体植入：角巩膜伤口愈合良好，伤口缝线拆除，屈光状态稳定 3 个月后可根据病情选择合适的人工晶状体，包括缝襻或前房型人工晶状体及散光人工晶状体等。

4. 玻璃体及视网膜手术的进展

多数医师倾向于在伤后 2 周内行二期玻璃体手术，并认为选择此时手术，可使许多伤残眼获得解剖上或功能上的更好修复。

第七节　眼外伤急诊注意事项

眼外伤发生后，患者多数会急诊求医，处理时既要沉着冷静，又要快速准确判断病情，果断确定处理方案。

1. 仅限于急诊当日或 3 ~ 5 天内的处理，不包括后续治疗；如不能准确判断病情，无法把握后续治疗，应及时请相关专业组医生协助处理，以免贻误病情。

2. 强调视力检查，近视力检查尤其不能忽略。

3. 急诊工作繁忙，很难做到对双眼全面、详细的检查，但必须准确筛选出早期可治疗疾病，以免因时间的延误而导致不可逆的视功能损伤。

4. 急诊病历应注明科别、急诊及就诊时间（具体到分钟）。

5. 注意全身情况，特别是颅脑外伤患者，应仔细检查全身的生命体征，切记有的患者在就诊时可能神志清楚，但在急诊手术中可能由于脑干损伤而停止呼吸。

6. 伤口暴露的眼球穿通伤术前禁用眼膏，以免油膏进入眼内或手术中需花费较长时间冲洗结膜囊内的油膏。

第四章 眼外伤的常用治疗技术

眼外伤的常用治疗技术包括眼局部给药、泪道冲洗、门诊拆线、眼部伤口的处理及换药、眼表异物的处理、眼部麻醉等。此类眼科常用处理技术在眼外伤的救治中实用性很强，应该高度重视、熟练掌握，严格按操作规程进行，如果操作不正确，会引起一系列并发症，严重者会导致感染、失明或眼球摘除等严重后果。

第一节 眼局部给药

眼科局部给药包括眼局部外用、结膜下注射、球旁或球周注射、球后注射、球内注射（前房内注射或玻璃体腔注射）等。

一、滴眼药水、涂眼药膏

【目的和意义】

为了预防和治疗眼部疾病、散瞳或缩瞳、表面麻醉等一般选用局部滴眼水，若要使药物在结膜囊内停留时间较长，药物作用较持久，用于手术后、绷带加压包扎前需保护角膜者、睑闭合不全及眼前段疾病等，一般选择眼局部涂眼膏。

【操作方法】

1. 操作前洗手，核对患者的姓名、眼别，药物的名称、浓度，水制剂应观察有无变色和沉淀。准备滴眼液或眼膏、滴管（或滴瓶）、消毒棉签、消毒圆头玻璃棒、消毒棉球。

2. 患者取坐位或仰卧位，头稍向后仰并向患眼倾斜，用左手示指或棉签拉开患眼下睑，右手持滴管或眼药水瓶，距眼 1～2 cm 将药液点患眼下穹窿的结膜囊内。用手指将上睑轻轻提起，闭合眼睑，使药液在结膜囊内弥散，用棉签擦去溢出的药液，嘱患者闭眼 1～2 分钟。

3. 涂眼药膏时操作者右手将眼药膏先挤去一小段后，将眼药膏挤入下穹窿，长约 15～20 mm，完毕用无菌棉签拭去药管头部残留的眼膏，向上轻提下睑，患者闭目后，嘱患者上下左右旋转眼球或按摩 2～3 分钟，以使眼膏涂布均匀、增加疗效。或用玻璃棒蘸适量眼药膏，将玻璃棒连同眼膏平放于穹窿部，嘱患者闭眼，同时转动玻璃棒，依水平方向抽出，按摩眼睑使眼膏均匀分布于结膜囊内。

【注意事项】

1. 操作前应询问是否有相应的药物过敏史。

2. 操作前应清洁双手，操作时动作应稳、准、轻，滴眼药水时应避免将眼药水直接滴在角膜上，特别是给眼外伤、手术后以及角膜溃疡患者操作时，动作更应轻柔。

3. 易沉淀的混悬液眼药水，使用前应轻轻摇晃均匀。

4. 平常所见到的眼药膏，包装使用很方便，几乎全都可以直接挤入下穹窿，不必借助圆头玻璃棒。

5. 眼药膏的用量不宜太大，否则容易影响患者睁眼和产生不适感。但在眼睑闭合不全、暴露性角膜炎、眼烧伤患者防止睑球粘连时，使用眼药膏量要大。

6. 部分眼药水（如阿托品、噻吗心安、匹罗卡品等滴眼液）滴入后，需压迫内眦部 3～5 分钟，防止药液经泪囊或鼻腔黏膜吸收而引起毒性反应。

7. 使用两种或两种以上眼药水时，两者间应间隔不少于 5 分钟。

8. 部分药物的不良反应要提前告知患者，如使用散瞳药时应注意了解有无禁忌证，并告知患者散瞳后会出现短时间的视物模糊、畏光等不适；白天涂眼药膏后会影响视物的清晰度。

9. 高龄患者使用散瞳药需要有年轻人陪同。

二、结膜下注射（subconjunctival injection）

【目的和意义】

结膜下注射是将药物注入结膜与巩膜之间的疏松间隙内，以提高药物在眼内的浓度，增强及延长药物作用时间，或由于注射液的刺激及渗透压的改变，促进血液循环，达到消炎和促进吸收的作用。结膜下注射药物通过睫状前动脉及其分支（结膜后动脉与角膜周围血管网）吸收。

结膜下注射是眼科常见局部给药治疗方法。但由于患者精神心理因素，注射疼痛、出血等并发症发生，可能会给患者带来很大的痛苦和心理负担，甚至会拒绝治疗而耽误病情。做好有效的解释工作，有针对性地预防并发症发生是治疗成功的基础及保障。

因结膜下注射部位不当会引发不少的并发症，轻者则结膜下粘连、结膜硬化；重者则结膜局限性坏死、损伤角膜，刺伤巩膜、眼球穿孔等。也有因注射部位过深（筋囊膜下）造成患者球结膜隆起，积血经久不退，不仅不利于药物吸收，而且给患者带来不应有的痛苦，如眼胀、异物感。因此，应特别注重掌握结膜下注射操作技巧及护理措施，充分麻醉，选择正确注射部位，是非常必要的。内眼术前与术后眼部炎症的患者，结膜下注射部位最好取下方球结膜，前者旨在保护上方球结膜完好，以利内眼手术的实施；后者防止给已手术部位的结膜造成损害，防止手术创口渗漏、房水外溢等并发症的发生。

化学性烧伤早期的患者，最佳注射部位取穹窿部结膜：是因其注射量比较大，且刺激性比较强，故选择组织较疏松的部位为佳。一方面可减轻患者疼痛，另一方面防止药液外渗，使注射部位达到有效浓度。在无上述客观因素的条件下，多采用的注射部位为颞上方球结膜。其优点：其一不影响下视；其二不影响美观；其三眼胀、异物感症状较轻；其四此部位血管分布较少，故结膜下出血的机会少，又远离角膜，避免了角膜损伤。针对儿童患者心理发育不成熟、耐性差、胆子小的特点，做好解释工作，讲道理，稳定情绪，并给予鼓励，取得较好的配合，以快、稳、准、轻、柔的手法，将药液注入结膜下的指定部位。如不合作者必须由他人合作协助固定，主要固定部位为头、双肩及双膝，使结膜下注射安全顺利进行。

【操作方法】

1. 患者取坐位或仰卧位，先用氯霉素眼药水或生理盐水冲洗结膜囊，患眼滴表面麻醉剂每 3 分钟 1 次，共 2 ～ 3 次。

2. 不合作患者可用开睑器及固定镊固定眼球后再注射，结膜下注射务必在表面麻醉后固定眼位，操作者右手持吸好药物的注射器，左手拇指拉开下睑，令患者眼向鼻侧下方或上方注视，以暴露出球结膜。将注射器以水平方向与眼球成 10° ～ 15° 角，平行角膜缘避开血管，将针头刺入距角膜缘 5 ～ 6 mm 颞侧上方或下方近穹隆部的球结膜下，轻轻挑起球结膜进针约 3 ～ 4 mm，缓慢注入药液，该处球结膜成一泡样隆起，注射量一般为 0.3 ～ 1.0 mL（根据药物而定），避免伤及角膜和结膜下血管。

3. 注射完毕拔出针头后滴抗生素眼药水，嘱患者闭眼休息 3 ～ 5 分钟。

【注意事项】

1. 注射时嘱患者勿转动眼球，针尖斜面朝外，针头刺入的方向指向穹隆部，以防刺伤角膜。

2. 进针时要避开血管，注射后如有出血，可用棉签压迫片刻。待出血停止 24 小时后，作热敷以助吸收。

3. 若需通过散瞳分离开后粘连的虹膜，应将药液注射在离角膜缘很近的地方（远了效果差）。治疗眼内炎症和玻璃体浑浊，药液用量可多些，注射部位应选择距角膜缘较远的地方。

4. 刺激性强、容易引起局部坏死的药物，不可做结膜下注射。

5. 多次注射者，应常更换部位。以免结膜下结疤、粘连。

6. 注射强的松龙混悬液时，应先将药物摇匀后再抽吸注射在距离角膜稍远、能为眼睑所遮盖的结膜下，以免注射后药液沉淀形成的白色斑块影响美观。

7. 结膜下注射可能会引起结膜下出血，操作前向患者说明，以取得理解。进针时尽量避开伤口或血管。

8. 注射时，如患者不能配合转动眼球，可以用棉签或显微镊进行固定。

9. 眼球有明显穿通或者破裂伤口，且未进行缝合者，不可行结膜下注射。

三、 球旁或球周注射（periocular or peribulbar injection）

【目的和意义】

球旁或球周注射是将药液注射到眼球赤道部，是眼科治疗特别是眼外伤治疗常用的一种给药途径，其作用是通过巩膜表面血管的渗透作用，提高眼内药液的有效浓度。此法也是近年较为广泛应用、较安全，并且并发症少的一种麻醉方式，属于一种将麻醉药物注射到肌锥外，再向肌锥内渗透的局部浸润麻醉方式。

【操作方法】

1. 患者仰卧位或者坐位，通常取仰卧位。

2. 眼睑皮肤常规消毒，颞下眶缘处进针，紧贴眶底，沿眶下壁向后达眼球赤道部附近，抽吸无回血后缓慢注射药物。

3. 退出注射针头，用棉签或棉球压迫进针部位数分钟。

【注意事项】

1. 注射时注意控制进针方向，谨防针头穿通眼球壁。

2. 为了防止误伤眼球，注射时可用手指轻轻推动眼球，以避开针头。

3. 注射时可能会伤及血管，引起眶内出血，一旦出现此种情况应立即进行压迫止血或加压包扎。

4. 怀疑有眶内感染或眶内恶性肿瘤者，不宜进行此操作，以免感染或肿瘤的扩散。

5. 有明显出血倾向或者血管畸形，以及眼球有明显穿通或破裂伤口尚未进行缝合者忌行此治疗。

四、球后注射（retrobulbar injection）

【目的和意义】

需要球后给药和球后麻醉时，可提高麻醉效果，减少麻醉药物的用量，避免全身麻醉的风险和麻醉药物的不良反应。球后注射是将药物注入肌圆锥内。

【检查方法】

1. 患者取仰卧位，进行眼睑皮肤常规消毒。

2. 嘱患者向鼻上方注视。

3. 以球后注射针头，自眶下缘中、外 1/3 交界处皮肤进针，先垂直向后进针约 1 mm，触及眶下壁后，稍退针头，再向鼻上方倾斜继续进针，直至针头穿过眶隔有一个脱空感，然后将针头朝向枕骨大孔方向缓慢进针，直至第二个脱空感出现，进入球后肌锥内，抽吸无回血后注射药物。针头刺入深度成人通常在 35 ~ 50 mm，儿童不超过 30 mm。

4. 注射完毕后，退出针头，用棉棒或棉球压迫进针部位数分钟再用手掌加压 10 ~ 20 秒后放松 5 ~ 10 秒交替进行，共约 5 分钟或稍长。

5. 从结膜面作球后注射前，应先进行表面麻醉，注射时将针头从下穹窿中、外 1/3 交界处进针，方法和从皮肤面进针相同。

【注意事项】

1. 进针时，针头不能指向眼球，改变进针方向不宜过早，以免针头穿通眼球壁，特别是高度近视眼轴过长或伴有后巩膜葡萄肿者。

2. 球后注射后，压迫眼球数分钟可有效防止出血并促使药物扩散。

3. 临床上有时球旁或球周注射可以与球后注射互相代替。遇到不能合作的患者，如儿童或易出血者以及高血压、糖尿病患者可改用球周注射。

4. 如果眼球前突、眼睑紧张、眼压升高、结膜或眼睑皮下淤血等眶压升高征象，则应考虑发生眶内出血，应及时让患者闭合眼睑，压迫眶部有助于止血，绷带包扎 1 ~ 2 天，必要时使用止血药物。

5. 其他注意事项参考球旁或球周注射。

五、球内注射（intraocular injection）

【目的和意义】

球内注射是将药物直接注入到前房或玻璃体腔内。眼外伤后可能会出现眼内感染或眼内炎的情况，轻则需行前房内注射药物，若炎症已达玻璃体腔需行玻璃体腔注射药物以控制病情。

【操作方法】

1. 前房内注射（intracameral injection）

（1）结膜囊内点用表面麻醉药物 3 次，间隔 3 ~ 5 分钟。

（2）开睑器开睑，结膜囊用稀释的 0.1 ~ 0.2% 头孢呋辛溶液或 3% ~ 5% 聚维酮碘溶液冲洗结膜囊，以清洁结膜囊。

（3）以显微有齿镊固定眼球。

（4）以带有空针管的四号半针头，自角膜近缘部成 45° 角刺入角膜基质层，使穿刺针平行于虹膜面进入前房，进针深度 ≤ 2 mm，针头斜面朝向虹膜面，放出房水 0.1 ~ 0.2 mL，再注入药物 0.1 ~ 0.2 mL。

（5）缓慢抽出针头，用消毒棉签轻压进针口，以防药物流出，涂眼膏后封眼包扎。

2. 玻璃体腔内注射（intravitreal injection）

（1）麻醉、结膜囊冲洗、眼球固定同前房注射。

（2）注射时进针部位在颞上或颞下角膜缘后 3.5 ~ 4 mm 处，相当于睫状体平坦部，以四号半针头或破囊针头垂直于眼球壁刺入玻璃体腔，针尖指向眼球中心，深 10 ~ 15 mm，缓慢注入 0.05 ~ 0.08 mL 药物。

（3）缓慢抽出针头，用消毒棉签轻压进针口，以防药物流出，涂眼膏后封眼包扎。

【注意事项】

1. 前房注射时针头斜面朝向虹膜面，不可进入太深，针头与虹膜面平行，以免损伤虹膜和晶体。

2. 眼内注射时所用药物的药量及浓度应适当，以免药物对眼内组织，特别是对视网膜组织可能产生的不良反应。

3. 严格执行无菌操作规定，可减少眼内感染的机会。

4. 眼内注射后要及时检查眼压及视力改变，发现问题尽早处理。

5. 为了患者的安全，凡眼内有活动性出血、视网膜脱离、眼球有明显穿通或破裂伤口而未进行缝合等情况，均不适用本注射给药法。

第二节　泪道治疗技术

泪道包括上下泪点、泪小管、泪总管、泪囊和鼻泪管。其主要功能是引流泪液进入鼻腔。正常情况下，泪腺产生的泪液除了通过蒸发消失外，大部分泪液依赖于眼轮匝肌的"泪液泵"作用，通过泪道排出。泪道不通，泪液排出受阻，不能流入鼻腔而溢出眼睑之外，称为泪溢。

眼外伤常导致内眦韧带断裂，使泪眦移位、泪点外翻，引起溢泪。泪小管断裂、泪囊破裂等，如不能及时修复，将会引起泪道不通而出现永久性溢泪。有时损伤较轻，一般检查难以作出诊断。在判断眼外伤患者泪道是否有损伤断裂时，常借助于泪道冲洗。泪道冲洗具有检查和治疗双重作用，也可为诊断提供依据。

泪道冲洗术（lacrimal passage irrigation）是眼科常用治疗技术，也是眼科医生必须掌握的基本操作。

【目的和意义】

1. 了解泪道通畅与否，为诊断提供依据。

2. 慢性泪囊炎的重要治疗措施。

3. 内眼及泪道手术前常规准备，以清洁泪道，排除泪囊炎。

4. 用带有颜色的液体冲洗泪道，有助于寻找眼外伤断裂的泪小管断端。

【操作方法】

1. 患者取坐位或卧位，结膜囊滴入数滴表面麻醉药，点 3 次，用手指轻拉下睑，暴露下泪小点。

2. 用泪小点扩张剂将泪小点开口扩大，在内眦部将泪道冲洗针头插入泪小点（通常选择下泪小点），垂直进针 1～2 mm，然后转动 90° 改为水平方向再沿泪小管向鼻侧推入约 5 mm，一手固定注射器，另一手徐徐向管内推注药液。询问患者有无液体进入咽部，并注意推注时阻力大小、泪小管有无液体反流及反流时间和出口。

3. 退出冲洗针头，擦干溢出的液体或分泌物，说明和记录冲洗结果，交代注意事项。

4. 泪道冲洗结果分析

（1）冲洗无阻力，液体顺利流入口咽部，或观察到液体自鼻孔流出，表明泪道通畅。

（2）冲洗时液体部分返流，加压后冲洗通畅，提示泪道狭窄。

（3）液体完全从原路返流，口咽部无液体流入，提示泪小管阻塞。

（4）从下泪点冲洗时液体自上、下泪点返流，泪囊区无隆起，口咽部无液体流入，提示泪总管阻塞。

（5）冲洗时，通而不畅且有阻力，部分液体自泪点反流，泪囊区隆起或有少许液体从鼻腔滴出，提示鼻泪管狭窄。

（6）注入较多液体后液体从上泪小点返流，无黏脓性分泌物，泪囊区隆起，提示单纯鼻泪管阻塞。

（7）注入较多液体后液体从上泪点返流，并可带有黏脓性分泌物，表明鼻泪管阻塞且合并慢性泪囊炎。

【注意事项】

1. 冲洗前应向患者说明冲洗的目的、冲洗步骤，以取得良好的配合。

2. 冲洗前先行按压泪囊区，观察有无黏液或脓性分泌物排出，并尽量将分泌物排空。

3. 冲洗时，动作要轻柔，以免造成泪道机械性损伤或假道形成。注入液体时，如出现眼睑水肿，表明冲洗时形成假道，应停止冲洗，必要时应用抗生素预防感染并进行热敷以助消肿。

4. 急性泪囊炎或泪囊有大量脓液时不宜行泪道冲洗。

5. 给婴幼儿冲洗泪道时，必须将患儿头部妥善固定，以保安全。

第三节　眼表异物治疗技术

根据异物存在的部位，分为眼睑异物、结膜异物、结膜囊异物、角膜异物等。

一、眼睑异物（eyelid foreign body）

【病因】

眼睑异物常发生在工作中敲打金属、石块以及爆炸时，通常位置较为表浅，但也有位置较深的情况。

【诊断】

1. 病史：询问损伤原因，致伤工具。如"用什么敲打什么"等。

2. 清洗创面后仔细检查眼睑伤口有无异物，怀疑有深部异物时局麻后，用拉钩扩开伤口探查，较细小不确定的深部异物可采用无骨影或颏–顶位的 X 线眼部照片发现异物。

【处理】

及时去除眼睑异物，是为了防止感染和异物导致的继发性伤害。对于皮肤表面的异物，可用镊子取出或直接拭去；但位置较深的，则需仔细检查处理，不要遗漏。

1. 清洁面部。

2. 伤口周围皮肤的清洁和消毒。

3. 根据具体情况决定是否使用麻醉，麻醉需达满意效果。

4. 清理创口。

5. 分离并取出异物。

6. 根据伤口情况决定是否缝合。

7. 包扎伤口。

8. 破伤风抗毒素注射液和预防性抗生素的应用。

【注意事项】

1. 充分探查伤口的深部直至基底部。

2. 仔细查找组织内异物，并彻底清除，特别是泥土、炸药和木质异物。

3. 换药时如有引流条可逐步取出，直到无引流物排出。

二、结膜异物及结膜囊异物（conjunctival foreign body）

【病因】

1. 吹风带入的灰尘、睫毛等。

2. 爆炸伤致多发异物位于睑裂的球结膜或球结膜下。

3. 其他原因。

【诊断】

1. 病史：结膜异物常引起患者的眼睑痉挛、流泪、刺痛、异物感等不适。

2. 体征：可见结膜及结膜囊或上睑板沟等处找到不同性质、大小的异物。

【处理】

1. 患者仰卧位或坐位。

2. 用 0.5% 丁卡因或 0.4% 盐酸奥布卡因点眼 2～3次，行结膜表面麻醉。

3. 生理盐水抗生素溶液冲洗结膜囊。

4. 异物表浅者用生理盐水抗生素溶液冲洗或者用蘸有生理盐水的棉签轻轻擦除异物。

5. 异物深者可用湿棉签蘸除。如用棉签轻擦不出时，可用 7 号针头挑除或用镊子夹除。伴有结膜伤口者，视情况用 8-0 线缝合伤口。

6. 上睑板下沟异物取出：翻转上睑，用蘸有盐水的棉签擦出异物。

7. 局部涂抗生素眼膏。

【注意事项】

1. 多发性结膜异物者，尽可能取干净。

2. 对突出结膜表面和结膜下较大异物者，务必取出。

3. 深埋在结膜下细小的异物无需全部取出，以免对结膜损伤过多造成广泛瘢痕形成。

4. 水泥、石灰和炸药块等偏碱性异物，则应该尽早在显微镜下将异物摘除干净，按碱烧伤进行彻底冲洗，以减少碱性物质对组织造成进一步损伤。同时可行结膜下注射维生素 C 或自身血清以减轻碱性物质如石灰等对眼组织的进一步渗透性损伤。

5. 患者不适，而角膜有划伤痕迹的，要特别注意检查有无睑结膜或穹窿内或上睑板沟内有无异物。

三、角膜异物（corneal foreign body）

角膜异物引起的症状较结膜异物更重，及时去除角膜异物，消除症状，减少继发性损害，有助于患者减轻痛苦、恢复视力。

【病因】

大多病因同结膜异物相同，但因角膜几乎完全暴露在睑裂区，导致角膜异物或受伤机会更多，所致并发症更重，取异物更困难。

【诊断】

1. 病史：询问致病原因，包括工作状态，所致角膜异物工具等。

2. 裂隙灯下检查，异物形态，大小，性质，深浅，与前房关系，是否需要缝合异物伤口等。

【处理】

1. 滴表面麻醉药物 1 ~ 2 次。

2. 角膜表面表浅异物，可用生理盐水抗生素溶液直接冲出。也可令患者坐于裂隙灯前，术者用手指分开眼睑，或用蘸有生理盐水的消毒棉棒从角膜表面轻轻拭去；如果用含盐水的棉签蘸不出时，可用 4 号半针头轻挑异物，然后再用含盐水棉签轻擦出异物。

3. 嵌入角膜表层的异物，在裂隙灯下用连在注射器上的消毒针头剔除异物。术后用抗生素眼膏包眼戴绷带式隐形眼镜。

4. 位于角膜实质层的异物，应于手术显微镜下进行角膜表层切开，以异物所在位置为中心，作一尖端向角膜缘的"V"形切口。以"V"形尖端为起点，作角膜板层分离，显露异物后直视下取出异物，随即用生理盐水冲洗异物表面。

5. 达实质深层且部分进入前房的异物，需充分缩瞳，角膜缘切口，在手术显微镜下用虹膜恢复器从切口伸入前房，托住异物，将异物向外顶托，同时用异物镊从角膜表面垂直向外夹出异物。

6. 如果异物落入前房，充分缩瞳，在异物相对应的角膜缘做穿刺切口，前房注入黏弹剂，维持手术空间，保护角膜内皮及异物周围组织，用囊膜镊夹出异物，置换出黏弹剂，必要时缝合切口。

7. 术毕涂抗生素眼膏，必要时涂阿托品眼膏，结膜下注射抗生素，单眼包扎。

【注意事项】

1. 当日进入的铁质异物应尽量取尽，已有铁锈环出现，在取异物的同时尽可能剔除锈环，注意深度，如太深可分次取出。

2. 如异物周围角膜组织已有浸润，应做结膜囊细菌培养和药物敏感试验，结膜下注射抗生素，密切观察病情变化。

3. 异物取出后，裂隙灯下观察前房，如前房如有房水渗漏，需缝合伤口并前房成形。

4. 为使角膜伤口尽快愈合，减少患者刺激症状，术后术眼涂抗生素眼膏并包眼或戴绷带式隐形眼镜。

第四节　眼部机械性损伤的创面清理和换药

眼部机械性损伤的原因众多，诸如建筑作业、开山

炸石、打架斗殴、交通事故等。所导致的眼部损伤轻重不
等、简繁各异，正确的处理创面和换药，可最大程度地减
轻疼痛，恢复仪容和功能，减少感染等继发性损害。

一、创面清理

【目的和意义】

1. 清除残留致伤物质，如泥土、碎石、矿渣和炸药
等；清洗爆炸时附着的酸性或碱性化学物质，减轻对组织
的进一步损伤。

2. 清理创面血污，去除坏死组织，清创缝合伤口，
最大程度地保留眼睑组织，以利于患者恢复眼部外观和眼
球功能。

【处理方法】

1. 检查皮肤裂伤范围、深度，轻轻拨开眼睑检查眼
球有无破裂伤。查看瞳孔有无散大及对光反射，裂隙灯下
检查角膜表面和前房情况。对于眼睑水肿明显无法打开眼
睑者，可局部点表面麻药后利用眼睑拉钩拉开眼睑，检查
眼球情况。

2. 怀疑眼球内损伤或球内非金属异物者，行眼部 B
型超声波扫描检查。疑有眶骨骨折、眶内及球内金属异物
者，应行 X 线或 CT 检查。

3. 清创：生理盐水冲洗皮肤表面的砂、碎石、木屑
等残留物，尽可能将异物清除干净。角膜异物需在裂隙灯
或显微镜下清除。必要时，在表面麻醉或局部浸润麻醉下
进行。

4. 清创的同时，应仔细探查深部伤口内有无异物存
留。对较深的伤口应使用过氧化氢溶液（双氧水）清洁
伤口。

5. 清除坏死或污染严重的组织。清除前应当仔细检查并判断组织的活力，清除需要慎重。

6. 伤口需要缝合者，在清创完毕应同期缝合。通常使用 6-0 丝线分层间断缝合，不留死腔。皮肤伤口可用 7-0 整形缝线缝合。

7. 眼球有裂伤者参见相关章节。

【注意事项】

1. 眼部的血液供应丰富，部分看似失去活力的组织，经过恰当的处理，日后大多能够恢复生机。眼睑软组织由于睑裂的存在，缺乏与瘢痕或缺损对侧组织的对抗拉力与其他部位组织相比，同样程度的组织缺损或瘢痕形成更易造成畸形或睑闭合不全。所以，在清除坏死组织时必须珍视眼睑组织保存和修复。

2. 清理内眦部合并泪小管断裂的伤口时，动作要轻，避免加重泪小管的损伤，给泪道再通手术带来难度甚至导致手术失败。

3. 怀疑有眼球裂伤，尤其是隐匿性眼球破裂伤，更需要提高警惕，必要时可行探查术。

4. 合并其他脏器损伤或严重烧伤者，应积极邀请相应学科会诊，制定诊疗方案，应立即检查体温、脉搏、呼吸和血压，在排除没有其他脏器严重损伤、确保生命体征平稳情况下处理眼部损伤，以免延误病情。

二、眼科换药

【目的和意义】

眼科手术后通常需用敷料覆盖创面或手术眼，为了观察创面和眼部情况，需更换敷料。换药时可继续检查伤口的愈合情况，清除伤口内的残留物和未成活的组织，以控制感染、促进伤口愈合。

【操作方法】

1. 操作前洗手，核对患者的姓名、眼别、诊断。

2. 患者取坐位或仰卧位，头稍向后仰。

3. 小心去除伤处覆盖的绷带和敷料，注意观察敷料上有否渗液、渗血、分泌物及其颜色、气味等。

4. 拭去眼睑上附着的分泌物等污秽物，以消毒液进行眼睑皮肤消毒后，嘱咐患者轻轻打开眼睑。

5. 完成必要的眼部检查后，按眼局部给药法滴用适当的眼药水和眼膏，再用消毒液擦拭眼睑皮肤，覆盖纱布包封。

【注意事项】

1. 换药时动作要轻，创面敷料有干痂粘连紧密、去除困难时可用生理盐水湿敷，待干痂松软后再取纱布敷料，以免造成伤口或创面的再次损伤。

2. 即使用眼部消毒液消毒创面时，也要用消毒棉签保护角膜，以免对眼表造成刺激或损伤。

3. 睑板及睑缘的缝合伤口换药时，切记勿用棉签或手挤压伤口，以免影响伤口对合。

4. 眼外伤需加压包扎处理时，需注意不要对非手术眼进行加压。

5. 对结膜伤口换药涂抗生素眼膏时，可用含激素类的眼膏；而对于角膜有外伤尚未愈合的，则建议仅用抗生素眼膏包眼，以免激素抑制角膜上皮愈合，而且如果合并有感染时，会促进溃疡形成，甚至有造成角膜穿孔的风险。

三、眼科拆线

不同组织修复及愈合需要不同时间，掌握恰当的拆线时机，不但不致伤口裂开，而且也不会加重瘢痕形成。

1. 眉弓裂伤拆线：7天。

2. 眼睑皮肤拆线：5～7天。

3. 睑板裂伤拆线：10～13天。

4. 球结膜拆线：5天。

5. 角膜拆线：根据角膜伤口大小及角膜因缝线带来的角膜屈光的改变有不同的拆线时间，大约术后最初8周内，角膜屈光变化最明显，可间断拆除个别结扎过紧而不影响伤口稳固性的缝线。

【操作方法】

1. 取下皮肤伤口上的敷料，用75%酒精或安尔碘溶液由切口向四周消毒皮肤3遍。

2. 用镊子将线头提起，将埋在皮内的线段拉出针眼之外少许，在该处用剪刀剪断或刀片挑断，用镊子轻轻提拉出缝线。

3. 再用75%酒精或安尔碘溶液消毒皮肤一遍后覆盖纱布，胶布固定。

4. 结膜和角膜缝线的拆除，需要先进行表面麻醉，在放大镜、手术显微镜或裂隙灯显微镜下完成。

【注意事项】

遇有下列情况，应延迟拆线：

1. 严重贫血、消瘦，轻度恶病质者。

2. 严重失水或水电解质紊乱尚未纠正者。

3. 老年患者及婴幼儿。

4. 皮肤伤口术后有红、肿、热、痛等明显感染者，应提前拆线。

第五节 眼部麻醉

眼部手术的麻醉包括局部麻醉和全身麻醉，目前眼部手术多采用局部麻醉，但在严重的眼外伤需行眼内容物剜除术或合并有全身多处复合伤患者无法配合时，在排除生命危险的情况下，有必要行全身麻醉。

一、局部麻醉

眼部的局部麻醉包括表面麻醉、浸润麻醉及神经阻滞麻醉，与全身麻醉相比，局部麻醉方便快捷，麻醉药使用剂量小，不良反应少。

（一）表面麻醉（topical anesthesia）

【目的和意义】
结膜及角膜可通过滴表面麻醉药物达到麻醉的目的。在常见的眼科手术中，表面麻醉也常作为其他局部麻醉方法的补充，表面麻醉简单直接，不良反应小，属于无创麻醉。

【操作方法】
1. 嘱患者仰卧位或者坐位，最好是仰卧位。
2. 常用 0.5% 盐酸丙美卡因滴眼，每 2 ~ 3 分钟 1 次，2 ~ 3 次即可完成结膜、角膜操作或手术。
4. 手指牵开患者下睑，将药液滴入下穹窿部，闭目，轻提上睑使药物充分弥散。
5. 术中发现表面麻醉效果不好时，可加用结膜下麻醉。

【注意事项】
1. 术前应询问患者有无药物过敏史，术中应严密观察是否有麻醉药物过敏表现，一旦发现，立即停用，并作相应处理。

2. 表面麻醉下行内眼手术者，应该考虑术者自身技术条件。

3. 表面麻醉药物具有延迟角膜上皮愈合的不良反应，因此不应当滥用。尤其忌用高浓度的表面麻醉药物，滴入次数不宜过多，避免损伤角膜上皮。

4. 使用表面麻醉药前，应就使用过程中和使用后的一些不良作用，向患者做好解释工作。

（二）局部浸润麻醉（local infiltration anesthesia）

【目的和意义】

本麻醉方式是指使用注射法将麻醉药剂注入相应部位的组织内，从而产生镇痛作用，以使手术或操作在患者保持无痛的状态下顺利完成。

常用的麻醉药物有 2% 利多卡因和 0.75% 布比卡因等。为了使麻醉作用时间延长，减少手术中出血，在无高血压、心律失常等禁忌证情况下，麻醉药中适当加用1：1000 肾上腺素溶液。

【操作方法】

1. 结膜下浸润麻醉

（1）滴用合适的眼球表面麻醉剂，生理盐水抗生素溶液冲洗结膜囊。

（2）注射者右手持吸好 2% 利多卡因的 1 mL 注射器，左手拇指拉开下睑，令患者眼向内上方注视，以暴露出球结膜。将注射器以水平方向与眼球成10° ～ 15° 角，将针头刺入距角膜缘 5 ～ 6 mL 颞侧近穹隆部的球结膜下，轻轻挑起球结膜进针约 3 ～ 4 mm，缓慢注入利多卡因针，该处球结膜呈鱼泡样隆起，注射量一般为 0.3 ～ 0.5 mL。

（3）注射后，药物在结膜下扩散直至范围达到满意为止。

2. 球周或球旁麻醉

（1）常用 0.75% 布比卡因和 2% 利多卡因 1∶1 等量混合溶液。

（2）眼睑皮肤常规消毒，颞下眶缘处进针，紧贴眶底，沿眶下壁向后达眼球赤道部附近，抽吸无回血后缓慢注射药物。

（3）也可选择眶上缘内 1/3 处眼睑皮肤面垂直进针 20 ～ 30 mm，然后注入麻醉药液 2 ～ 4 mL。

（4）退出注射针头，用棉签或棉球压迫进针部位数分钟。

【注意事项】

1. 球结膜下球周注射时注意防止穿通眼球。

2. 如浸润范围广泛，用药量相对大时，应注意局部麻醉药物的毒性反应。

3. 皮下浸润麻醉

（1）根据手术种类及范围决定麻醉范围的大小。

（2）注射部位皮肤消毒。

（3）从手术相应皮肤面进针，进针后先注射少量麻醉药，然后在皮下边进针边注射药物直至麻醉范围满意为止。

（三）球后麻醉（retrobulbar anaesthesia）

【目的和意义】

球后麻醉是一种局部神经阻滞麻醉，是将麻醉药注入肌圆锥内，以阻滞第Ⅲ、第Ⅳ和第Ⅵ颅神经以及睫状神经，产生快速镇痛和抑制眼球运动的麻醉作用，球后麻醉可避免全身麻醉的不良反应，减轻患者术后的不适，减少麻醉药物的用量。

【操作方法】

1. 仰卧位，进行眼睑皮肤常规消毒。

2. 嘱患者向鼻上方注视。

3. 用球后注射针头，自眶下缘中、外 1/3 交界处皮肤进针，先垂直向后进针约 1 mm，触及眶下壁后，稍后退针头，再向鼻上方倾斜继续进针，直至针头穿过眶隔有一个落空感，然后将针头朝向枕骨大孔方向缓慢进针，直至第二个落空感出现。进入球后肌锥内，抽吸无回血后注射药物。针头刺入深度成人约 35 ~ 50 mm，儿童约 30 mm。

4. 注射完毕后，退出针头，应该间歇压迫眼球 5 分钟左右，以防出血，亦可促进药液扩散。

【注意事项】

1. 进针 35 mm 可获得满意眼球麻醉效果，但眼球制动效果常不满意。进针 50 mm 可使眼球运动完全消失，但会增加眶内出血的机会。因此，通常进针深度 40 mm，注射药液 4 mL。

2. 2% 利多卡因和 0.75% 布比卡因按 1 : 1 比例混合作球后麻醉，可明显增加麻醉效果和延长麻醉作用时间。

3. 球后麻醉的主要并发症是眶内出血。发生眶内出血时，可通过闭合的眼睑间歇压迫眶部有助于止血，具体方法参见球后注射。

4. 球后麻醉的严重并发症是眼 – 心反射（oculocardiac reflex），一旦发生，需立即抢救，可通过保持呼吸道畅通、心肺复苏、建立静脉通道、肌注阿托品等综合措施缓解症状。

5. 眼—心反射的预防重点在于注药时动作轻柔，徐徐给药，压迫眼球的力量不宜过猛过大，不要过度牵拉眼外肌，最好在心电监护下进行麻醉和手术，对于迷走神经亢奋者，可预防性使用阿托品。

二、全身麻醉（general anesthesia）

【目的和意义】

手术范围大及时间较长的眼科手术，精神紧张及由于各种原因不能在局部麻醉下进行手术者，可采用全身麻醉，小儿患者多采用基础麻醉加局部麻醉或复合全身麻醉。

【操作方法】

1. 麻醉前给药

主要目的是消除患者紧张、稳定眼压、并防止患者出现恶心呕吐等情况，可根据需要选用下列药物：

（1）阿托品针：成人用量 0.4 ~ 0.6 mg/kg，儿童用量 0.02 mg/kg。肌注对眼压影响较轻。

（2）安定 5 ~ 10 mg，口服或肌注，具有令患者安静、记忆丧失等作用。

2. 麻醉诱导

应注意麻醉应稍深，通气要足够。

3. 麻醉维持

要求充分镇痛，眼球完全固定不动，眼压平稳。

4. 麻醉中的心电监护

手术中应进行持续的心电监护，特别在压迫眼球或牵拉眼肌时，注意观察有无心律失常、窦性心律缓慢、期前收缩、房室传导阻滞，严重时可致心跳骤停等眼–心反射表现。

主要参考文献

1. 行病学分析张文斌，单藕琦. 我国 1997—1999 年眼外伤流 [J]. 中国初级卫生保健，2001，15：20～21.

2. 李娜，汪苍璧，王丛亮. 云南省个旧市盲人调查和治疗 [J]. 中华眼科杂志，2001，37（3）：218～221.

3. 金鸣昌，潘海燕，陶娅，等. 1439 例眼外伤病例的临床分析 [J]. 中华眼科杂志，2003，39（3）：135～135.

4. Mccall B P，Horwitz I B，Taylor O A. Occupational eye injury and risk reduction：Kentucky workers'compensation claim analysis 1994—2003. [J]. Injury Prevention Journal of the International Society for Child & Adolescent Injury Prevention，2009，15（3）：176～182.

5. Ferenc K，Robert M，C Douglas W，et al. Epidemiology of blinding trauma in the United States Eye Injury Registry. [J]. Ophthalmic Epidemiology，2006，13（3）：209～216.

6. 颜华. 我国眼外伤救治现状与面临的挑战 [J]. 中华眼科杂志，2015，51（8）.

7. 肖天林. 眼外伤临床精粹 [M]. 湖北科学技术出版社，2013.

8. 李凤鸣，谢立信. 中华眼科学 [M]. 人民卫生出版社，2014.

9. 刘磊. 眼超声生物显微镜诊断学 [M]. 北京科学技术出版社，2002.

10. 李立新. 眼部超声诊断图谱 [M]. 人民卫生出版社，2013.

11. 张惠蓉. 眼底病图谱 [M]. 人民卫生出版社，2007.

12. 吴德正. 眼部吲哚箐绿血管造影［M］. 辽宁科学技术出版社，2002.

13. 刘家琦. 实用眼科学［M］. 人民卫生出版社，1984.

14. 吴乐正. 临床视觉电生理学［M］. 科学出版社，1999.

15. 宋秀君. 眼外伤［M］. 第四军医大学出版社，2007.

16. 李凤鸣. 中华眼科学（上中下）（第2版）（精）［M］. 人民卫生出版社，2005.

17. 张卯年. 眼创伤诊疗指南［M］. 军事医学科学出版社，2009.

18. 赵堪兴，杨培增. 眼科学（第7版）（供基础临床预防口腔医学类专业用）（附光盘）［M］. 人民卫生出版社，2012.

第二篇　眼外伤各论

第五章　开放性眼外伤的处理

第一节　眼睑外伤

　　眼睑（eyelids）分上睑和下睑两部分。上下睑的内外侧联合处称为内眦和外眦。上睑上界为眉，与额部分界，下界为上睑缘。下睑的上界为下睑缘，下界则边界不清，向下与颊部相延续，一般以眶下缘相应部位为下睑下界。眼睑的结构分为3层：外层为质地细腻、薄而松动、富于弹性的皮肤，其下为血运丰富的皮下组织和眼轮匝肌；中层为睑板；内层为睑结膜。外层和中层之间具有易剥离的自然解剖层次，中层和内层之间则互相紧密结合，不易分开。

　　眼睑的位置和功能决定了眼睑外伤的发生率在眼外伤中总是处于最高水平。眼球、眼眶及颌面部等部位发生损伤时，常合并不同程度的眼睑外伤。因此在临床工作中接诊眼睑外伤时，一定要认真询问病史、仔细检查眼部受伤情况，以免漏诊，而延误治疗，甚至威胁生命。

　　眼睑外伤的基本病变有：

　　（1）眼睑及其附近组织的生理功能障碍。

　　（2）组织裂伤和缺损。

　　（3）眼睑的反应性血管改变所致的组织变化。

一、病因

　　眼睑外伤可由各种原因引起。致伤物的性质、大小、形状、运动方向和速度以及患者身体情况等都可影响损伤后的病情。

二、诊断

根据患者的受伤史和临床表现可诊断。

三、处理

1. 眼睑皮肤擦伤

一般较表浅，形态不规则，创面多有弥漫性渗血并附着有各种异物。处理时应仔细取出异物，彻底清洁创面后，涂擦无刺激性的消毒剂，用纱布覆盖创面或直接暴露创面。次日复诊。通常数天后痊愈。

2. 眼睑皮下出血、皮下淤血及眼睑血肿

一般 48 小时内用冰敷，以后改为热敷。根据患者的全身情况，适时酌情使用止血和活血类中成药。

3. 眼睑水肿（edema）

眼睑皮肤较薄、皮下组织疏松、血管组织丰富，受伤后容易发生反应性血管扩张、渗出，导致眼睑水肿。一般无需处理，也可伤后 48 小时内冰敷，然后热敷，以助水肿消退。

4. 眼睑气肿（emphysema）

眼部外伤累及筛骨纸板破裂，当患者用力擤鼻时，鼻腔内的空气窜入眼眶内和眼睑皮下，表现为眼睑突然肿胀，甚至不能睁眼，触之有皮下气泡窜动感和捻发感。处理上应首先告诉患者不要擤鼻，清洁鼻腔后滴用抗生素眼药水和血管收缩剂，也可全身使用抗生素，轻加压包扎，通常 5 天后消退。

5. 眼睑皮肤裂伤（laceration）

临床上常见的裂伤分为由锐器伤导致的切割伤和钝器伤所致的撕裂伤两种。按伤口的方向、长度、深度、部位以及有无组织缺损、异物存留等，作不同的处理。

一般平行睑缘的小伤口，创缘对合好，可不必缝合，或使用蝶形胶布拉紧粘贴，亦可使用生物胶粘合。

垂直睑缘的伤口，特别是深及轮匝肌、伤口不整、对合欠佳和长且形状不规则的伤口，必须仔细缝合。皮肤伤口用 5-0 尼龙线间断对位缝合，深部组织和轮匝肌用 8-0 尼龙线或可吸收缝线间断缝合。

对于深及眶膈的伤口，可伴有眶脂肪脱出。缝合时，如发现脱出的眶脂肪较干净，可直接还纳，否则予以切除，但切除后注意充分止血，以免发生血肿。破裂眶膈的缝合可采用间断、连续或重叠等方法。

6. 眼睑全层裂伤

较重的外伤常致眼睑的全层裂伤，必须逐层分别对位缝合，即皮肤、眼轮匝肌对位缝合，睑板结膜对位缝合。一般首先行睑缘的褥式缝合，恢复睑缘形态后再分层缝合其他组织，断裂的睑板可采用间断缝合或连续缝合，但不要穿过睑结膜面。有小范围皮肤缺损，不超过 5 mm 时，可潜行分离周围皮下组织后直接缝合。如皮肤缺损面积较大，可酌情行皮瓣移行、转位或带蒂皮瓣等方法修复，也可取耳后或大腿内侧部的全厚游离皮瓣进行植皮。

7. 眼睑缺损（eyelid defect）

特别是上睑的全缺损应及时进行修补处理，将角膜遮盖，否则角膜外露易形成溃疡、坏死、穿孔。这种损伤不能采取保守治疗（如湿房、软接触镜等），因任何保守治疗都是无效的。至于下睑全缺损，因有上睑保护角膜、闭目时眼球上转，可等到行眼睑成形术时进行修复。睑板缺损的修补常用采用经处理过的异体巩膜修复或重建。眼轮匝肌部分缺损一般不影响眼睑活动，如缺损较多，可将四周的眼轮匝肌分离移行于缺损处。

8. 眼睑被植物性物体刺伤

常常在伤口末端有残端，清创时必须充分暴露伤口及其末端，将所有异物清除干净，切忌只将眼睑皮肤伤口缝合而遗漏伤道内异物。否则由于未及时取出植物性异物而导致感染或眶部瘘管形成，不仅影响美观，还可因瘢痕收缩而严重影响眼睑功能。

四、注意事项

1. 眼部组织损伤与普通外科损伤的清创缝合原则不同。由于眼睑血运丰富，伤后尽管组织已成黯紫色，只要能对位缝合，均可成活。因此，必须珍惜眼睑的细小损伤组织，尽量予以缝合，不要轻易作创伤组织切除。

2. 预防感染局部及全身应用抗生素。

3. 伤后24小时内注射破伤风抗毒素。

4. 根据患者的身体状况和损伤情况选择麻醉方式。多采用局部浸润麻醉，如眼睑裂伤及结膜，加表面麻醉药物。小儿或其他原因无法配合时，应选择全身麻醉。

5. 皮肤缝线通常于术后5～7天拆除；张力缝线的拆除应延迟到术后10天。

6. 睑缘缝合者，则术后6～8个月剪开睑缘间粘连。

7. 伤口已发生明显化脓感染、深部组织可能存在异物未能取出者，暂不行缝合修复术。

8. 存在危及生命的复合性外伤，应先抢救生命，待生命体征稳定后处理眼睑伤口。

第二节　泪器外伤的处理

泪器（lacrimal apparatus）分为分泌泪液的泪腺（包括结膜副泪腺）和排出泪液的泪道两部分。由于解剖位置的关系，泪器伤多为机械性外伤。

一、病因

致伤原因有暴力打击，严重的撞击造成的钝挫伤以及刀、剪等利器伤等。泪腺位于泪腺窝，受坚硬的眶缘保护，一般不易受伤。泪道外伤多与眼睑裂伤合并存在。酸、碱化合物及辐射等所致泪器外伤少见。

二、诊断

根据病史和眼部表现可诊断。泪腺脱垂时在上睑内可扪及包块，可移动，压之能退回泪腺窝。需要强调的是泪腺由于钝器打击后发生炎症反应导致泪腺震荡伤，通常难以诊断，需引起注意。

泪道外伤多数不难诊断，但应注意泪道异物容易被漏诊。

三、处理

（一）泪腺外伤

1. 泪腺脱垂（lacrimal glands prolapse）

一般通过局部持续加压包扎 2 周可望复位，无效时需手术复位，将泪腺缝合于眶壁骨膜固定。必要时行泪腺摘除术。

2. 外伤性泪腺瘘（traumatic lacrimal fistula）

需手术治疗，将瘘管的开口移植到上穹隆处。瘘管单纯封闭较易复发。

3. 泪腺穿通伤（perforating wounds）

较轻的泪腺穿通伤，伤口清洁，可在清创后缝合眶膈和眼睑伤口。伴有眶缘骨折，复位后缝合骨膜，有骨质缺失则需植入替代物。

【注意事项】

（1）泪腺组织内有异物时，必须全部取出。

（2）泪腺穿通伤缝合后应使用破伤风抗毒素和广谱抗生素。

（3）泪腺外伤经治疗后有时会发生泪腺萎缩，可通过滴用人工泪液、佩戴角膜接触镜改善症状，必要时封闭泪点甚至缝合睑裂。

（二）泪道外伤

1. 泪小管断裂（laceration of lacrimal canaliculus）

泪小管损伤常合并眼睑和内眦部的损伤。单纯泪小管损伤少见，如查体发现眼睑伤口位于泪小点内侧，应做探查，并冲洗上、下泪小管。泪小管的损伤主要表现为泪小管的完全或不完全离断，冲洗泪小管可见断端漏水，部分病例不做冲洗也可直接在伤口处观察到泪小管断端外露。临床上，下眼睑内眦部离断、撕裂或挫裂伤合并下泪小管完全离断最多见，上泪小管断裂较少见，上、下泪小管均断裂则更少见。

泪小管断裂的修复：

【术前准备】

（1）眼局部滴抗生素眼液。

（2）冲洗泪道，了解泪小管损伤情况。

（3）准备较细硅胶管或硬膜外麻醉管 1 根。

【麻醉选择】

（1）局部浸润麻醉，眼球表面麻醉，必要时行滑车下神经阻滞和眶下神经鼻侧支阻滞麻醉。

（2）下鼻道内塞入浸有丁卡因和少量 1：1000 肾上腺素的棉片。

【操作方法】

（1）寻找泪小管鼻侧断端可采取以下几种方法

1）直视法：泪小管管壁光滑，断面呈一乳白色喇叭口状，同周围眼轮匝肌有明显区别，沿泪小管解剖走行方向，于显微镜下较易找到泪小管鼻侧断端。如果组织水肿较剧，可延迟到 24 小时或 48 小时后再探查。

2）注液法：从未受伤的泪小点将装有有色的消毒液体（牛奶或美蓝）注入泪道，仔细观察伤口，找出液体流出部位。

3）注气法：从未受伤的泪小点将装有消毒空气的注射器稍加压力注入泪道，在断端创口部位可见气泡漏出。

4）泪囊切开法：如伤口离泪囊较近，可利用原伤口暴露泪囊于泪囊外侧壁找到泪总管开口，用泪道冲洗针头从泪总管插入通向泪小管鼻侧断端。

5）Worst 猪尾巴探针法：针形状如"?"号，从未受累的泪小点进入，沿泪小管向前至泪总管时拐向另一泪小管，探针出端为鼻侧断端。

（2）用硅胶管从泪小点进入，从颞侧断端穿出，再由泪囊侧断端进入泪囊，顶住骨壁后向下经鼻泪管进入鼻腔，将管拉至鼻前庭。

（3）以导管为支架，8-0 缝线沿泪小管断端周围等距离缝合 4 针，再将周围肌肉或筋膜组织加固缝合。

（4）内眦韧带下壁（如为下泪小点断裂）与睑板内端缝合。

（5）如伴下睑内侧皮肤肌肉纵行撕裂伤，则必须行"Z"字形皮瓣修复术。方法如下：

1）以纵行撕裂伤为"Z"字的主轴，从内眦距正中 3～4 mm 处向撕裂伤下方伤口方向切开皮肤，再从睑缘伤口平行于前面切口做皮肤切口，分离形成两个皮瓣。

2）游离两个皮瓣，错位缝合。

（6）结膜和皮肤缝合，涂抗生素眼膏加压包扎。

【注意事项】

（1）寻找泪小管鼻侧断端时，动作尽量轻柔，以免加重组织创伤，增加泪小管鼻侧断端寻找的难度。

（2）泪小管吻合时，按照血管吻合的方式，从一侧的外面进针，黏膜面出针，再从断端另一侧的黏膜面进针，从外侧穿出。将结打在外面，断唇稍外翻，保持管腔的空间最大。

（3）泪小管断裂在中 1/3 者，直接行端对端吻合；在鼻侧 1/3，特别是靠近泪囊者，行泪小管泪囊吻合。

（4）由于组织的张力和 8-0 缝线强度的限制，泪小管吻合的 4 针缝合困难时，可在吻合前用较粗缝线在周围组织做 2 针预置缝线，缓解组织张力后再做吻合。

（5）为防止导管脱落，应将导管的另一端从鼻腔拉出（管两头都从鼻腔引出），固定在上唇皮肤上。

（6）在泪小管断裂时，内眦韧带上、下一般都会有不同程度的损伤，因此泪小管吻合后必须将此处修复完好。否则，即使泪小管吻合成功，由于伤后下睑的松弛依然会发生溢泪，并因内眦角形态改变而影响外观。

【术后处理】

（1）导管于术后 3 个月拔除。

（2）在导管留置期间应用抗生素眼液滴眼，每日 3 次。睡前抗生素眼膏涂结膜囊 1 次。

（3）导管拔除以后应定期（开始时间隔 1 周，以后可延长间隔）冲洗泪道。

（4）破伤风抗毒素 1500 U 肌肉注射。

【手术禁忌证】

（1）1 周以上的泪小管断裂为相对禁忌。如术者经验丰富，亦可一期吻合。

（2）眼睑局部有明显化脓性感染者。

2. 泪囊损伤

泪囊及鼻泪管损伤特点：泪囊和鼻泪管分别位于泪囊窝和骨性鼻泪管内，位置较深，受鼻骨、眶骨等骨性组织保护，所以泪囊和鼻泪管所受锐器伤少见，多为伴有面部及相邻部位的损伤及骨折。

早期因组织水肿，常难以详细检查泪道的伤情，可待水肿消退后检查，针对检查结果确定处理方案。

术前准备：

（1）首先注意患者的全身状态，如神志、血压、脉搏情况，必要时请神经外科和五官科会诊。

（2）头颅及眼眶的 X 线或 CT 检查。对于有全身合并症或者脑损伤症状者，要先抢救患者生命，然后再做局部处理。

（3）泪囊和鼻泪管的闭和性损伤：一般保守治疗。

（4）泪囊和鼻泪管的开放性损伤：应仔细检查伤口，充分止血，伤口和泪囊内的异物应完全取出。冲洗泪道了解泪道通畅情况。检查泪囊有无伤口，泪囊后壁小伤口可不必缝合，多可自愈；泪囊前壁伤口则必须缝合；泪囊破坏严重的可将泪囊摘除。

（1）泪囊摘除术

适用于泪囊外伤破裂严重者。

【麻醉选择】

1）滑车下神经和眶下神经阻滞麻醉，注入麻药 1～1.5 mL。

2）预定皮肤切口部位注射麻药 0.5 mL，行局部浸润麻醉。

3）内眦韧带下方进针，沿前泪嵴向鼻泪管周围注射麻药 0.5 mL。

【操作方法】

1）从上或下泪小点注入少许美蓝注入泪囊染色。

2）皮肤切口：距内眦角内侧 8 mm，从内眦韧带上方 2～3 mm 处开始，向下方顺皮纹切开皮肤。切口上半部分垂直走向，下半部分呈弧形弯向颞侧，全长 12～15 mm，皮肤切口的走向大致与泪前嵴平行。

3）分离皮下组织与肌层，将切口皮肤与皮下组织分离，顺次分离眼轮匝肌及浅泪筋膜，找出泪前嵴位置。是否需要剪断内眦韧带，按术者个人手术经验而定。

4）分离及摘除泪囊

①沿泪前嵴在内眦韧带下剪开覆盖在泪囊表面的浅泪筋膜至鼻泪管上端（浅泪筋膜与泪囊之间有蜂窝组织）。

②用骨膜分离器，在泪筋膜与泪囊外侧壁间轻轻地从鼻泪管上端至内眦韧带下缘，将泪筋膜与泪囊分开。

③进行内眦韧带与泪囊外侧壁分离，到达泪后嵴。

④从内眦韧带向下分离达鼻泪管入口处，将泪囊内侧壁与泪囊窝分开，深达泪后嵴。

⑤将泪囊顶部完全与泪囊窝分离，并剪断泪小管。

⑥泪囊顶部完全游离后，用骨膜分离器深入泪囊后方，贴近泪囊窝骨膜向鼻泪管方向分离，使泪囊充分游离，尤其是鼻泪管上端。紧贴泪囊窝伸进鼻泪管骨管入口处，将鼻泪管剪断，泪囊完整摘除。

5）用棉球压住鼻泪管入口处充分止血，然后用刮匙搔刮鼻泪管口处残留的黏膜。检查摘除的泪囊是否完整，泪囊如有破损应将残留在泪囊窝的黏膜组织彻底切除干净，然后将少量2.5%碘酒涂于泪囊窝及鼻泪管口。

6）用泪点扩张器扩大泪点后，泪小管刀伸进泪小管内，将泪小管全长切开，然后用刮匙将泪小管壁的上皮刮净。

7）内眦韧带剪断者应缝合于原位，分层缝合肌肉、皮下组织和皮肤切口。在皮肤切口面放一与皮肤切口等长的小棉纱枕加压，消除摘除泪囊后的无效腔。

8）结膜囊内涂抗生素眼膏，绷带加压包扎。

【注意事项】

1）外伤后因骨折或内眦韧带离断等原因泪囊位置常发生改变，此时一定要仔细辨认，染色后的泪囊较易找寻。

2）保护内眦血管。注射麻醉药、做切口，特别是寻找泪前嵴时，容易损伤内眦血管。因此，寻找泪前嵴时要钝性分离，以免出血影响操作。

3）术中勿穿破眶隔。在分离泪囊颞侧壁时，切勿过分向外分离和剪切，否则眶部脂肪会疝入泪囊窝。如已发生应还纳脂肪组织并缝合眶隔。

4）泪囊穿破与残留：切开时入刀过深或切开泪筋膜及分离泪囊时不顺着泪囊窝骨面，或分离泪囊顶及外侧壁时，不注意分清组织界限，都容易发生泪囊穿破以致摘除泪囊后残存部分泪囊。如发生此情况，会出现黏液脓性分泌物，需再次手术清除。

5）创口对合不整齐：将会造成瘢痕畸形。应拆除缝线，重新缝合。

【术后处理】

1）术后 24 ～ 48 小时常规换药，以后隔日 1 次，保留纱布枕至术后 5 天。

2）术后 5 ～ 7 天可拆除皮肤缝线。

3）适当服用抗生素药物。

【手术禁忌证】

无绝对禁忌证。

（2）泪囊鼻腔黏膜吻合术

对于外伤性鼻泪管阻塞、外伤性泪囊炎，以及经激光鼻泪管疏通术失败的外伤性鼻泪管阻塞、泪囊炎需行泪囊鼻腔黏膜吻合术。

【麻醉选择】

1）滑车下神经和眶下神经阻滞麻醉，注入麻药 1 ～ 1.5 mL。

2）预定皮肤切口部位注射麻药 0.5 mL，行局部浸润麻醉。

3）内眦韧带下方进针，沿前泪嵴向鼻泪管周围注射麻药 0.5 mL。

4）下鼻道内塞入浸有丁卡因和 1∶1 000 肾上腺素的棉片。

【操作方法】

1）从上或下泪小点将少许美蓝注入泪囊染色。

2）皮肤切口：如无内眦角畸形，则按常规泪囊鼻腔吻合术做皮肤切口；如伴内眦角畸形，则需根据内眦角畸形状态适当切除部分皮肤，有内眦韧带离断者需将其找出。

3）分离皮下组织与肌层。找出泪前嵴位置，从泪前嵴处切开骨膜，分离骨膜，将骨膜和泪囊一起推向颞侧，暴露泪囊窝，造骨孔，大小 1 mm×2 mm×1 mm。

4）骨孔造毕，即可见鼻黏膜。在鼻黏膜和泪囊内壁相对处各做"工"或"U"字形切口，形成瓣再彼此吻合。

5）将上瓣吻合线悬吊于眼轮匝肌，避免前瓣塌陷阻塞骨孔。

6）视情况在骨孔内放置油纱条或 5 号导尿管。

7）依次缝合内眦韧带、肌肉与皮肤，轻轻加压包扎。

【注意事项】

1）术中出血：如伴有下睑皮肤损伤、皮肤瘢痕，术中较易出血，遮蔽术野，影响手术操作。要避免粗暴操作，仔细止血后再进行下一步操作。

2）外伤性泪囊炎患者泪囊窝骨壁常因钝挫伤发生结构改变，泪囊颞侧黏膜与骨壁粘连，剥离时容易破裂。如破口小，可不必处理；如破口较大，应予修补，或在做鼻黏膜瓣时，适当修改使之能与泪囊瓣做相应的吻合。

3）所造骨孔不能太大，以免造成鼻梁塌陷，大小以 10 mm×12 mm 为宜。

4）造骨孔时位置要适中。过于向下，会进入上颌窦；过于向后，会进入筛窦，都可造成不必要的损害。

5）缝合皮肤前冲洗泪道，了解吻合口通畅情况，也可将吻合口中小的凝血块冲走。

【术后处理】

1）隔日换药，并行泪道冲洗，拆线后每周冲洗 1 次，共 3～4 次。

2）抗生素眼液滴眼，每日 3～4 次。

3）麻黄素滴鼻液滴鼻，每日 3～4 次。

4）油纱条或导尿管可在术后 3～4 天拔除。

5）术后 5 ~ 7 天可拆除皮肤缝线。

【手术禁忌证】

1）泪囊炎急性发作期。

2）造影提示泪囊严重缩小者。

3）面部畸形严重，解剖位置改变明显者。

4）伤后导致鼻中隔偏曲、鼻息肉增生、鼻黏膜严重萎缩者。

5）年老体弱、全身状态不允许者。

（3）泪囊瘘切除术

对于外伤后形成的泪囊瘘必须手术将其切除，同时可能需做泪囊鼻腔吻合术或泪囊摘除术。

【操作方法】

1）麻醉选择：同泪囊鼻腔黏膜吻合术。

2）瘘管内注入少许美蓝将瘘管与泪囊染色，用探针探查瘘管与周围组织的关系。

3）按常规泪囊鼻腔吻合术做皮肤切口，切口应尽量与瘘管口接近，完整切除瘘管。

4）如泪囊明显萎缩，行泪囊摘除术；若泪囊腔尚够大，则行泪囊鼻腔黏膜吻合术。

5）稍松解瘘管口周围皮下组织，使之能够对位缝合。

【注意事项】

同泪囊鼻腔黏膜吻合术或泪囊摘除术。

第三节　结膜外伤的处理

结膜（conjunctiva）分为睑结膜、球结膜和穹窿结膜3部分。睑结膜与睑板紧密相连，不能移动，外伤或炎症可引起结膜的瘢痕性收缩。穹窿结膜较厚，其下为松软的纤维组织，移动性特别大。球结膜是结膜中最薄最透明的部分，与其下方的筋膜组织结合疏松，形成潜在的间隙，因而具有较大的移动性以适应眼球的运动。在外伤和炎症时，容易发生水肿。

结膜外伤发生后，出现结膜水肿、出血等情况，常伴有结膜囊或结膜伤口内异物，如砂石、毛发、铁屑等。患者有眼红痛、异物感，流泪等不适症状。接诊后，需在表面麻醉后，仔细检查结膜下有无异物、巩膜有无损伤。结膜囊内的异物常隐藏在水肿的结膜皱褶和穹窿部。对于透明的玻璃类异物要特别小心检查，慎防遗漏。如检查发现球结膜下有淤血，呈黯红色，甚至隆起，并伴有低眼压，提示可能伴有巩膜破裂伤，此时检查要轻柔，避免挤压眼球。

一、诊断

根据受伤情况和眼部的检查结果可明确诊断。

二、处理

结膜弹性大、伸展性强，轻度挫伤时，一般仅表现为结膜下出血或（和）水肿，治疗上通常48小时内冷敷，继以热敷，助其出血、水肿消退。当有结膜伤口存在时，视伤口情况，予以不同处理：小的结膜伤口可不予处理，清洁结膜囊和伤口后，滴用抗生素眼药水，包或不包眼皆可；较大伤口则需进行缝合。

三、操作方法

1. 麻醉：表面或局部浸润麻醉。

2. 超过 10 mm 的伤口需要用 8-0 丝线或可吸收线间断或连续缝合，仔细对合创缘。

3. 涂抗生素眼膏，无菌纱布包扎。

4. 术后隔日换药，抗生素眼液滴眼，每日 3 ~ 4 次。

5. 术后 5 天拆除结膜缝线。

四、注意事项

1. 首先在表面麻醉下用棉签检查结膜下有无异物，巩膜有无损伤，结膜囊内的异物常隐藏在水肿的结膜皱褶和穹窿部。对于透明的玻璃质异物要仔细检查，防止遗漏。

2. 如球结膜下有淤血，呈深红色，并伴有低眼压，则提示可能有巩膜破裂伤，此时检查要避免挤压眼球。

3. 用无齿镊夹持结膜，圆针缝合伤口。

4. 原位对合缝合结膜伤口。

5. 伤口缝线端长短适中，不宜过短，以免引起较强烈的异物感。

【手术禁忌证】

无绝对手术禁忌证。

第四节　角膜外伤的处理

角膜（cornea）是一种透明、无血管组织。从外到内分为 5 层：上皮细胞层、前弹性层、基质层、后弹性层和内皮细胞层。值得注意的是，角膜内皮细胞缺乏再生能力，受损丢失后，只能依靠邻近的内皮细胞移行和重新定位，细胞密度无法恢复正常水平，而且这种修复过程比较缓慢。

角膜裂伤的愈合过程分为 5 期：

（1）立刻期：基质层收缩，伤口由纤维蛋白栓子填充。

（2）白细胞期：多形核白细胞游走，继之为单核细胞。

（3）上皮细胞期：上皮细胞长入伤口前部时，上皮细胞有丝分裂活跃，上皮细胞数量激增。

（4）成纤维细胞期：成纤维细胞形成胶原纤维和黏多糖类物质。

（5）内皮细胞期：邻近内皮细胞向伤口移行和重新定向。

（6）晚期：细胞减少，纤维重新排列和有序化。

一、病因

笔、刀、叉、棍棒、石块、瓦片、玻璃、金属碎片以及手指、动物爪牙等钝器、锐器均可是致伤因素。

二、诊断

根据病史和临床表现。角膜上皮损伤，出现程度不等的眼痛、畏光、流泪，甚至眼睑痉挛。直视下可见以睫状充血为主的混合性充血，滴用表面麻醉剂后，裂隙灯显微镜下可见角膜上皮缺损区，如用荧光素染色，则上皮缺损区被染成边界清晰的黄绿色区域，瞳孔有反应性缩小。角膜裂伤时应在裂隙灯显微镜下仔细检查，观察伤口的深浅、走向、长短、形态、对合情况、有无异物或眼内组织嵌顿等。有时为了了解有无房水渗漏，可在结膜囊内滴用荧光素后，观察有无溪流征。

三、处 理

根据角膜受伤情况，给予不同的处理。

1. 角膜上皮擦伤（corneal epithelial abrasion）

单纯角膜上皮擦伤，给予抗生素眼药水（眼药膏）以预防感染，细胞生长因子滴眼液以促进上皮细胞生长，人工泪液以助上皮修复、增加舒适感，必要时可家用睫状肌麻痹剂。可用绷带包扎固定眼睑，次日复诊时打开，检查角膜上皮的愈合情况。

2. 角膜裂伤（corneal rupture）

角膜裂伤时，如果为非全层裂伤，伤口整齐、对合好、长度在 2 mm 以内，前房正常者，可在清洁结膜囊后涂以促进成纤维细胞的增生和转运的眼用凝胶和抗生素滴眼液后用绷带包扎。虽然是非全层裂伤，但如果伤口的瓣片分开大，不能对合，则需采用 10-0 尼龙线间断缝合伤口。

至于全层角膜裂伤，则必须及时进行手术缝合。

四、术前准备

1. 对患者全身状态的评估

（1）患者意识状态，正确判断是否有颅脑及全身重要脏器的损伤。

（2）对全身心脑血管系统、神经系统、血液系统、呼吸系统等功能的评价。

2. 眼周围组织的评价：如眼眶及视神经管的损伤等。

3. 重视手术前抗生素的应用。

五、麻醉选择

1. 全身麻醉

（1）对年龄小或全身状况较差、不能合作的患者有必要实施全身麻醉。

（2）对手术难度大、伤情复杂的重度眼外伤的患者也要考虑全身麻醉。

2. 局部麻醉

（1）表面麻醉：在短时间内对结膜和角膜有满意的麻醉效果，故简单的角膜穿通伤可以施行。

（2）球后及球周麻醉：对病情较为复杂，手术时间长的患者不失为理想的选择。

（3）瞬目麻醉（眼轮匝肌浸润麻醉）：为防止患者眨眼对眼球产生的挤压作用，瞬目麻醉是非常必要的。

六、操作方法

1. 线状伤口缝合

（1）带铲针的 10-0 尼龙线，先周边后中央。

（2）周边线距大并且要深，进出针距离创缘约 2.5 mm，深达角膜厚度的 3/4 以上，但不要进入前房，靠近瞳孔区线距小并且稍浅。

（3）拉动缝线，将线结埋入角膜。

（4）手术后，术眼涂抗生素眼膏加压包扎。

（5）全身和局部应用抗生素。

（6）破伤风的预防性治疗。

2. 不整齐伤口

（1）用带铲针的 10-0 尼龙线先缝合拐角处和垂直裂伤处，然后再缝合其他部分。

（2）斜行伤口缝合时钝角缘进出针应靠近创缘，锐角缘进出针应远离创缘。

（3）多方向伤口缝合时，尽量将缝线排成一条或几条直线状。

3. 星状角膜裂伤采用荷包式缝合。

4. 角膜组织缺损时可采用补丁式植片进行修补。

5. 缝合完毕，注意埋线。

七、注意事项

1. 手术处理可分为 5 个步骤：

（1）温生理盐水 1000 ～ 2000 mL 分两次冲洗伤口和结膜囊。

（2）游离伤口中嵌顿的眼内组织。

（3）恢复眼内组织至原位置。

（4）缝合伤口。

（5）伤后处理，包括散瞳、控制炎症反应、局部和全身应用抗生素预防感染以及破伤风的预防。

2. 特殊情况下，角膜非全层裂伤可用生物粘合剂代替缝合，或联合佩戴硬性角膜接触镜。

3. 角膜伤口有异物时，必须尽量取出。

4. 伴有虹膜脱出时，应尽量还纳。如果虹膜破损严重或脱出时间过长，可剪除之。

第五节　巩膜外伤的处理

巩膜（sclera）组织质地坚韧、有弹性，其前部与角膜缘连接，后部与视神经周围组织相连。巩膜内血管和神经少，自我修复能力较差，损伤后在创缘周围纤维细胞增生活跃，成纤维细胞合成胶原，交联、沉积，又不断被降解和改造，形成结缔组织进行创伤修复，其愈合与修复的主要血液供给依赖邻近富含血管的组织。

一、原因

位于前部巩膜的裂伤常常由锐器刺穿巩膜引起，大多伴有相邻组织如睫状体和玻璃体损伤，晶状体也可受累及。后部巩膜穿孔伤可能由高速飞行的金属片引起，或作为大的巩膜裂伤的一部分，或是眼球贯通伤的出口部位。这类穿孔伤总是伴有脉络膜、视网膜和玻璃体的损伤。眼球钝挫伤可以导致眼球变形，直肌附着处撕脱造成巩膜裂伤。严重的钝挫伤可造成后部巩膜的间歇性巩膜破裂，而且多伴有较广泛的脉络膜、视网膜损伤及眼内出血。医源性的巩膜穿孔伤可能发生在视网膜脱离手术中，球后注射或结膜下注射也偶有发生。

二、诊断

巩膜裂伤的常见症状有伤眼疼痛、红肿、怕光、流泪，视力不同程度的下降。前部巩膜包括角巩膜的穿孔伤体征有，可能直接查见伤口，伤口部位结膜出血、裂开及水肿，睫状充血。角膜裂开或变形，前房消失或变浅，前房出血，色素膜嵌顿或脱出。后部巩膜穿孔伤不易直接查见伤口，尤其是较小的伤口，可能仅见局部结膜出血及水肿，在较大的裂伤，由于较多的出血和眼内容物脱出，可有较多的表现如结膜下出血、前房出血、眼压下降、眼球运动受限、视力严重损害等。除以上表现外，可伴有眼睑及其附属器的损伤。就诊较晚的患者还可表现不同的并发症，如外伤性感染性眼内炎、继发性青光眼、交感性眼炎、眼球萎缩等。

三、处理

及时修复伤口、恢复眼球结构的完整性以及防治外伤后的并发症，是巩膜裂伤临床处理的两项基本原则。

1. 巩膜初期伤口的修复

应尽早手术处理穿孔伤口。巩膜伤口不易自行闭合，大于 2 mm 的不规则伤口即有组织的嵌顿，也应手术清理、缝合。手术前，用生理盐水和稀释的抗生素溶液（如庆大霉素）冲洗结囊。剪开球结膜，充分暴露伤口；伤口过大或位置靠后时，牵拉眼球不可过度，以避免更多内容物脱出。此时，也可先清理、缝合前部的伤口部分，然后再向后探查，应看到伤口的顶端：对脱出和嵌顿在伤口的眼内组织如色素膜、视网膜，用抗生素液充分冲洗，尽可能地游离并送回眼球内，但对脱出的晶状体物质、玻璃体应予清除。

（1）角巩膜穿孔伤时，对晶状体破裂性白内障，如果破裂的晶状体物质嵌顿于伤口中，可以根据情况从伤口游离和吸出晶状体物质，缝合伤口时应确认伤口内无嵌顿。晶状体皮质进入前房，为避免继发性青光眼和晶状体过敏性眼内炎，尽可能一期行白内障摘除术。对于一期不能行白内障手术，先缝合巩膜，密切观察眼压，如果眼压高，应立即行白内障手术。晶状体未破裂的白内障，可在初期修复后再作处理。

（2）伴有球内异物，术前若能确定或疑为磁性异物时，可在影像学定位后，采用球外进路或通过伤口用电磁铁吸出异物。由于球内异物是感染性眼内炎的主要原因之一，对有污染或合并有眼球内异物的穿孔伤，应尽早一期取出异物及作玻璃体切除手术，对未能一期行玻璃体切除患者，应密切观察眼内感染的征象。玻璃等性质稳定的异物可根据大小、部位不一定强求作摘除术。

（3）通常对合并球内异物、就诊及初期清创缝合手术较晚、伤口污染较重、色素膜脱出、玻璃体出血等病例，可以在初期手术中作预防性玻璃体注药。

（4）位于睫状体平部或锯齿缘以后的巩膜穿孔伤，尤其在伤口较大及合并玻璃体出血时，有较大的视网膜破口存在，发生玻璃体纤维增生的可能性也较大。因此，采用电凝并顶压巩膜以封闭外伤性视网膜裂孔、缓解对视网膜的牵拉是必要的。可在缝合巩膜伤口后，对伤口周围作一排电凝，然后安置巩膜缝线。对赤道前的伤口，外加压的硅胶材料可环形放置；赤道后的加压垫呈放射形放置，然后用预置的巩膜缝线捆扎。较小的巩膜伤口，在缝合后可仅作电凝。

2. 初期修复手术后的处理

（1）外伤性感染性眼内炎：是眼外伤严重的并发症。不伴眼内异物的开放性眼外伤后眼内炎发生率约3.1% ～ 11.9%；如果合并眼内异物则更高，为3.8% ～ 48.1%。导致外伤性眼内炎的病原体与其他眼内炎（如内眼手术后眼内炎等）不完全相间，革兰阳性菌占绝大多数（如葡萄球菌属），革兰阴性菌次之（如假单胞菌属），真菌性眼内炎较少。发生眼内炎的相关危险因素包括外伤类型、是否有眼内异物存留、受伤后治疗是否及时（关闭伤口、合理用药等）以及患者是否有内科疾病等。眼内炎发展快，眼痛、头痛剧烈，刺激症状明显，视力严重下降，甚至无光感。球结膜高度水肿、充血，角膜混浊，前房纤维素性渗出或积脓，玻璃体雪球样混浊或脓肿形成。严重时可致角巩膜坏死及穿孔，甚至眶蜂窝织炎。

治疗：发生眼内炎时应立即进行治疗，充分散瞳，局部和全身应用大剂量抗生素和糖皮质激素。玻璃体腔内注药是提供有效药物浓度的可靠方法，可注入万古霉素 1 mg，头孢他啶 2 mg（排除药物过敏等禁忌证）及地塞米松 0.4 mg。注射前应抽取房水及玻璃体液作细菌培养和药敏试验，根据结果适当调整用药方案。对严重感染，需要紧急做玻璃体切割术及玻璃体内药物灌注；对炎症控制不良者，可在 48～72 小时内重复上述治疗。延误抢救时机，可能难以保留眼球。

（2）交感性眼炎：一眼遭受开放性眼球外伤或内眼手术后发生的双侧肉芽肿性葡萄膜炎称为交感性眼炎，主要由外伤或手术造成眼内抗原暴露并激发自身免疫应答所致。外伤后的发生率约为 0.2%，内眼手术之后约 0.07‰。本病主要与细胞免疫有关，抗原成分可能来源于黑色素、视网膜色素上皮或光感受器外节，感染可能参与抗原的激活。可发生于外伤或手术后 5 天～56 年内，但多发生于 2 周～2 个月内。一般发病隐匿，多为肉芽肿性炎症，可为前葡萄膜炎、后葡萄膜炎、中间葡萄膜炎或全葡萄膜炎，但以全葡萄膜炎多见。临床表现为伤眼（称诱发眼）的葡萄膜炎症状持续不退，并逐渐加重，出现 KP，瞳孔缘可有小珍珠样灰白色结节。经过一定的潜伏期，另一眼（称交感眼）突然出现类似的葡萄膜炎，视力急剧下降。眼底可出现黄白色点状渗出，多位于周边部（称 Dalen-Fuchs 结节）。交感性眼炎病程长，反复发作，晚期由于视网膜色素上皮的广泛萎缩，整个眼底呈红色外观，可出现与 vogt-小柳原田综合征相似的"晚霞状眼底"。治疗不当或病情不能控制时，可出现继发性青光眼、视网膜脱离和眼球萎缩等；也可出现一些眼外病变，如白癜风、毛发变白、脱发、听力下降或脑膜刺激征等。

治疗：伤后尽早缝合伤口、切除或还纳脱出的葡萄膜组织，预防感染，可能对预防本病有益。一旦发现本病，应按葡萄膜炎给予糖皮质激素和散瞳治疗。对眼前段受累者，可给予糖皮质激素滴眼和睫状肌麻痹剂等治疗。对于表现为后葡萄膜炎或全葡萄膜炎者，则应选择糖皮质激素口服；对不显放的病例可选用免疫抑制剂。多数病例经治疗可恢复一定视力。摘除诱发眼多不能终止病程，有些诱发眼经治疗后也可获得一定视力。有关摘除伤眼眼球是否具有预防作用尚无定论。

四、注意事项

1. 球后麻醉时，注意控制麻醉药量，过量会使眶压增高，影响手术的进行。

2. 避免漏诊伤口较小的巩膜裂伤或后部巩膜裂伤。注意探查直肌下巩膜有无伤口。

3. 超声波检查：一般在初期修复巩膜切口以后及时进行，对了解眼内伤情，尤其是眼底病情的发展，指导手术处理有重要作用。

4. 眼球内异物存留：应结合外伤史进行影像学检查，以免漏诊。感染性眼内炎的诊断，对有污染或合并有眼球内异物的穿孔伤，应尽早一期取出异物及作玻璃体切除手术，应密切观察眼内感染的征象，如伤眼疼痛加重、球结膜高度肿胀、前房积脓、玻璃体内雪球样混浊团等。感染性眼内炎的早期诊断对挽救伤眼至关重要。

5. 巩膜伤口应良好对合：缝针应进入巩膜 1/2 深度，不能过深（穿透巩膜进入眼内）或过浅（对合不好或缝线撕脱），可用 5-0 ~ 7-0 缝线，进入针部位距伤口边缘 1.5 mm，伤口中无组织或血块嵌顿。

6. 角巩膜穿孔伤应首先对合角膜缘部：在切开、分离球结膜和筋膜后，先在角膜缘作一针缝合，然后分别缝合角膜伤口和巩膜伤口。

7. 应充分暴露全部巩膜伤口：巩膜裂口可能向后延伸很长，应逐步暴露缝合。如果是贯通（双穿孔）伤，一般先处理前部入口，再做 360° 球结膜切开，暴露赤道部或其后的出口。对接近后极部的较小伤口，由于暴露时难免挤压眼球，可能致使更多的眼内容物脱出，也可在初期手术时暂不处理。这类伤口可在 1 ~ 2 周愈合，在此期间可根据超声波等检查结果考虑是否再行玻璃体切除术，以防止玻璃体内纤维组织增生造成牵拉性视网膜脱离。

8. 尽可能保留那些严重的巩膜裂伤的眼球，不可轻易摘除眼球。

9. 巩膜缺损的处理：可大致按照角膜移植术的方法用异体巩膜作巩膜修补术。

第六节　晶状体外伤的处理

晶状体（lens）是一种可变屈光力的透明组织，借助晶状体悬韧带悬挂在瞳孔的正后方。眼外伤发生后，可导致晶状体悬韧带部分或全部断裂，而产生移位（ectopia lentis）或脱位（dislocation）。

晶状体处于眼内液体环境中，眼外伤致眼内环境的稳态改变，必然直接或间接地影响晶状体的组织结构，干扰其正常的物质代谢过程而形成白内障（cataract）。

一、病因

当眼球突然遭受钝挫伤，压力经房水向后传导，虹膜受压后与晶状体前囊膜接触，将瞳孔缘的色素附贴在前囊膜上，形成 Vossius 环。打击力量迫使眼球变形后，眼球中间部分矢状面直径变大，房水和玻璃体交替冲击晶状体，导致晶状体悬韧带不同程度的离断，从而发生晶状体半脱位或全脱位，半脱位表现为晶状体偏向一侧，前房深浅不一，虹膜震颤。全脱位时，晶状体如脱入前房，则前房加深，瞳孔痉挛缩小，导致虹膜睫状体炎及继发性青光眼。当晶状体脱入玻璃体腔时，伤眼变成无晶体眼，前房变深，虹膜震颤，玻璃体自瞳孔突出于前房，形成玻璃体疝，可导致玻璃体和视网膜病变。有的嵌顿于角巩膜缘或巩膜伤口处，有的甚至脱出于眼球外即晶状体丢失。当锐物、飞溅的小异物或眼球破裂伤时对晶状体的冲击伤或致晶状体囊袋破裂、皮质溢出，引起局部性或完全性外伤性白内障。

二、诊断

发生眼外伤后，视力有不同程度的下降。裂隙灯显微镜下可见晶状体前囊上相当于瞳孔圈的 Vossius 环。晶状体半脱位时，患者可能有视力下降或复视，检查可见虹膜震颤，前房深浅不一，散大瞳孔后可见晶状体悬韧带部分离断。全脱位时，患者视力下降严重，检查可见前房加深，虹膜震颤，瞳孔缩小，正常位置上无晶状体，B 型超声波扫描可在玻璃体腔或前房内发现晶状体。外伤性白内障时可见晶状体皮质混浊。如晶状体有破裂，则可在前房或晶状体前囊膜发现混浊的晶状体皮质。陈旧性的晶状体损伤可发现不同形态的外伤性白内障，结合病史，不难诊断。

三、处理

1. 轻度半脱位，瞳孔区看不到晶状体边缘，眼内改变不重，而且无自觉症状者可定期随访治疗。

2. 晶状体半脱位较重，晶状体悬韧带脱离范围大于一个象限、小于两个象限，可在植入囊袋张力环后，行白内障超声乳化手术。若晶状体脱位范围不适合超声乳化手术，先按囊内摘除术除去脱位之晶状体，后按无晶体眼装入后房型人工晶状体。

3. 晶状体全脱位，晶状体已脱入前房或嵌顿于角巩膜缘或巩膜者均应作白内障囊内摘出术。口服降压药，静滴脱水剂如甘露醇，局麻下或必要时在全身静脉麻醉下作角巩膜缘切开或扩大原来伤口，将晶状体取出，虹膜复位，伤口缝合，定期复查。6～12个月后再次门诊作全面检查，有必要及可能者，可做二期人工晶状体植入术，将后房型人工晶状体攀缝合固定于睫状沟，或巩膜层间人工晶状体攀固定，否则即应配戴角膜接触镜。

4. 晶状体全脱位进入玻璃腔者，应散大瞳孔，然后按玻璃体手术常规，将脱落入玻璃体腔之晶状体取出，前部玻璃体中有碎裂之晶状体混入时，也一并除去之。

5. 当锐器刺破晶状体前囊后穿破晶状体至晶状体前后囊破裂，引起局部性或完全性外伤性白内障。很细小异物损伤晶状体，晶状体混浊稳定为局限性静止型，对视力没有重大危害，角膜及角巩膜没有破裂。晶状体囊膜完整者，不需要手术，伤后可滴托品酰胺散瞳，每日2次，保持瞳孔轻度散大，预防发生虹膜后粘连；滴皮质激素眼液，每日4次，及时控制炎症反应，定期随访。晶状体混浊加重，再考虑手术。

6. 晶状体囊膜有较大裂口，晶状体皮质进入前房者，可立即行白内障冲洗吸出术。首先检查瞳孔是否充分散大，如不到 8 mm，则应在结膜囊内加滴托品酰胺。手术是在球周或球后麻醉下进行，在离伤口稍远的角巩膜缘后界，作长约 2 mm 的全层切开，将有小钩之截囊针伸入瞳孔区，仿现代白内障囊外摘除术，沿瞳孔 360° 圆周作放射状点刺，切开前囊膜，然后抽出截囊针，换入双管注吸针，边用 BSS 液冲洗，边吸出前囊皮质及软核。彻底清除晶状体囊的周边部，将残留的皮质清除。如有硬核，则应加大角巩膜缘切口娩出之。如果条件许可，可以考虑一期植入人工晶状体。

7. 伤眼有角巩膜裂伤、虹膜脱出、前房消失、晶状体破裂，在清洁伤口之后，前房内注入含有肾上腺素之平衡盐溶液（1：1000 肾上腺素 1 mL，平衡盐溶液 250 mL，混合而成）以恢复前房，散大瞳孔，洗去前房内之纤维素性渗出及出血。亦可用透明质酸钠恢复前房深度，保护角膜内皮，但手术之后必须吸出部分透明质酸钠，然后按虹膜章所述步骤用尼龙缝线缝合角巩膜裂伤。术前最好作裂隙灯及超声波检查，弄清楚晶状体前囊及后囊之破裂情况，有无皮质进入前房或玻璃体。如果只有前囊破裂，皮质进入前房，但后囊完整，则手术时绝对不可损伤后囊。冲洗吸出皮质方法同上节所述。如果后囊破裂，晶状体皮质进入玻璃体，则应从睫状体平部作玻璃体手术。将玻璃体切割头直达破裂的晶状体，将软性白内障吸除，如果是硬核，可用玻璃体切割头咬切或用超声乳化器乳化后，再吸出之。同时用玻璃体切割器清除进入玻璃体前部的晶状体碎裂物质，防止晶状体蛋白引起之晶状体过敏性眼内炎。其他手术步骤同前节所述，术后结膜下注入地塞米松及散瞳合剂。

8. 无晶状体眼：术前充分散大瞳孔，多次检查如果后囊仍存在，未发现后囊有破裂时，可用冲洗吸出针头再一次轻轻冲洗后囊表面，并吸出周边残余皮质。然后小心地抛光后囊表面。对存在于后囊膜上的点状线状混浊，可不必处理；或在后囊植入人工晶状体之前或之后，作 YAG 激光照射或作一长约 3 mm 的后囊膜划开，特别是后囊膜中央有略显致密混浊时。如果整个晶状体（包括后囊）都缺如，可改用后房型人工晶状体缝线固定术，利用 10-0 聚丙烯缝线将人工晶状体攀固定在睫状沟，线端埋藏在巩膜瓣下，或巩膜层间人工晶状体攀固定术。

9. 在外伤时间较久，晶状体混浊有硬核，如果不伴有严重的组织损伤，瞳孔散大良好，前房深度正常，角膜内皮细胞计数良好，可考虑超声乳化白内障摘除联合人工晶状体植入手术。

四、注意事项

1. 外伤性晶状体脱位的处理，根据病情而异，因此术前检查十分重要，包括常规检查及各种特殊检查，如双目眼底镜、裂隙灯、CT 及非接触性眼压计等。

2. 严重的角巩膜裂伤合并晶状体混浊。在急救手术时，应考虑将来能否进行二期人工晶状体植入术，应尽可能保护晶状体后囊膜。

3. 不论是严重或较轻的眼前节创伤，当合并有晶状体损伤时，均应大力控制炎症反应，保持瞳孔散大，防止虹膜后粘连，为以后的人工晶状体植入术创造条件。术后观察时间应为 6 ～ 12 个月。

4. 是否植入人工晶状体，以及一期植入还是二期植入，必须结合外眼损伤的具体情况加以确定。如果是角膜穿孔伤合并较严重的眼内其他组织损伤，估计术后会有较严重的炎症反应。可不植入人工晶状体，待炎症完全消退、组织愈合后，再根据具体情况选择合适的人工晶状体植入。如果仅仅是角膜小的线状伤口，缝合或自行闭合良好，眼前节结构基本正常，则可同期植入人工晶状体。

5. 对于可以同期行超声乳化吸出的病例，注意前房应注入足量的黏弹剂维持前房深度，特别是在伴有角膜穿通伤病例，应根据情况不断补充黏弹剂。在前囊膜已破裂的病例，如无法完成环形撕囊，也可采用开罐式截囊，但是要尽可能充分截开前囊，如果伴有虹膜前（后）粘连，截囊时应尽量将其分离。外伤时间较久，前囊膜已纤维化或钙化，撕囊或截囊困难者，也可用玻璃体切割器切除前囊。如果前囊膜破口位于中央，也可就势用囊膜剪在切口的边缘部位沿撕囊口边缘的方向做一小的剪开，然后用撕囊镊抓住剪开的游离片二次环形撕囊。超声乳化针头最后是在保持灌注状态进入前房，特别是合并角膜裂伤的病例。进入前房时超乳针头斜面向下或侧向，与虹膜平行，避免伤及虹膜或角膜内皮。超过虹膜后，再转动超乳针头使斜面向上。外伤性白内障患者大多是青壮年，晶状体核比较软，特别是伴前囊膜破裂的病例，房水浸浴使晶状体蛋白发生变性溶解，多已变得十分松软，采用低超声能量即可完成。对于 30 岁以下的皮质性白内障，甚至只需抽吸就可以完成白内障吸出。在这一点上，手术者必须有清晰的概念，切不可错误地以加大超声能量来提高效率。对于核比较硬的病例，则看采取标准的原位超声乳化，十字雕刻法超声乳化等，结合分核技术、劈核技术等，提高操作效率。用 I/A 注吸系统吸出晶状体皮质时，由于合并穿通伤伤口，因此应适当降低灌注瓶高度，以免撑开伤口，破坏前房的密闭性。同时适当的眼内压力，不致因潜在或没有被发现的后囊膜破裂扩大，而出现更为严重的问题。由于外伤性白内障发生于青壮年较多，术后后囊混浊发生率较高，因此要尽量彻底清除残余皮质，必要时作一个后囊连续环形撕囊，以减少术后后囊混浊发生。

6. 手术中，如果发现玻璃体疝或玻璃体脱出，玻璃体经后囊进入眼前节时，最稳妥的办法是作眼前节玻璃体切除术。术后，如果晶状体后囊膜保存，裂口不大于 3 mm，可作后房型人工晶状体植入术；如果裂孔较大，后囊膜不完整，则应按无晶体眼处理。

7. 应在手术前及手术后结膜下注射地塞米松及抗生素液以预防感染及炎症反应。

8. 预防出血。

9. 预防破伤风。

第七节　虹膜睫状体外伤的处理

虹膜（iris）和睫状体（ciliary body）是葡萄膜（uvea）的组成部分，位置较为靠前，易于受眼外伤所累。虹膜内有瞳孔括约肌和开大肌分布，前者受损后，瞳孔不同程度变大。睫状体分泌房水，维系眼内压并营养晶状体和角膜，因此睫状体外伤常引起眼内压降低、外伤性白内障以及角膜病变。

一、外伤性瞳孔散大（traumatic mydriasis）

【病因】

钝性外伤致瞳孔缘及瞳孔括约肌断裂，瞳孔出现不规则裂口。

【诊断】

1. 眼部钝性外伤史。

2. 裂隙灯下见：瞳孔较正常直径（3 mm）大，甚至瞳孔变形，光反射迟钝，瞳孔缘可见裂口。

【处理方法】

可给予抗炎消肿及神经营养剂治疗。

二、虹膜根部离断（iridodialysis）

【病因】

虹膜根部组织较薄，后部缺少支撑，眼球受到挫伤时，压力经房水传递，作用于房角，使角巩膜环扩大，加上压力经房水冲击虹膜根部，致使虹膜根部离断，形成半月形缺损，可出现单眼复视。

【诊断】

1. 眼部外伤史。

2. 裂隙灯下见虹膜根部离断，有半月形缺损，瞳孔可呈 D 字形。

3. 排除眼外肌麻痹，包括外伤性、神经性、内分泌性眼外肌麻痹所致复视。

【处理】

1. 术前应用镇痛药、止血药、抗生素。

2. 局部麻醉：球后麻醉及表面麻醉。

3. 虹膜根部离断处行角巩膜切口。

4. 将离断的虹膜拉至切口处。

5. 10–0 尼龙线在虹膜离断 1 mm 处做褥式缝合，两线头相距 2 mm。

6. 缝针经前房角膜缘后 1 mm 斜行穿巩膜缝合固定，两线头相距 2 mm，依次缝合直至离断消失。

三、睫状体解离（ciliary body dissociation）及睫状体脱离（cyclodialysis）

【病因】
睫状体脱离是指外伤力量致使睫状体与巩膜之间发生分离，睫状体纵行肌与巩膜突未分离，脉络膜上腔与前房不沟通。睫状体在巩膜突处造成睫状体纵行肌与巩膜突分离，前房与脉络膜上腔沟通，称为睫状体解离。但是睫状体解离与脱离都会因睫状上皮水肿使房水生成减少，同时增加回流，最终造成低眼压状态。

【诊断】
1. 眼外伤史。
2. 眼压降低。
3. 用房角镜检查可见房角变深加宽，UBM 检查可见睫状体内解离裂隙，也是确诊和确定手术范围的关键。
4. Mooney 睫状体分离分级，房角镜下：
一度撕裂（浅度）：虹膜末卷及睫状体带撕裂；
二度撕裂（中度）：睫状肌撕裂，睫状体带变宽；
三度撕裂（重度）：睫状肌撕裂加深，前房角明显加宽。

【处理】
1. 脱离范围较小，程度较轻者，可药物治疗，观察。
2. 脱离范围较大，脱离较高或有分离者，应予手术治疗。
3. 手术疗法
（1）术前常规准备。麻醉，根据患者年龄选择全麻或局麻。
（2）房角镜下确定手术的时钟位置并做好标记，确定手术切口。

（3）做以穹窿为基底结膜瓣。

（4）角膜缘后 5 mm，以角膜缘为基底的巩膜瓣，剩余深巩膜板层的 1/5 ～ 1/4，角膜缘（以深层黑白交界为标志）后 1 ～ 1.5 mm 切透深层巩膜，10-0 非吸收缝线带睫状体组织行巩膜切口的前后唇缝合。

（5）浅层巩膜瓣连续缝合，球结膜缝合。

【注意事项】

1. 常规处理同一般内眼手术。

2. 保持瞳孔散大有助于解离组织愈合。

3. 术后高眼压是手术成功的标志，高眼压可对症处理，一般持续时间不会很长。但要注意眼压变化，过高则需酌情使用降眼压药物和激素类药物。

4. 术后眼压回升不明显，多见于术前睫状体解离不明确，在可疑部位补充光凝或巩膜环扎术有时可能有效。

四、前房积血（hyphema）

【病因】

外伤所致虹膜大血管破裂而引起，可以是原发积血或继发积血。受伤时随即出血为原发性积血，受伤后 2 ～ 5 天发生的出血为继发性积血。

【诊断】

1. 眼外伤史。

2. 裂隙灯下见：少量出血，房水中仅见红细胞出现，出血较多时，在前房形成液平面。出血量的评估：根据 Oksala 的分类法，积血量占前房容积少于 1/3，位于瞳孔缘之下者为 I 级；占据前房容积的 1/2，超过瞳孔下缘者为 II 级；超过前房容积的 1/2 以上，甚至充满整个前房者为 III 级。也可按血平面在前房的实际高度的毫米数表示。

【处理】

1. 量少时多能自行吸收。

2. 积血量大或多次继发性出血者则难以吸收且容易出现继发性青光眼，使角膜内皮损害，当角膜血染，出血吸收后，角膜渐变黄白色，长期难以消退，影响视力。

3. 半卧位休息，限制眼球运动，可用止血剂、镇静剂及糖皮质激素。至于是否需要散瞳，目前仍存在争议，多数人主张使瞳孔处于自然状态，不散瞳也不缩瞳。观察眼压情况，如 5～7 天内眼压仍控制不理想，应尽早行前房冲洗术，或凝血块取出术，以避免角膜血染和视神经损伤。

4. 手术治疗

手术适应证如下：

（1）眼压 60 mmHg，使用降眼压药 72 小时无效者；

（2）眼压 50 mmHg，持续 5 天不降；

（3）裂隙灯显微镜下，角膜水肿和少量血染；

（4）眼压 25 mmHg，前房出血Ⅲ级以上，持续 6 天；

（5）前房出血为Ⅱ级，持续 9 天。

出现以上情况之一者，可考虑行前房冲洗或前房血凝块取出术。

5. 手术方法

（1）术前常规准备，常规表面局部麻醉。

（2）做 11 点位角巩膜缘切口，采用有注吸功能的系统，一边注入平衡液，一边冲洗前房血性液体至干净清亮为止，间断缝合切口。

（3）如有难以吸收的血凝块可采用组织型纤维溶解蛋白溶酶激活剂帮助清除血块；亦可采用玻璃体切割法清除血凝块，但晶状体表面的血凝块只用吸出法，不作切割，以免造成晶状体的损伤。

【注意事项】

1. 术后应用抗生素及解除睫状肌痉挛等常规处理。

2. 应用止血药物，防止再发出血。

3. 术后并发症

（1）再发出血：如发生这种情况，需立即找到出血点加以电凝止血。

（2）术后高眼压：术后早期高眼压多与房角水肿、炎症、血液降解产物阻塞房角有关，多对症处理，如前房冲洗处理，眼压基本能恢复正常；而术后长期持续高眼压通常与外伤引起的房角损害有关，两个月内尽量用药物控制，如眼压仍不能达正常水平应考虑手术治疗，如滤过手术，眼内植入物引流术（包括有或无阀门的导管植入引流装置）等，对于外伤造成滤过部位瘢痕仍有较好的作用。

第八节　眼内异物的处理

眼内异物（intraocular foreign body）引起的损伤是一种较为严重的眼外伤。异物进入眼球时形成的机械性创伤可破坏眼球不同部位的组织，异物的存留也增加了眼内感染和交感性眼炎的发生机会。眼内异物严重危害视力。术前视力在 0.05 以下者占 60% 以上，而异物取出后视力在 0.05 以下者仍有 35% ~ 50%，其中超过 30% 无光感，视力保持或恢复到正常者仅约 10%。

据统计，眼内异物的性质，以磁性异物居多，约占 78%，非磁性异物约占 22%。但近年来非磁性异物的占比逐年提高。非磁性异物中以铜质异物最为常见，其次是石、玻璃以及竹、木、骨、瓷、塑料等。

一、病因

眼球机械性外伤的各种原因皆可致眼内异物,尤其是手锤击打和爆炸引起眼内异物最常见。一切高速飞行的碎块碎屑如机床工作时产生的飞屑、电锯运行时弹起的小块锯片以及树枝、竹签、细铁丝、射钉等都是常见致伤原因。

二、诊断

1. 病史:各种原因致眼球穿通伤史。详细询问受伤状态,以初步判断是金属异物还是非金属异物,是磁性或非磁性异物,异物存在球内可能的位置。

2. 常规视力检查。

3. 通过裂隙灯显微镜、前房角镜、直接和间接眼底镜检查,明确异物大小、性质,判断异物可能存在的位置。如初步判定异物位于眼球后段,可充分散瞳,屈光间质透明时可利用前置镜尽可能查眼底,同时避免按压和接触眼球,避免增加新的创伤及污染伤口。

4. 发现异物,诊断即可明确。如未能直接看到异物,可试行寻找伤道,发现伤道后再辅以其他检查证实和定位。

5. UBM、X 线、CT、MRI、眼部超声波检查以及电磁感应、磁性试验等,有助于确定有无异物、异物的位置及制定手术方案。

6. 对于时间较长的眼外伤,还有助于发现并诊断眼内异物的并发症,如眼铁质沉着症、眼铜沉着症、虹膜睫状体炎、增生性玻璃体视网膜病变、白内障等。

三、处理

1. 经睫状体平坦部磁性异物取出术

（1）适用于睫状体扁平部附近的磁性异物，玻璃体内清晰可见的磁性异物。

（2）球后麻醉。不能配合的患者选择全身麻醉。

（3）间接眼底镜下异物定位，在巩膜表面做好标记，距标记点最近处的睫状体平坦部巩膜做切口，应用巨型磁铁在切口反复吸引，让异物慢慢吸出。缝合巩膜。

（4）切口无需透热电凝或冷凝。

2. 经玻璃体的眼内异物取出术

（1）适应证广泛，屈光间质不清，非磁性、非金属异物，异物位置靠近赤道或赤道后均可行玻璃体手术取出。

（2）常规三通道玻璃体手术切口。

（3）眼内照明下，玻璃体透明时，用异物钳取出异物后，对异物区域和通道作玻璃体切除，以防止 PVR 形成。玻璃体积血、混浊时先行玻璃体切除，异物周围形成的组织机化条索，如异物包裹，分离包裹组织，暴露异物，处理异物落点周围的组织。明确视网膜是否损伤，如视网膜有伤口则应行眼内光凝。

（4）根据异物大小确定是否扩大切口，使用异物钳取出眼内非磁性异物。磁性异物可使用磁铁吸出。根据情况眼内填充 BSS 平衡液、重水、气体或硅油。

（5）需要注意的是，取出异物手术结束时一定要再次检查有无玻璃体嵌顿或视网膜裂孔，如有，需给予相应处理。

3. 眼内窥镜下异物取出术

本法是一种新的眼科技术，与玻璃体切除联合进行。目的是通过眼内窥镜系统寻找眼内异物，其优势在于能够发现经瞳孔无法看到的异物，如睫状体冠部、晶状体赤道附件、玻璃体前部周边等处的异物。眼内窥镜分为硬质内镜和导光纤维内镜，直接观察或通过监视器观察，均能获得清晰的放大图像。

手术操作上，同常规三通道玻璃体切除术，充分切除玻璃体，经眼内窥镜观察，发现有未完全切除的玻璃体，可继续切除。看到异物后，磁力棒或异物钳进入眼内取出，多个异物可多次进入取出。

术中可同时处理眼内异物的并发症，如视网膜脱离、视网膜裂孔、玻璃体机化等，使用激光配件可完成眼内激光。

需要注意的是，为了使异物易于取出，应参照异物所在的位置选择手术切口。

术后的注意事项同玻璃体切除术。

四、术后处理

1. 球旁注射抗生素和激素，包扎术眼。
2. 术后常规每日换药。
3. 全身应用抗生素，根据全身和眼局部反应情况决定是否全身应用激素。如伴有眼内炎应联合应用广谱抗生素。

五、注意事项

1. 嵌入视神经内、生物适应性好的异物，如玻璃、金、性质稳定的合金以及进入黄斑下性质稳定的异物，伤眼视力较好者，可暂不手术取出，进行定期观察。
2. 独眼，性质稳定、不影响视功能的异物，暂不手术，定期随访、严密观察。

3. 如果具备从外路去除眼内磁性异物或磁性异物的条件和经验，可在一期缝合伤口的同时取出球内异物，如不具备上述条件，可仅缝合角巩膜伤口。

4. 如果异物大、力量强，对眼后段组织损伤重，且有较重的前房及玻璃体积血、视网膜及视网膜下出血，脉络膜及脉络膜上腔出血，此时手术不仅难以完成，还会导致更重的并发症，如视网膜脱离等。对于这类患者，一般选择推迟手术至伤后 7～10 天，此时玻璃体后脱离已部分或大部分发生，手术容易且安全。

5. 对于眼内异物合并眼内炎，在积极抗感染的同时，可立即行玻璃体视网膜手术，术中灌注液可加抗生素和激素。

6. 摘除的异物应保留于病历中归档保存。

第九节 玻璃体外伤的处理

玻璃体（vitreum）为无色透明的胶体，位于晶状体后面的玻璃体腔内，主要成分为透明质酸及胶原。眼外伤常常造成玻璃体的移位，如玻璃体疝（vitreous hernia）、玻璃体脱出（prolapse of vitreous）以及玻璃体混浊（包括出血性混浊、炎性混浊）等。

一、玻璃体疝及玻璃体脱出

【病因】
眼部的钝挫伤和锐器伤等均可致玻璃体位置的改变。
【诊断】
1. 眼部外伤史。

2. 眼部检查见玻璃体移位于前房（前房内玻璃体疝），裂隙灯观察在瞳孔缘或裂离的虹膜根部以及前房有丝状透明的球形或半球形隆起，如果合并前房积血，则血液不会下沉而掺和到玻璃体疝中，悬浮在前房，此时玻璃体疝由于被血染而清晰可见；角膜裂伤口内（角膜裂口内玻璃体疝）；巩膜裂伤口内（巩膜裂口内玻璃体疝）；从角膜或巩膜伤口脱出于眼球外（玻璃体脱出）。

【处理】

1. 角膜及巩膜裂伤口内玻璃体疝：在一期处理伤口时，对于嵌在角膜或巩膜伤口的玻璃体，应用剪刀齐平伤口表面切除并水密缝合伤口；玻璃体嵌顿于角膜伤口中，可引起角膜伤口愈合不佳以及角膜内皮损伤，需及时行前段玻璃体切割手术，将玻璃体清理干净，解除与角膜内皮接触；巩膜伤口内的玻璃体也一并彻底清除。

2. 玻璃体脱出；脱出到创口外的玻璃体应及时剪除并缝合创口。

3. 前房内玻璃体疝：少量的玻璃体疝不会产生瞳孔阻塞和房角阻塞，亦无高眼压引起的症状，有时尚可自行回退，可以观察，无需处理。大量的玻璃体疝常伴有明显的晶状体脱位，玻璃体疝入前房阻塞房角，或嵌顿于瞳孔区引起瞳孔阻滞，导致继发性青光眼。患者可出现头痛、眼痛以及视力下降等。玻璃体长时间接触角膜内皮可引起角膜内皮损伤，甚至角膜内皮失代偿；此时需要酌情行晶状体切割手术以及前段玻璃体切割手术，将前房的玻璃体清理干净，再考虑行人工晶状体植入。另外，严重的角巩膜裂伤，常常在玻璃体损伤同时伴有晶状体的损伤，形成晶状体与玻璃体的混合物，需要及时行前段玻璃体切除术予以清除，否则将形成睫状膜，以及眼内纤维变性，引起睫状体脱离及低眼压，最后导致视网膜脱离及眼球痨。

【注意事项】

1. 预防感染。

2. 糖皮质激素的应用。

3. 继发性青光眼：玻璃体疝阻塞前房角引起高眼压，局部使用药物降眼压无效，需行前段玻璃体切除手术。

4. 处理前房内的玻璃体后，使用快速缩瞳剂，观察瞳孔的运动及瞳孔缘是否有尖角变形或前房内注无菌空气观察是否气体充满前房（提示该处有骑跨的玻璃体束存在），予补充玻璃体切除，直至瞳孔变圆及运动正常为止。

二、玻璃体积血（vitreous hemorrhages）

【病因】

开放性眼外伤或闭合性眼外伤致视网膜、脉络膜及睫状体甚至虹膜的血管破裂，引起血液流入并沉积在玻璃体腔。

【诊断】

1. 眼外伤病史。

2. 有不同程度的视力障碍及黑影浮动，少量出血患者可自觉眼前黑影以及视力模糊，大量积血可引起严重的视力下降，甚至手动、光感。

3. 眼部检查：小量出血导致玻璃体轻度混浊，裂隙灯显微镜下可见血液飘浮，但常常沉积于下方，并很快与下方的玻璃体形成血丝或血块，经过一段时间后变成黄色或灰白色的机化条带；玻璃体腔大量的积血，裂隙灯显微镜下玻璃体腔可见大量的红色混浊物，瞳孔区无红光反射。大量反复积血者，视网膜前发生增生，最终导致视网膜脱离。

4. B型超声波提示玻璃体腔不同程度的积血性混浊。

【处理】

1. 体位：半坐卧位，减少活动。

2. 少量的出血不需特殊处理，一般可自行吸收。

3. 早期止血治疗：如 EACA、酚磺乙胺、和血明目片、田三七或云南白药等。

4. 降眼压治疗：眼压升高时给予派立明滴眼液、阿法根滴眼液、前列素滴眼液等局部使用，口服碳酸酐酶抑制剂以及静脉注射高渗脱水剂。

5. 保守治疗过程中发现视网膜裂孔时则需及时行激光封孔、视网膜冷冻封孔，出现视网膜脱落，则行玻璃体切割联合视网膜脱位修复术。

6. 外伤后玻璃体大量积血，往往视网膜、脉络膜有较大裂伤口，需要行玻璃体切割将积血切割干净，同时激光封闭裂孔。

7. 中少量玻璃体积血伴可疑视网膜脉络膜病灶的，经过 2 周～ 3 个月的观察，若局部病灶扩大或出现视网膜隆起，须行玻璃体切除手术，同时处理玻璃体视网膜病灶。

8. 玻璃体积血的手术时机：一般选择在伤后 2 周～ 1 个月玻璃体发生机化前行玻璃体切除手术。

【注意事项】

1. 尽可能避免伤后 1 周内手术，可减少术中动脉性出血、脉络膜渗漏的发生。

2. 玻璃体再次积血：术后再次玻璃体积血一般经过 1 ～ 2 个月保守治疗可自行吸收，对于积血不能吸收、眼压明显升高时，应再次手术，行玻璃体腔灌洗术。

3. 继发性青光眼：局部及全身降眼压治疗。

4. 晶状体混浊：在眼底情况稳定后行白内障手术。

5. 炎性玻璃体混浊：通常为眼内炎等引起，眼内炎将在相关章节中叙述。

第十节 视网膜外伤的处理

视网膜（retina）是眼球壁的最内层，是全身唯一在活体上观察血管及其分布、走行的组织，其结构复杂而精细。

锐器通过直接刺伤、穿透伤或贯通伤引起视网膜出血（retinal hemorrhage）、视网膜裂孔（retinal break）及视网膜脱离（retinal detachment）等病变。

一、外伤性视网膜出血

【病因】

眼部外伤致视网膜上的血管破裂，细小血管或大血管的破裂可导致不同程度的视网膜内、视网膜前或视网膜下出血，甚至玻璃体腔积血。

【诊断】

1. 开放性眼外伤病史。

2. 眼底可见沿血管旁有视网膜内的层间出血所致斑片状出血灶；视网膜前呈舟状出血；视网膜下呈黯红色的出血灶，出血灶前的视网膜及血管清晰可见。

【处理】

1. 对于视网膜出血，临床观察或使用止血祛瘀药物治疗。

2. 通常可在半个月至1个月吸收或消退。

二、外伤性视网膜裂孔

【病因】

锐器直接刺伤视网膜引起视网膜裂孔。

【诊断】

1. 锐器损伤病史。

2. 视网膜裂孔多发生在锐器直接作用的部位或异物着床部位。

3. 视网膜的破裂常伴有脉络膜裂伤病灶区的出血,可伴有或不伴有视网膜脱离。

【处理】

1. 单纯视网膜裂孔可行局部视网膜激光光凝离及瘢痕增殖牵引。

2. 视网膜裂孔引起的玻璃体积血,在经过玻璃体切割及激光光凝后,可形成瘢痕愈合。

3. 视网膜裂孔伴有脉络膜裂伤病灶区的出血,伴有或不伴有视网膜脱离,行玻璃体切割及激光光凝,眼内填充(无菌空气、惰性气体、硅油等),最终形成瘢痕愈合。

三、外伤性视网膜脱离

【病因】

锐器如异物等直接对视网膜的刺伤、玻璃体条索牵拉、钝挫伤等均能引起视网膜脱离。

【诊断】

1. 开放性眼外伤病史。

2. 主诉眼前幕布遮盖以及某一方位的黑影。

3. 眼部检查:屈光间质清晰时散瞳后在前置镜及三面镜下详细检查眼底,可见视网膜裂孔及视网膜脱离区。

4. B 型超声波检查：可见视网膜脱离改变。

【处理】

1. 对于单纯的裂孔源性视网膜脱离，可行巩膜外加压联合冷冻和放液术。

2. 对于穿通伤伴眼内异物，或严重玻璃体积血伴孔源性视网膜脱离，需要行玻璃体切割手术。切除混浊的玻璃体，平伏视网膜，激光封闭视网膜裂口，眼内气体或硅油填充。

4. 如果有增殖性病变，需要剥离增殖膜，严重的外伤性视网膜脱离还常常需要气体或硅油的填充。

【注意事项】

出现视网膜脱离需尽早行手术治疗。

四、玻璃体视网膜手术

严重的眼球穿通伤、贯通伤、眼内异物存留常常合并玻璃体视网膜的损伤。一期手术主要以恢复眼球的完整性为目的，一般只在可疑或已经证实眼内炎、毒性较强的眼内异物及存在角膜血染的危险的病例需一期或尽快行玻璃体视网膜手术。通常二期手术在伤后 1～2 周进行，这类患者常常眼内改变复杂，视网膜裂孔多样，视网膜脱离病情严重，增殖性玻璃体视网膜病变进展迅速。

玻璃体视网膜手术包括外路手术和内路手术两种术式，即巩膜扣带术（巩膜外加压术、巩膜环扎术）和玻璃体切除术（vitrectomy）。单纯的小范围的锯齿缘裂离或小的视网膜裂孔伴局限视网膜脱离，玻璃体无明显混浊牵引以及视网膜无明显增殖的裂孔源性视网膜脱离，患者视力尚好，可行巩膜外加压术。多发、分散的视网膜裂孔，分布于 1 个象限以上，或有广泛的严重视网膜变性可行巩膜外加压联合环扎术，或玻璃体手术同时行预防性环扎术。如果大的视网膜裂孔，锯齿缘裂离，或玻璃体混浊，玻璃体视网膜增殖较重，如果累及到玻璃体或发生了严重的视网膜裂孔和脱离，如玻璃体积血、玻璃体积脓、巨大视网膜裂孔、增殖性玻璃体视网膜病变等，则需要选择玻璃体切割手术。

（一）术前准备

1. 全身检查：检查包括血常规、尿常规、肝肾功能检查；出、凝血时间检查；传染病相关检查；血压、心、肺功能检查等。

2. 既往病史：对于血压大于 170/100 mmHg，半年内患有冠心病、心肌梗死、脑血管疾病、糖尿病、高血压、心脏病等，需对既往疾病做相应处理。

3. 眼部检查

（1）视力：裸眼及矫正视力；矫正视力低于 0.02 需检查光感、光定位及红绿色觉。

（2）角膜情况：水肿、混浊程度，伤口情况，评估角膜混浊对手术操作的影响。

（3）前房情况：前房深度，房水混浊程度。

（4）虹膜情况：虹膜前后粘连、新生血管、缺损等。

（5）晶状体情况：混浊程度，是否影响手术操作，晶状体脱位情况，选择摘除晶状体的方式是否联合人工晶状体植入。

（6）玻璃体情况：玻璃体混浊（炎性或血性）部位、程度，是否伴有纤维增殖性改变。

（7）眼底情况：视网膜变性、裂孔位置及数量、瘢痕，异物床视网膜脱离的性质、隆起程度、范围、形态，评估增生性玻璃体视网膜病变的程度等。

（8）眼压和泪道检查。

4. 特殊检查

（1）眼科 B 型超声波检查：了解玻璃体混浊性质（血性、炎性）、混浊程度，是否伴有玻璃体机化、牵引、视网膜脱离。

（2）视觉电生理检查：视网膜电图（ERG）、视觉诱发电位（VEP），客观判断评价视网膜、视神经功能有无异常，其中闪光 ERG 和闪光 VEP 在屈光间质混浊眼的视功能评价方面应用最为广泛。

（3）OCT 检查：屈光间质透明时可行，特别是黄斑区的病变。

5. 术眼滴抗生素眼液预防感染。

6. 散大瞳孔，以利于眼内手术操作。

7. 术前镇静剂。

（二）麻醉选择

1. 局部浸润麻醉：包括球后麻醉及球周麻醉，在眶外下 1/3 处注射利多卡因及布比卡因混合液共约 6 ~ 8 mL，可以维持 2 ~ 3 小时的手术。手术时间延长或患者耐受力差时可在术中追加一定量的利多卡因。

2. 全身麻醉：适合精神紧张、不合作者及小儿，在禁食 6 ~ 8 小时后施行全麻。

（三）方法

1. 巩膜外加压术（scleral buckling）及巩膜环扎术（cleral encircling operation）

新鲜的视网膜脱离，裂孔明确，范围在180°以内，玻璃体无明显的增生性玻璃体病变，或巩膜伤口瘢痕，玻璃体视网膜局限增殖牵引，可选择巩膜外加压术封闭裂孔，解除松解对视网膜牵引，或异物取出同时在异物穿通口处行预防性巩膜外加压手术。

（1）常规术眼消毒，铺无菌消毒巾，眼部贴无菌塑料膜，牢固地与睫毛及眼睑周围皮肤粘着。

（2）开睑器开睑或缝线开睑。

（3）结膜切口：距角膜缘外 1 ~ 2 mm 平行角膜缘作相应部位球结膜切开。

（4）放置直肌牵引线：钝性分离直肌，斜视钩钩取直肌，放置直肌牵引线，便于术中转动眼球。

（5）裂孔定位：间接眼底镜加巩膜压迫直视下仔细寻找所有裂孔，准确定位、烧灼标记裂孔。小的裂孔做单一的标志即可，大的裂孔则应对裂孔边缘分别做标志，大的马蹄形裂孔通常在裂孔后缘及两角做标记，锯齿缘断离者除定好两端外应在后缘做标记。

（6）冷凝封闭裂孔：封闭裂孔是视网膜脱离手术成功的关键。通过电凝、冷凝或激光使裂孔周围脉络膜产生炎症反应，造成视网膜神经上皮与色素上皮或 Bruch 膜之间的粘连而封闭裂孔。目前已普遍采用电凝封闭裂孔或冷冻封孔。可在寻找裂孔同时进行冷凝处理，根据检眼镜所见的眼底变化，冷冻可分 3 级：①轻度损伤。冷冻时脉络膜由红黄色变白，视网膜仅有轻微或看不出变化，终止冷冻后损伤灶很难辨认，组织病理发现冷冻的坏死作用达到视网膜的外界膜。②冷冻到视网膜开始变白为止，冷冻后损伤灶的白色逐渐消退，仅留下模糊的灰色水肿区。组织病理检查发现冷冻的坏死作用达到神经纤维层。③重度损伤。视网膜变白后再持续冷冻 3 秒，终止冷冻后损伤灶保持混浊。组织病理发现视网膜所有细胞包括神经纤维层全部坏死。封闭视网膜裂孔以冷冻达中度损伤为宜。

（7）放视网膜下液：并非手术必要步骤，准确的封闭裂孔，就可阻止液体从玻璃体向视网膜下流动，视网膜色素上皮则将把视网膜下液"泵"向巩膜，视网膜下液将自行吸收。如果视网膜脱离浅，视网膜下液少，可选择不放液，这样可避免放液所致的眼内出血、视网膜嵌顿、玻璃体脱出、医源性视网膜裂孔、眼内感染等并发症的发生，这样损伤小，术后反应轻，缩短了手术时间紧，提高了手术的安全性。放视网膜下液可创造脱离的视网膜与脉络膜相接触的机会，放液的好处是：①帮助定位，视网膜下液多，裂孔冷冻和定位困难，放液有助于裂孔准确定位和确定加压物的位置，尤其是后部裂孔、下方裂孔和不规则裂孔合并高度球形脱离时；②为手术提供空间：对多发裂孔、大孔、巨大裂孔常需大范围地外加压，放液可为形成宽高的加压嵴创造条件，为玻璃体腔注气提供空间。如果视网膜下液较多，视网膜呈球形隆起，影响裂孔定位冷冻，放液时机也可选择在冷冻和定位之前，这样使裂孔定位更准确，亦可展平视网膜皱褶，发现术前未发现的裂孔。放液部位应选择在视网膜下液最多并容易操作的部位，避开大的脉络膜血管、涡静脉壶腹部、避开大的视网膜裂孔，防止玻璃体通过裂孔脱出而导致嵌顿，同时也应避开冷冻过的部位，因冷冻可致脉络膜血管扩张，增加放液时脉络膜出血的危险。放液时在所选的部位做放射状切口，长约 1～2 mm，切开巩膜暴露其下脉络膜，滴少许 0.1% 的肾上腺素，用 1 mL 注射器针头，以切线方向快速穿刺脉络膜，放出视网膜下液，亦可不做巩膜切开，用 5 mL 注射器针头在放液部位切线方向快速穿刺放出视网膜下液。

（8）放置巩膜加压物：使用硅胶或硅海绵在裂孔区垫压，5/0 非吸收缝线，带有 1/4 或半圆的铲针，用有齿镊夹住直肌止端附近组织向相反方向牵拉固定眼球，缝针深度以 1/2 ～ 2/3 的巩膜厚度为宜，恰好能透见缝线在巩膜内的行径，垂直进针达到所需深度后，平行进针 3 ～ 5 mm 陡直出针，针距太短拉紧缝线时易豁开。一般采用褥式缝合固定于巩膜上，将相对应的视网膜裂孔顶起。缝线的跨度应根据加压物的宽度来决定，巩膜嵴的宽度取决于加压物的宽度，增加缝线跨度即增加巩膜嵴的高度，一般跨度比加压物宽 2 mm，形成较低平的加压嵴，宽 3 ～ 4 mm 可形成较高的嵴。根据裂孔形态、大小、范围和位置选择硅胶海绵或硅胶块的长度及宽度，决定做巩膜环扎术还是巩膜外加压术。

（9）若行巩膜环扎：将环扎带从 4 根直肌下穿过，接头放在眼底无重大病变部位，通常使用的环扎带长 120 mm，除去多余的两端即为留在眼球上的长度，一般保留 65 mm 长度。环扎带系紧后，在袖套处置缝线固定，在赤道部每个象限二直肌间做一对褥式缝线或 X 形缝线。环扎术大部分需放视网膜下液，环扎嵴的高度，取决于环扎带缩短的长度，产生 2 mm 高的嵴，环扎带必须缩短眼球周长的 15%，即大约缩短 12 mm，不能仅以眼压为结扎标准，必须观察眼底，看嵴的高度是否适中。

（10）检查眼底：间接眼底镜下观察视网膜下积液是否消退，放液点有无异常，巩膜嵴大小、位置是否合适，裂孔贴服如何，理想的位置裂孔位于加压嵴的前坡中部，如果裂孔偏离加压嵴，需要将缝线进行调整。

（11）玻璃体腔内注入消毒空气：如放液后眼压过低，用来升高眼压或暂时性推压裂孔，展平视网膜。

（12）剪除直肌牵引线，缝合球结膜。

（13）术毕指测眼压略高于正常，若眼压过高，可行前房穿刺术放出少量房水。

（14）球旁注射地塞米松。

（15）结膜囊涂阿托品、泰利必妥和典必殊眼膏。

【注意事项】

（1）出血

1）损伤涡静脉：术中分离、暴漏巩膜或缝巩膜线时损伤涡静脉，让其自行止血。缝线时应尽可能避开涡静脉，以免损伤涡静脉，如靠近涡静脉分支附近进针，应先将此静脉移开，留出一进针间隙，然后越过静脉由血管的另一侧出针，充分暴漏术野，避免涡静脉随眼球表面组织一起卷入线道。

2）脉络膜出血：穿刺针直接损伤脉络膜大血管或涡静脉壶腹部，外伤及冷冻后脉络膜血管充血、扩张、易于出血，放液后眼压过低也易致出血，术中应避免眼压过低。一般仅见放液口出处少许出血，可随视网膜下液流出；出血多时，血液会进入视网膜下或经裂孔进到玻璃体腔，不要压迫出血点，防止眼内出血，可压迫出血点对侧、提高眼内压达到止血目的。

（2）视网膜损伤

放液点选在视网膜脱离浅或无视网膜处，放液或缝巩膜线时进针过深，穿破视网膜，需予冷冻裂孔，硅胶加压处理，应拆除缝线，在穿透点外 1 ～ 2 mm 处重新做褥式缝合，使穿透点位于巩膜嵴上。

（3）角膜水肿

原因：

1）手术前消毒时消毒液进入眼内，损伤角膜上皮。

2）表面麻醉药使用过多；角膜暴露时间过长，上皮干燥混浊。

3）术中器械机械划伤角膜上皮。

4）长时间高眼压致角膜上皮水肿。

5）持续性低眼压角膜后弹力层出现皱褶。

处理：出现角膜水肿时将眼压调整至正常范围，并用棉棒水平方向轻碾或局部滴高渗葡萄糖液，改善角膜水肿，必要时，刮除瞳孔区角膜上皮，保留角膜缘以利上皮修复。

（4）眼压升高

1）未放液或放液不多的情况下行巩膜外加压或巩膜环扎术联合硅胶加压，结扎巩膜缝线时，边结扎、边观测眼压情况，看视网膜中央动脉有无搏动，询问患者有无光感。

2）玻璃体腔注气太多：注气时一手注气，另一手测试眼压高低。眼压过高可作前房穿刺，可间歇重复数次，降低眼压。

3）脉络膜上腔出血：及时关闭切口，予以止血，必要时行脉络膜上腔放血。

4）严重的葡萄膜反应予局部散瞳及应用皮质激素。

5）环扎带过紧者需松解环扎带。

（5）眼前段缺血

多发生于环扎术后，由于环扎带过紧过宽、缩短过多致睫状前动脉和睫状后长动脉受压，灌注不足或环扎带靠后，压迫多条涡状静脉致血流受阻，睫状后长动脉区域内的过度冷冻。一般发生在术后 2 ~ 5 天，主诉眼痛伴头痛，视力下降。角膜水肿，内皮皱褶，房水闪辉阳性，虹膜纹理不清，晶状体表面色素沉着，玻璃体混浊，眼底模糊，早期眼压高，晚期眼压降低，虹膜节段性或全部萎缩，白内障形成，严重者眼球萎缩。因此要及早发现，予局部和全身糖皮质激素，滴用睫状肌麻痹剂，减轻前节反应，予改善眼部血液循环药物治疗，必要时拆除或松解重新调整环扎带。

（6）冷冻相关问题

1）冷冻位置错误误伤眼睑、球结膜甚至黄斑、视乳头，应确定位置后再予冷冻。

2）冷冻过量或冷冻不足：冷冻过量可导致脉络膜萎缩，视网膜坏死，视色素上皮细胞游离进入玻璃体腔，促进增生性玻璃体视网膜病变（proliferative vitreoretinopathy，PVR）的形成，造成手术失败；冷冻不足则不能很好地封闭裂孔，达不到封闭裂孔的目的。因此冷冻剂量应达二级反应，即直视下见冷冻反应，最初脉络膜颜色由红渐变黄，最后变白，在视网膜出现白色冰斑后立即解冻，视网膜留下灰白色的水肿区。

（7）眼内感染

因加压物、缝线、手术器械污染，穿刺放视网膜下液时带入细菌，术前存在急慢性炎症性病灶未治愈等，多在术后1周内发生，出现眼痛、视力下降、眼睑水肿、结膜充血、分泌物增多，前房纤维素性渗出、前房积脓、玻璃体混浊、眼底模糊，真菌性眼内炎发病较晚，进展缓慢，症状与体征不符。出现后予全身和局部广谱抗生素，行前房及玻璃体腔穿刺取标本做细菌、真菌培养和药敏试验，玻璃体腔注万古霉素 1.0 mg/0.1 mL、头孢他啶 2.0 mg/0.1 mL，也可联合地塞米松 0.4 mg 玻璃体腔注射，依据药敏结果选用敏感药物，怀疑真菌感染要停用糖皮质激素，病情无好转及时行玻璃体切除手术。

（8）黑矇

多由环扎或玻璃体腔注气过量引起急性高眼压，术中操作不当，直接损伤视神经以及裂孔靠后，外加压物压迫视神经引起。术中及时前房穿刺降眼压，必要时松解环扎带，术毕给予血管扩张药物和神经营养药物，询问光感存在方可结束手术。

（9）继发性黄斑前膜

术前存在 PVR，术中过度冷凝，大量色素细胞游离进入玻璃体腔，术后平卧位，重力作用使游离的色素细胞沉积于黄斑部，引起黄斑前膜的发生，术后视力好转后再次下降，视物变形。检查见黄斑部视网膜玻璃金箔样反光，早期可局部使用糖皮质激素抑制前膜的发展，如视力低于 0.3，症状明显，可选择玻璃体切除手术治疗。

（10）PVR 形成

术中过度冷冻、大量色素细胞游离及玻璃体腔注气对玻璃体的扰动，促进 PVR 的发展。

【术后处理】

（1）术眼包扎，术后第二天开放点眼。

（2）全身应用抗生素：对于手术时间长、再次手术者、糖尿病患者，术后常选用广谱抗生素口服 3～4 天预防感染。

（3）全身应用激素：口服糖皮质激素，如强的松 30 mg 早上顿服 3～5 天，酌情减量，以减轻术后炎症反应。

（4）术后体位：玻璃体腔注气者，术后当日面向下体位，使气泡融合并顶压黄斑，睡觉时侧卧位，术后第二天开始使裂孔处于最高位。

（5）术后每日观察眼压、视功能（光感、光定位）及裂隙灯、间接眼底镜检查眼前段、眼底情况。

2. 玻璃体切除术（Vitrectomy）

【操作方法】

（1）聚维酮碘冲洗结膜囊：在结膜囊中滴入 1 滴聚维酮碘，以生理盐水反复冲洗结膜囊，再用蘸有聚维酮碘的棉签对睫毛根部、睑缘及内外眦部消毒。

（2）常规眼部消毒，包头、铺无菌巾。

（3）球后麻醉及球周麻醉。

（4）眼部贴膜。

（5）开睑器开睑或缝线开睑。

（6）球结膜切口：在颞下、颞上及鼻上（拟行巩膜切口处）角膜缘后 1 mm 左右的球结膜做放射状切开，每个切口的长度 3 ～ 4 mm，或做角膜缘的 L 型结膜切开。

（7）三通道巩膜切口：巩膜切口在有晶体眼距角膜缘后 3.5 ～ 4.0 mm 处；无晶体眼及拟行晶体摘出眼或人工晶体眼位于角膜缘后 3 mm；婴儿或有视网膜前移位的眼巩膜切口应更靠前。穿刺刀平行角膜缘朝向玻璃体腔的中央刺入，在瞳孔区看到穿刺头后退出。颞下、颞上及鼻上 3 个切口，上方两个切口分别进入切割头和导光纤维，两切口夹角以大于 120° 为宜。

（8）放置灌注头：颞下切口放置眼内灌注针头，7-0 或 8-0 可吸收缝线在穿刺口做一 "8" 字形预制缝合，灌注管的选择在有晶体眼选用 4 mm 的短灌注头，在无晶体眼，拟行晶状体摘出眼或人工晶体眼，有脉络膜增厚，睫状体平坦部被致密血膜、炎症细胞或纤维组织覆盖以及有睫状体脉络膜脱离的情况下可选择 6 mm 的长灌注头插入，婴幼儿选用 2.5 mm 长的灌注头。放置前先放出少量灌注液以排除灌注管内的气体，灌注管的斜面垂直插入巩膜穿刺口，然后将 "8" 字形的预置缝线做活结结扎，在明确灌注管在玻璃体腔而不是在脉络膜下腔或视网膜下时开通灌注管。

（9）缝角膜接触镜环，放置角膜接触镜或使用广角镜系统：常规 20 G 玻璃体切割手术需要缝角膜固定环，以利术中各种接触镜的放置，以及眼底后极部和周边部的检查及手术操作。目前较为流行的是使用非接触广角镜系统，可以看清更周边的眼底，尤其适合角膜条件不好的外伤患者，并且节省了缝合接触镜的时间。

（10）双手配合，眼内照明必须与优势手的器械配合，置入导光纤维和玻璃体切割头，通常先插入导光纤维，后插玻璃体切除头，手术结束后先撤玻璃体切除头，后撤光导。分辨清楚玻璃体及眼内组织结构后开始切除玻璃体，可采用直接照明、间接照明或后部反光照明法来分辨眼内组织结构。经典的玻璃体切割方法是先切割晶状体后方中央部位的玻璃体，然后是后极部视乳头及黄斑部位的玻璃体，最后到周边及锯齿缘部位的玻璃体，即切割的顺序是由中轴部到后极部，最后是周边部。另一种反经典的方法是由周边部到中轴部，即先切割锯齿缘部位及周边部的玻璃体，然后再切割中轴及后极部的玻璃体。即由中央向周边，或由周边向中央的切割。

（11）根据眼内填充物的不同及疾病的性质决定玻璃体切除的范围。如轻度玻璃体积血，即局限的视网膜裂孔上的血管破裂引起的轻度玻璃体积血，以及轻度穿通伤或贯通伤引起的玻璃体条带，由于玻璃体大部分透明，在将局部病灶处理后，如切割局部混浊的出血机化带及激光封闭病变区后，不需要行其他部位或完全的玻璃体切割手术。玻璃体切除范围可以是前玻璃体切除、中轴部玻璃体切除、次全玻璃体切除、全玻璃体切除（包括周边部和基底部玻璃体）。

（12）剥除视网膜增殖膜：外伤后，在玻璃体及视网膜前后会发生细胞及纤维组织增生，增殖膜的形成。增殖膜的牵拉导致视网膜脱离及视力严重下降，是外伤后发生视网膜脱离及术后视网膜脱离复发的原因之一。视网膜的前膜表现为视网膜前的条状、星状、片状膜性物以及形成的视网膜固定皱褶等，而视网膜下膜多表现为晾衣绳状、餐巾环状、弥漫增生状外观。并非所有的视网膜前膜和下膜需要处理，细小的增殖膜所形成的牵引作用小，在视网膜裂孔封闭良好的情况下，不会引起视网膜脱离的发生，可不予处理。如果增殖膜引起视网膜不能复位，则需要将膜剥除，应以尽可能去除存在的膜。视网膜前膜可通过玻璃体切除头、膜镊或膜钩剥除；而视网膜下膜则需要通过视网膜裂孔或视网膜切开，暴露增殖膜后再进行膜剥除。

（13）视网膜切开：对于视网膜短缩者应电凝后行视网膜切开松解视网膜，视网膜切缘行 3 ~ 4 排激光光凝。

（14）视网膜切除：存在周边视网膜增厚、机化皱缩成团块不能展平者应电凝后行视网膜切除。

（15）脉络膜视网膜切除：巩膜破裂口周 1 ~ 2 mm 的防火道式的脉络膜视网膜切除。

（16）清理脉络膜下积血和视网膜下积血。

（17）眼内激光光凝：视病情需要行眼内激光光凝，用于封闭视网膜裂孔、视网膜变性、视网膜脉络膜裂伤灶以及闭塞血管等。

（18）眼内填充：视病情需要于术终填充 BSS 液、惰性气体、硅油，具体的使用还因患者的情况和医生的经验而定。通常在没有视网膜脱离和裂孔的玻璃体切割术后，BSS 保持在玻璃体腔或简单的气液交换后空气填充即可。有视网膜脱离及裂孔的患者，玻璃体基本切割干净，视网膜平复良好，裂孔激光封闭到位，可以行长效气体的填充。对于玻璃体和视网膜脉络膜外伤严重，视网膜裂孔巨大，严重的 PVR，复发性视网膜脱离以及眼内炎等则是硅油填充的指针。此外，由于角膜混浊使得玻璃体未完全切割干净，术中发现视网膜平复欠佳，激光封闭裂孔欠理想等情况下，可填充硅油作为过渡，等待角膜恢复透明后再行第二次视网膜复位及激光封闭手术。这也是一些严重的外伤性玻璃体视网膜病变，需要 2 次以上手术的原因。

（19）7-0 或 8-0 可吸收缝线缝合巩膜、结膜切口。

（20）球旁注射地塞米松。

（21）结膜囊涂阿托品眼膏、泰利必妥眼膏和典必殊眼膏。

3. 微创玻璃体切除术（minimal invasive vitrectomy）

随着玻璃体视网膜显微手术的进展，已向微切口、高切速方向发展。目前玻璃体切割器械的口径已由 20 G 到 23 G/25 G，现在还有尝试 27 G 玻璃体切割。微创玻璃体切割最大的优点是巩膜切口小，无需缝合和省时，而且由于套管的插入，玻璃体从切口脱出嵌顿的情况发生少，由于反复进出巩膜穿刺口而造成的周边部裂孔或锯齿缘裂离也较少发生。目前除了严重的复杂眼外伤及球内异物外，23 G 微创玻璃体切除手术已广泛应用在眼外伤手术中。

（1）插入巩膜套管：一手用显微有齿镊将结膜水平移位 1 ~ 2 mm，另一手持带有套管的穿刺针，针尖平面与巩膜平行，针杆与角膜缘平行，先以 30° ~ 40° 角的切线方向刺入巩膜内，一直到达套管的前端，然后转向垂直或略为倾斜的方向向眼球中心刺入眼球内。稍加大压力并旋转手柄，帮助套管进入眼内，撤出穿刺针，将套管留在穿刺口内，在颞上、颞下、鼻上各置一套管。

（2）颞下方套管置入灌注管，鼻上方、颞上方套管插入玻璃体切割头或导光纤维。

（3）行玻璃体切除（具体见玻璃体切除部分）。

（4）切口处理：检查完毕后取出 23 G（或 25 G）管套，使用棉签轻压巩膜切口使其闭合，最后取出 23 G（或 25 G）灌注管，拔出套管后如果出现伤口漏，术后还需缝合 1 ~ 2 针。

【注意事项】

（1）切口问题

巩膜切口过小，器械强行进入，可引起睫状体平坦部脱离，反复牵拉其周围的玻璃体易导致锯齿缘离断等医源性裂孔；巩膜切口过大，术中出现玻璃体溢出、灌注液外溢，眼压难以维持稳定，气液交换时气体自切口外溢，难以进行完全的气液交换；巩膜切口偏后会损伤锯齿缘和视网膜，导致视网膜裂孔和视网膜脱离；切口偏前可引起虹膜根部离断，损伤睫状突引起出血，操作中易损伤晶状体。

（2）灌注头选择长短不合适

灌注管过短可进入视网膜下或脉络膜上腔，导致视网膜脱离或脉络膜脱离；灌注管过长可直接损伤晶状体赤道部或后囊膜。

（3）晶状体损伤

术中器械操作不当，可损伤晶状体。若晶状体混浊影响手术或预计术后晶状体混浊加重影响观察，术中同时进行晶状体切割或晶状体粉碎。

（4）角膜混浊水肿

术前频繁滴用表面麻醉药，消毒时消毒液进入眼内灼伤角膜，术中长时间高眼压，手术时间过长，联合手术时晶状体粉碎，超声乳化及无晶状体眼反复气液交换都会引起角膜混浊水肿。术中应将眼压调整至正常范围，并用棉棒水平方向轻碾或局部滴高渗葡萄糖液，暂时改善角膜水肿，必要时刮除瞳孔区角膜上皮，保留角膜缘以利上皮修复。

（5）术中瞳孔缩小

术中灌注瓶高度不够，巩膜切口过大，眼内液外溢引起的持续低眼压，晶状体手术及前段玻璃体切除刺激虹膜，手术器械反复进出刺激睫状体都可引起术中瞳孔缩小。术中注意控制眼压，予 1 : 1000 肾上腺素滴入结膜囊或结膜下注射少量肾上腺素，无效则采用虹膜拉钩扩瞳。

（6）虹膜损伤

切割晶状体时玻璃体切除头方向不要朝向瞳孔缘，虹膜后的晶状体囊膜可用囊膜镊夹除或夹至瞳孔区切除；做6 点虹膜周切口时，可用虹膜镊夹住 6 点位瞳孔缘向瞳孔区牵拉，暴露虹膜根部后再行切除可避免损伤虹膜。

（7）医源性视网膜裂孔

靠近视网膜切割时，玻璃体切除参数调为高切割速率低吸引力，切割头运动幅度小，平行视网膜切割，可用导光纤维适当压住活动的视网膜帮助切割，视网膜脱离时切割周边视网膜可注入少量重水压住后极部活动的视网膜，减少误切视网膜的机会。

（8）脉络膜损伤

术中切开视网膜及处理视网膜下膜时，眼内器械不要进入过深，若视网膜切开范围大于 90°，应翻转视网膜直视下操作；局部切开剥离视网膜下膜时，应紧贴视网膜内面操作。

（9）重水相关问题

充分剥除视网膜前膜、视网膜下膜及裂孔周围牵拉后注入重水，界面不要超过灌注头高度，气重水交换或硅油重水交换时，笛针应先放在灌注液内，吸净眼内液后再伸入重水内吸出重水，避免重水残留及进入视网膜下。进入视网膜下的重水要用笛针排除，若裂孔靠周边，需在后极鼻上方造孔吸出重水，少量重水残留，可不必处理，待取硅油时一并取出。无晶状体眼，术后坐位前房穿刺取出，如果残留较多，液面达视盘外 3 PD，需手术取出。

（10）气体进入脉络膜上腔或视网膜下

注射针头尚未进入玻璃体腔内即注气，可导致气体进入脉络膜上腔或视网膜下，从瞳孔区可见高度隆起的脉络膜或视网膜，应立即在相应部位做巩膜穿刺或切开，同时向玻璃体腔内注气，靠压力差排出气体。

（11）硅油填充相关问题

由于晶状体悬韧带断裂或人工晶状体后囊破裂导致硅油进入前房，视网膜未复位，受牵拉的大裂孔，灌注头外移到视网膜下均可发生硅油进入视网膜下。前房小滴硅油可不必处理，在二次取硅油时同时取出，若硅油量多、形成液面，可用黏弹剂将硅油赶出，术后保持俯卧位。视网膜下的硅油，可通过重水或气体，采取适当体位自原裂孔处排除，必要时做视网膜切开排除。

（12）眼内光凝相关问题

视网膜未完全贴附时，激光能量过强，可导致视网膜坏死，筛状小孔形成，因此必须在视网膜完全贴附的情况下予以光凝。激光能量应从小剂量开始根据视网膜的反应加以调整。激光时避开视网膜血管和新生血管，做全视网膜光凝应先明确黄斑、视盘的位置，在其外 2 PD 处开始向周边进行播散性光凝。

（13）术后炎症

术后的炎症反应包括无菌性炎症反应及病原菌感染引起的炎症反应。无菌性炎症反应为手术的刺激后发生的葡萄膜炎反应，表现为眼部充血、KP+、前房纤维素性渗出及膜状物覆盖。这种炎症反应在儿童及青少年或眼内炎的病例尤为严重。治疗与葡萄膜炎一样，全身及局部激素使用及扩大瞳孔是最重要的治疗手段。术后由细菌或真菌感染引起的眼内炎的发生极少，但后果严重，一旦出现，视情况行玻璃体腔注药术及再次的玻璃体切割手术。

（14）继发性青光眼

睫状体水肿，房水分泌增加，注入硅油或膨胀气体过量，虹膜周切口阻塞，硅油乳化滴阻塞小梁网，术后散瞳、俯卧位诱发青光眼，环扎带过宽过前使晶状体虹膜隔前移，长期滴用激素眼水，眼内出血引起瞳孔阻滞、血细胞阻塞房角和小梁网等均可导致继发性青光眼。查找原因，解除原发病灶，同时使用全身局部降眼压治疗。对于硅油、气体过多应放出多余的硅油及气体，虹膜周切口闭塞可行前房穿刺拨开或激光切开，大量玻璃体腔出血不能吸收，可行玻璃体腔灌洗术，对于眼压持续升高不降者，可行睫状体光凝术或小梁切除等滤过手术。

（15）玻璃体积血

外伤早期视网膜、脉络膜组织充血，手术易致出血，术中损伤新生血管、纤维膜或牵拉视网膜血管也会导致玻璃体出血；后期出血多见于纤维增生，新生血管复发或虹膜新生血管。查明出血原因，对出血病灶补充视网膜激光光凝。

（16）视网膜脱离和视网膜脱离复发

复发性视网膜脱离的原因多由于新产生的视网膜裂孔如医源性裂孔、视网膜裂孔没有封闭完全；视网膜前膜或下膜的增殖，如未完全剥离或新产生的增殖膜等。根据视网膜脱离的范围，裂孔的大小、部位，视网膜增生情况，选择行巩膜扣带术或玻璃体手术。

（17）术后低眼压

发生的原因是脱离的视网膜脉络膜未完全复位；严重的睫状体损伤，如睫状膜形成或睫状体萎缩，使房水产生受损；伤口渗漏等。一般来说轻度的眼压减低如9～10 mmHg，眼底视网膜平复，可观察，无需处理；中度的眼压降低，如6～8 mmHg，需要查明有无睫状体的受累或视网膜脉络膜脱离、或视网膜脉络膜缺损等情况存在；过低的眼压（如低于 5 mmHg）需明确是否由于伤口漏，眼内填充物如硅油或气体的渗漏，以及严重的前部 PVR 或睫状体受损等。过低的眼压对于视神经、视网膜、角膜内皮等功能将产生严重的影响，及时正确处理、恢复眼压是挽救视功能及眼球的重要措施，所以对于低眼压要有足够的重视。

【术后处理】

（1）术后常规每日换药，3 天后开放点眼。

（2）全身应用抗生素：术后常选用广谱抗生素口服 3～4 天，对于眼内炎、眼内异物取出、手术时间长、再次手术者、糖尿病患者，术后应静脉使用抗生素。

（3）全身应用激素：根据病情予静脉或口服糖皮质激素，如地塞米松 10 mg 静脉注射或强的松 30 mg 早上顿服 3～5 天，酌情减量，以减轻术后炎症反应。

（4）术后体位：填充气体、硅油后需保持面向下体位，每天维持 12～16 小时，持续 5 天，之后可俯卧位、侧卧位交替，避免仰卧位。

（5）术后应特别注意观察眼压和视力变化，如眼压升高、光感减弱或消失，应立即分析原因，采取相应措施紧急处理。

（6）注意观察裂孔是否闭合、视网膜是否复位和视网膜下液是否吸收等情况。

（7）对无晶体眼术中应用膨胀性气体或硅油填充时，术后避免应用散瞳剂。

（8）每日行眼压、视功能（裸眼视力、矫正视力、光感、光定位）、裂隙灯显微镜及前置镜检查眼前段及眼底情况。

【手术禁忌证】

（1）外伤后眼球萎缩

（2）确认已无视功能存在。

（3）视网膜卷曲成团、僵硬、无法打开者。

（4）全身情况太差无法耐受手术者。

第十一节　眼眶及视神经外伤的处理

一、眼眶外伤

（一）眼眶软组织挫伤（orbital soft tissue contusion）

【病因】

撞击、交通事故、拳击、体育活动等致伤眼部，造成眼眶神经、血管、脂肪、肌肉和骨膜等的损伤，临床上称为眼眶软组织挫伤。病理上有一系列的改变，首先突然的剧烈冲击力使微小血管和毛细血管发生收缩，继之出现持续性扩张，血管的通透性增加，血液成分漏出，浆液和纤维蛋白外渗，于是出现组织水肿，甚至形成小出血点。

【诊断】

1. 眼部有外伤史。

2. 主诉伤后眼睑不能开大、复视、视力下降、疼痛，甚至恶心、呕吐。

3. 眼部表现为眼睑肿胀、结膜水肿、眼球突出、眼外肌不全麻痹，等等。如伤及视神经，可表现为视力严重下降或视力丧失、瞳孔直接对光反应消失而间接对光反应存在。眼底可正常。

【处理】

1. 早期可冰敷，48小时后热敷。

2. 应用止血剂，后期可加用活血化瘀类中成药。

3．为了减轻组织肿胀、促进功能的恢复，可酌情使用脱水剂和糖皮质激素。

（二）眶内出血（intra orbital haemorrhage）和眶内血肿（in-traorbital hematoma）

【病因】

外伤导致眼眶内软组织血管的破裂、眼眶骨折、颅底骨折等，血液进入眶内软组织和眼睑组织称为眶内出血。出血量多时即形成眶内血肿。一些有血液系统疾病、出凝血功能异常者，发生眶内出血和眶内血肿的机会大，程度上也更严重。

【诊断】

1．有眼部外伤史。

2．眼部有典型的体征：眼睑淤血肿胀、眼球突出、眼球运动受限以及疼痛、恶心、呕吐、视力改变或丧失。

3．影像学检查：眼科 B 型超声波扫描、CT、MRI 等均有助于诊断。

4．诊断性穿刺发现陈旧性血液可明确诊断，且有利于降低眼眶内压力。

【处理】

1．少量的出血和较小的血肿，无明显症状和体征者，多可自行吸收。早期可冰敷和加压包扎，48 小时后可行热敷，或应用活血化瘀中成药和其他促进吸收的药物，以促进出血的吸收。

2．予以止血药，防止继发性出血。

3．使用脱水剂、糖皮质激素以减轻组织肿胀和降低眼眶内压力。

4．必要时，在超声引导下行穿刺抽出积血，或切开引流，以尽快降低眶内压，解除血肿压迫，有助于视力恢复。

（三）眉弓及眶缘皮肤裂伤

【病因】

刀、剪、玻璃片、木棒、树枝等导致眉弓及眼眶部的皮肤裂伤。临床上较多见。

【诊断】

1. 有明确的外伤史。

2. 局部有典型的体征：眉弓和眶缘部的皮肤有伤口，邻近组织可有或无肿胀。

【处理】

1. 局部检查

（1）伤口范围、深度及眼睑功能。

（2）检查视力、眼球转动情况和有无裂伤。

（3）裂隙灯显微镜下检查前房有无房水闪辉和出血等异常。

（4）视力有改变者必须检查眼底。

2. 清创缝合

（1）碘伏或安尔碘消毒皮肤，2% 利多卡因局部浸润麻醉。

（2）生理盐水冲洗皮肤表面异物和清洁皮肤。

（3）用过氧化氢溶液（双氧水）清洁伤口，探查深部伤口内有无异物存留。

（4）剪除坏死或污染严重的组织，尽可能保留皮肤组织。

（5）6-0 丝线自骨膜、肌肉、皮下组织及皮肤分层间断缝合，不留死腔。有条件者皮肤可用 7-0 整形缝线缝合。

（6）皮肤用消毒液消毒后包扎。

【注意事项】

1. 对位缝合，注意伤口内勿夹杂毛发。通常情况眉毛不需刮除。

2. 骨膜和内、外眦韧带是组织重要的附着点，如果组织自该处剥离或断裂会严重影响眼睑外观，应将该处组织与骨膜或韧带缝合。骨膜撕脱必须将骨膜对位缝合。

3. 对断开的组织应尽量对位缝合，以最大程度地恢复其原有的功能。

（四）眼眶骨折（orbital fracture）

【病因】

头面部受到暴力打击导致。常见于交通事故、钝器打击、坠落、拳击、体育运动、劳动事故等。致伤因素直接作用于眶缘，可致眶缘发生开放性、粉碎性骨折，常累及多个邻近的骨骼。如果发生眶顶骨折即前颅凹的颅底骨折，骨折会累及额骨的水平部分和筛骨的筛板，出血进入眶内，向前弥散到眼睑皮下和结膜下，导致眼睑皮下和下方球结膜下紫黑色淤斑。出血量大时可形成眶内血肿，出现眼球前突和运动障碍等。有时致伤物从正面直接打击眼睑和眼球时，眶压突然升高使眶内下壁、筛骨纸板发生骨折，眶内容物可疝出或嵌顿于骨折处，而眼球鲜有受伤。

【诊断】

1. 眼部明确的外伤史。

2. 一般不难作出正确诊断。

（1）眼睑及眶周皮肤淤血、水肿及裂伤，范围及程度较重。

（2）皮下气肿是提示眶骨骨折的有力证据。

（3）上睑下垂，提示提上睑肌损伤。伴除外外展神经损伤的眼球转动受限即可确诊为动眼神经损伤。

（4）眼球突出，提示因骨折造成眶内出血，伴有眼球固定考虑为眶上裂部位骨折、水肿导致的眶上裂综合征，同时伴有视力丧失考虑为眶尖部组织水肿压迫所致的眶尖综合征。

（5）眼球内陷提示眶内肌肉或软组织脱入副鼻窦内等。

（6）复视、斜视或眼球转动受限，提示可能有眼外肌嵌塞或损伤。

（7）视力：急剧下降、光感或无光感，提示眶内组织水肿压迫视神经或视神经管骨折损伤视神经。

（8）瞳孔检查：视神经受压迫导致的视力严重下降可出现瞳孔散大和直接对光反射减弱或消失。

（9）X线片初步检查骨折情况。

（10）CT可详细检查眶壁、视神经管骨折情况及肌肉和眶内组织出血、水肿和嵌塞等情况。

【处理】

病情轻、眼球位置正常、运动不受限、无视力下降或复视时，可观察。手术的目的是复位组织和恢复功能。根据需要选择局部麻醉或全身麻醉。

1. 止血、脱水和消炎：对于眼睑及眼眶水肿明显者应立即给予止血药和脱水治疗，同时静脉滴抗生素和少量激素消炎和减轻水肿。

2. 外眦切开或开眶减压：对于眶内组织高度水肿，视力急剧下降者应急诊行外眦切开或开眶清除血肿和止血，必要时放置引流条。

3. 骨折复位及修补：与骨膜和肌肉相连的骨片应保

留，撕裂的骨膜应尽可能缝合并将破碎的骨片相应对位修复，游离的骨片应去除，以防形成死骨。不能修复的眶壁可用人工合成材料替代，如羟基磷灰石、硅片等，并植于骨膜下。骨膜不完整时介于骨壁和肌肉之间填充脂肪组织，以免手术后造成肌肉粘连。

4. 肌肉及软组织复位：因骨折造成眼外直肌断裂或嵌塞，应尽早手术缝合断裂的肌肉或使嵌塞的肌肉复位，组织水肿严重时待水肿消退后手术，眶软组织可择期手术。

5. 脑脊液漏处理：轻度脑脊液漏经加压包扎、降低颅压、抬高头位及抗炎治疗后逐渐愈合，不能愈合者需手术缝合硬脑膜，必要时可用周围组织如帽状筋膜、颞筋膜、骨膜或阔筋膜等加固修补。

【注意事项】

1. 鼻腔或眼眶内流出清亮水样液体，要考虑是否存在脑脊液漏，收集流出液，进行糖定性检查，阳性即可确诊。

2. 考虑合并颅内感染时，行脑脊液检查，含大量白细胞，细菌培养阳性可明确诊断。

3. 出现恶心、呕吐除眶压增高可引起之外，要排除可能同时伴有颅内出血等高颅压情况。

4. 合并眼球破裂伤应先缝合眼球裂伤，对眶组织出血水肿明显者待水肿减轻或消退后再择期（1个月左右）修复眶骨骨折。

5. 单纯眶骨骨折而没有影响眼球运动等功能，原则上不予处理。

（五）眶内压升高的处理——眼眶减压术（or-bital decom-pression）

轻度的眶内眼升高，对视功能无影响者，通过应用高渗脱水剂、糖皮质激素等处理眶内压逐渐下降，无需手术处理。如眶内压升高剧烈，对视功能造成或可能造成影响者，则需行减压术。

【诊断】

1. 眼球结膜淤血、高度水肿。

2. 角膜水肿，视力急剧下降。

3. 眼球突出、眼球运动受限或固定。

4. B型超声波检查可见眶内低回声区。

5. CT显示眶内积血。

【处理】

在全身麻醉下进行。

1. 轻度眶压升高可行外眦切开。

2. 沿颞侧眶缘弧形切开皮肤、骨膜，分离外侧眶骨，打开外侧眶壁，切开眶隔。

3. 清理眶内凝血块，电凝止血。

【注意事项】

1. 对于眶压升高应尽早行外眦切开，必要时果断行开眶减压，避免造成视神经不可逆损害。

2. 同时给予止血药物和脱水药物治疗。

二、视神经损伤（optic nerve injury）

【病因】

额部受到剧烈撞击后，力量沿轴线传递至前颅凹底部，导致视神经损伤。

1. 颅底骨折或视神经管骨折，骨折片直接损伤视神经。

2. 视神经水肿、视神经管或视神经鞘内出血压迫视神经。

3. 提供视神经营养的血管破裂或受压堵塞。

4. 视神经本身发生挫伤。

【诊断】

1. 额部直接受伤史。

2. 主诉受伤侧眼视力减退或失明。

3. 检查

（1）受伤侧眼直接对光反射消失，间接对光反射存在（ARPD）；当双侧视神经受损时表现为瞳孔对光反射与近反射不一致，近反射比对光反射更灵敏。

（2）受伤侧眼视野缺损。

（3）眼底：视神经球内段受损可见视网膜中央动脉阻塞及视网膜出血等表现；视神经球后段损伤时，眼底无明显，伤后2周左右可出现视神经萎缩表现。

（4）CT显示视神经水肿增粗，视神经骨管完整或出现骨折。

【处理】

1. 伤后8小时内，大剂量应用糖皮质激素（如甲基强的松龙）。

2. 激素治疗无效、有明显视神经管及其周围骨折且视功能逐渐恶化时，应尽快在全身麻醉下进行视神经管开放减压手术以解除视神经管骨折片对视神经的直接损伤或挤压、减轻视神经水肿、清除视神经管或视神经鞘内出血。

3. 视神经管减压术（optic canal decompression）

（1）经眶内筛蝶窦入路：沿眉弓向内下做皮肤切口，

分离眶内侧壁骨膜。凿开鼻骨，打开筛窦，去除纸样板，暴露蝶窦。辨认视神经管外侧壁，用微型钻切开骨壁，再用显微刮匙切开骨壁，再用显微刮匙使切开的骨壁与视神经分离。去除碎骨片，切开视神经鞘膜。

（2）经鼻内窥镜鼻内筛窦入路：鼻内窥镜经鼻腔到达筛蝶窦，小范围切开筛蝶窦和纸板，去除视神经管壁。

（3）经颅入路：沿发际切开头皮，钻开颅骨，用脑压板沿硬脑膜向前分离至视交叉前的视神经骨管的颅内开口，打开视神经管的上壁。

【注意事项】

1. 手术应尽早实施，通常在伤后3天内进行，受伤7天后一般效果极差。

2. 经眶内筛蝶窦入路手术野暴露不佳，损伤较大，术后局部水肿明显。经鼻内窥镜鼻内筛窦入路视野清晰，可直接到达手术部位，对周围组织损伤小，并且对眼球无压迫作用，是视神经管减压手术的最佳方法。

3. 伤后昏迷或失明者，若不伴有视神经管骨折，不必手术治疗。

4. 术后给予高渗剂和糖皮质激素有助于减轻因损伤和手术造成的水肿。

5. 预防性使用抗感染治疗。

6. 应用神经营养剂及血管扩张剂。

7. 经手术治疗后，数日内视力即可恢复或提高，但仍可能发生进行性视神经萎缩，因此必须严密观察，及时调整治疗方案。

第十二节　其他眼外伤的处理

介绍处理眼外伤患者常用的两个破坏性手术。应严格掌握手术适应证，谨慎决定。

一、眼球摘除术（ophthalmectomy）

眼球摘除术是一种破坏性手术。在摘除眼球前，必须以认真负责的态度，根据眼部的具体情况，从多方面作慎重考虑，并严格掌握其适应证。加强术前与患者及其家属、单位领导等的沟通，签署知情同意书。

【绝对适应证】

1. 已无复明希望，且明显变形或缩小的眼球。

2. 已无复明希望，且长期有炎症刺激或绝对期青光眼，给患者造成痛苦。

3. 眼内有原发性恶性肿瘤，不能用其他方法治疗，或用其他方法治疗无效，必须连同眼球一并摘除；如眼内患有继发性恶性肿瘤（转移癌），伴有继发性青光眼或慢性炎症刺激、疼痛，用保守治疗无效，为解除痛苦，患者及其家属要求摘除；或找不到肿瘤原发灶，为明确诊断而需要摘除患眼。

4. 眼睑或结膜恶性肿瘤，已明显侵犯眼球，必须连同眼球一并切除才有可能根治者。

5. 眼球破裂伤，眼内组织严重破坏或脱失，已无复明希望，且眼球明显变形者。

6. 穿破性眼球外伤，虽经积极治疗，外伤性葡萄膜炎已无法控制，产生交感性眼炎的可能性极大，且伤眼无视力，他眼是健康眼，则伤眼可考虑摘除。

7. 严重的眼内感染，视力丧失，用药不能控制，并有向眼球外扩散的可能，或日后眼球不可避免萎缩者。

【相对适应证】

下列情况之一，应反复慎重考虑，方可决定是否摘除眼球。

1. 双眼患视网膜母细胞瘤,如果较严重的患眼用保守疗法难奏效,而另眼瘤体较小者,严重眼可予摘除,另眼则采用保守疗法积极治疗。只有在一切保守疗法均无效,肿瘤继续增大,有向眼外侵犯或转移的可能而威胁生命时,才可考虑摘除另一眼。

2. 独眼的眼外伤,或双眼同时严重的眼外伤患者,除有潜在重大危险或痛苦者外,均应尽力进行修补及治疗,直到最后视力丧失不能保持眼外形或解除患者痛苦时,方可考虑摘除眼球。

3. 一眼虽为严重外伤,但他眼为弱视或存在致盲危险眼病的患者。

4. 因外伤致眼内严重出血,临床检查视力无光感,但视诱发电位(VEP)与视网膜电图(ERG)显示视功能并非完全丧失者,应作较长期观察与治疗,不要轻率决定摘除眼球。因部分这种病例日后出血吸收或施行玻璃体切除术后,有可能恢复部分视力。

【手术禁忌证】

1. 有光感的外伤眼为相对禁忌证。

2. 眼内炎及眼眶蜂窝织炎。

【术前准备】

1. 详细检查患眼及对侧眼情况,明确手术是否是必需的。经患者及其家属签署知情同意书后方可手术。

2. 严格核对患者及被摘除眼别,特别是儿童及全身麻醉患者。

3. 滴抗生素眼液,预防感染。

【麻醉选择】

1. 球后麻醉。

2. 不能配合的患者选择全身麻醉。

【方法及步骤】

1. 切开球结膜，角膜缘外 2.0 mm360° 剪开球结膜，分离筋膜组织至球后。

2. 四直肌预置缝线后剪断。

3. 剪断视神经。

4. 摘除眼球后立即用热盐水纱布压迫止血。

5. 相对应眼外肌对端打结。

6. 缝合筋膜和结膜。

7. 结膜囊填塞凡士林油纱，涂抗生素眼膏，加压包扎。

8. 摘除眼球一定要行病理检查。

【术后处理】

1. 全身应用抗生素。

2. 术后第 2 天换药。

3. 术后 5 天结膜拆线。

二、眼球内容剜除术（eye evisceration）

眼球内容剜出术（包括保留角膜的眼球内容剜出术）和眼球摘除术比较，虽然同样牺牲眼球，但因保留眼球外壳；手术时不伤及眼眶内软组织，故可减少术后眼眶内软组织的萎缩；眼外肌也能保持其相对的解剖关系，故术后眼部凹陷较轻。特别在巩膜腔内放入适当的植入物，以后安装义眼的外观及活动度较好。此外，手术时间也较短，对全眼球炎患者，则可以避免或减少炎症向眶内扩散的危险。但术后反应一般较眼球摘除重；而且巩膜内的色素膜如果清除不彻底，残留较多，则有继发交感性眼炎的可能；植入物排出率较眼球摘除高，这是此术式的不足之处。

【手术适应证】

1. 无交感性眼炎或眼内恶性肿瘤可疑而必须牺牲的眼球。

2. 全眼球炎，视力无光感。

3. 白内障或内眼手术时发生的严重脉络膜暴发性出血，创口无法缝合关闭者。

4. 已无保留价值的新鲜眼球前段穿破伤。

5. 符合眼球摘除条件的非眼内恶性肿瘤眼球，但角膜已溃疡坏死穿孔，无法再修补者。

【手术禁忌证】

1. 病史不明，不能排除由眼内肿瘤引起的继发性青光眼。

2. 受伤已多天的眼球穿破伤。

3. 明显萎缩的眼球。

4. 已无保留价值的新鲜的眼球后段穿破伤。

【术前准备】

1. 详细检查患眼及对侧眼情况，明确手术是否是必须的。经患者及其家属签署知情同意书后方可手术。

2. 严格核对患者及拟手术眼别，特别是儿童及全身麻醉患者。

3. 滴抗生素眼液，预防感染。

【麻醉选择】

1. 球后麻醉。

2. 不能配合的患者选择全身麻醉。

【方法及步骤】

1. 角膜缘外 2.0 mm 360° 剪开球结膜。

2. 用弯剪 360° 分离球结膜及筋膜组织。

3. 沿角膜缘 360° 剪除角膜。

4. 去除眼内容物，完全刮除眼内容物，尤其是色素膜组织，仅保留巩膜壳。

5. 缝合巩膜，巩膜壳内可放置引流条，缝合筋膜和结膜。

6. 结膜囊填塞凡士林油纱条，涂抗生素眼膏，加压包扎。

7. 如同时植入义眼台则需剪断视神经，将自体巩膜包裹的义眼台植入肌椎内。

【术后处理】

1. 全身应用抗生素。

2. 术后第 2 天换药。根据分泌物多少决定是否抽出引流条。

3. 术后 1 周结膜拆线。

第六章　眼部物理性和化学性损伤的处理

　　物理性眼外伤指火焰、各种光辐射、电离辐射、低气压等造成的眼部组织损伤。化学性眼外伤指由酸、碱或酸性物质、碱性物质接触眼部所造成的眼组织损伤，又称眼化学烧伤。眼化学烧伤是眼科临床常见和重要的急症。

　　眼化学烧伤的严重程度与化学物质的性质、浓度、剂量、接触眼组织的面积和时间等有关。酸性烧伤引起眼前段组织的坏死和凝固，蛋白质的凝固和眼组织的缓冲可使其对眼组织的进一步穿透受限。但碱性化学烧伤比酸性化学烧伤严重得多，因为碱性化学烧伤时碱性物质与组织内的脂肪结合发生皂化反应（saponification）形成皂类物质，与蛋白结合形成碱性蛋白化合物，均易溶于水，使碱性物质继续向深层组织扩散，甚至到达眼内。

　　主要临床表现有：眼睑烧伤时可有皮肤潮红、水泡、糜烂、结痂等，严重时眼睑水肿、坏死脱落。结膜烧伤可表现充血、水肿甚至严重苍白。角膜可有上皮水肿，实质层混浊，内皮层水肿，甚至角膜糜烂穿孔。向外眼内扩散的化学烧伤可出现虹膜炎症、白内障、继发青光眼等相应表现。烧伤晚期则有组织坏死、假性翼状胬肉、睑球粘连、眼睑畸形等表现。

　　眼部各组织化学烧伤一般分为Ⅰ～Ⅳ度，具体可参考1982年我国眼外伤协作组标准，列表如下：

表6-1 眼烧伤分度标准

分度	眼睑	结膜	角膜	角膜缘
I	充血	充血水肿	上皮脱落	无缺血
II	水泡	贫血	实质浅层水肿	缺血 ≤ 1/4
III	皮肤坏死	坏死，毛细血管闭塞	全层水肿	缺血 ≤ 1/2 ≥ 1/4
IV	焦痂，肌肉睑板坏死	坏死并累及巩膜	全层受累呈白色水肿、混浊	缺血 > 1/2

第一节 酸烧伤的处理

一、病因

导致酸烧伤最常见的酸包括硫酸、亚硫酸、盐酸、氢氟酸、亚硝酸和醋酸。

硫酸是最常见的致伤物，是一种工业酸，也是汽车电池的一部分。工业意外和电池爆炸都可引起眼化学伤。硫酸引起的酸烧伤和爆炸导致的高速度飞溅的物质相结合，增加了角膜穿孔的危险性。硫酸与泪膜的水分起反应，可导致角膜和结膜的碳化。亚硫酸是硫酸与水化合形成的，它常作为水果和蔬菜的保护剂，并存在于漂白剂和制冷剂中，当作为制冷剂损伤眼部时，主要是由于酸烧伤引起，而非冻伤作用导致。氢氟酸是一种弱的有机酸，可产生严重的烧伤，主要是由于氟化物离子的毒性作用，氟化物离子容易透过角膜基质，并迅速破坏细胞膜。盐酸很少引起严重的眼烧伤，这是因为它的穿透力较差，并能引起明显的反射性流泪。亚硝酸和盐酸相似，穿透力较差。醋酸只有在高浓度时才产生烧伤，生活中使用的醋酸浓度很稀，很少引起烧伤。

二、诊断

1. 眼部酸烧伤后会出现剧烈的刺激症状，如疼痛、流泪、眼睑痉挛、视力减退。

2. 检查可见眼睑和结膜充血、水肿甚至坏死。一般酸性物质较碱性物质损伤轻。

3. 高浓度的酸性化学物质与眼部组织接触后会使蛋白质发生凝固性变性和坏死，由于凝固的蛋白质不溶于水，能在损伤表面形成所谓的屏障，一定程度上能起到阻止酸性物质继续向深层渗透扩散的作用，因此较少发生前房渗出和眼内炎，但眼表并发症如角膜新生血管形成和角膜瘢痕同样很严重。穿透力较强的酸也会出现眼内炎症反应，导致白内障的发生。酸烧伤导致的胶原纤维的缩短以及继发性小梁的破坏，会引起眼压升高。

三、处理

治疗主要围绕促进上皮愈合、控制溃疡的发生和防止并发症3个环节进行治疗。尽快清除致伤残留物，清除坏死组织，重建正常眼表，减轻及控制炎症反应，预防感染，促进组织修复。防止睑球粘连、角巩膜溶解穿孔、青光眼等并发症。

1. 急救处理

紧急冲洗。可用自来水或生理盐水，时间不少于15分钟。有条件时可结膜囊内滴表面麻醉剂后，再用生理盐水冲洗，并用碳酸氢钠溶液进一步冲洗。但不能未经初步冲洗，即用碱性溶液去试图进行中和，以免产热加重病情。

2. 后续治疗

（1）早期药物治疗

局部及全身应用抗生素控制感染，阿托品滴眼液或后马托品滴眼液松弛睫状肌，滴用自家血清（含纤维连接蛋白）或细胞生长因子滴眼液（如表皮生长因子、碱性成纤维细胞生长因子等），促进组织修复，对角膜上皮反复剥脱者应用自家血清更有帮助。早期应用糖皮质激素减轻炎症反应，抑制新生血管形成；伤后 1 ～ 2 周应注意适时停用，以免抑制组织修复，可应用胶原酶抑制剂防止角膜穿孔，点用 2.5% ～ 5.0% 半胱氨酸滴眼液或 10% 枸橼酸钠滴眼液等，有利于减轻组织坏死。对疼痛较重者，可临时口服止痛剂。

（2）早期手术治疗

切除坏死组织，防止睑球粘连。如果出现球结膜广泛坏死，或角膜上皮坏死，可做早期手术切除。一些患者 2 周内出现角膜溶解变薄，需及时行角巩膜板层移植手术，防止眼球穿孔。也可行羊膜移植术，或行口腔黏膜或结膜移植。

（3）晚期治疗

主要是针对并发症进行。眼睑畸形缺损、睑球粘连、睑内翻倒睫、假性胬肉、角膜白斑、角膜新生血管、白内障等可待二期手术治疗。

四、注意事项

1. 冲洗双眼时需注意清除固体致伤物，特别是隐藏在上、下穹窿部结膜囊内的残留异物。

2. 注意眼压变化，对继发性青光眼者应予相应处理。

3. 伤后 1 ～ 2 周应注意适时停用糖皮质激素，以免抑制组织修复，与表皮生长因子滴眼液合用可减轻这一不良反应。

第二节 碱烧伤的处理

一、病因

引起碱烧伤最常见的为氨、氢氧化钠、氢氧化钾、氢氧化镁、氢氧化钙等。氨存在于化学肥料、制冷剂和清洁剂中。由于氨溶于水形成氨水，所以来自氨化合物的气体也可引起眼部损害。当氨直接与眼球接触时，它的脂溶性能使它迅速穿透眼组织。氢氧化钠对眼组织的穿透速度与氨相似。氢氧化镁一般存在烟火、花炮和火焰中，所以除了引起化学烧伤外还能产生热烧伤。氢氧化钙存在于石灰浆、砂浆、水泥中，其化学烧伤多发生于建筑工人。由于氢氧化钙以一种特殊的形式存在，所以它容易存留在眼内，特别是穹隆部，从而造成持续的碱烧伤。

二、诊断

碱性化学烧伤比酸性化学烧伤严重得多，因为碱性化学烧伤时碱性物质与组织内的脂肪结合形成皂类物质，与蛋白结合形成碱性蛋白化合物，均易溶于水，使碱性物质继续向深层组织扩散，甚至于达眼内。因此碱烧伤的创面颜色改变不明显，边界不清，1～2天内创面可继续扩大，组织水肿及炎症刺激症状也加重。碱烧伤除腐蚀作用外，还可产生热和吸收水分，对角膜的胶原、黏液、蛋白质、基质组织及内皮细胞产生严重影响。另外碱烧伤损伤角膜组织，产生毒性物质，以及角膜黏液质的丧失，角膜周围血管网的破坏，严重影响角膜的营养。因此碱烧伤后反复发生无菌性角膜溃疡，重者角膜穿孔。主要表现为眼睑皮肤严重烧伤，结膜剧烈水肿、缺血、坏死，巩膜、角膜缘缺血。严重的前房反应，角膜上皮缺损、水肿、溶解。因角膜混浊，致前房看不清或完全不见，急性期眼压可降低、正常或升高。

碱烧伤的临床过程可分为4期：烧伤期，急性期0～7天，修复早期1～3周，修复晚期3周以上。

（1）烧伤期：紧急处理后应该详细检查烧伤的区域、损伤的深度及致伤物的毒性，为预后提供重要信息。检查内容包括视力、眼压、有无致伤物残留、结膜和角膜缺失的范围、结膜缺血的范围、角膜透明度、前房炎症和晶状体的情况等。根据检查结果，对烧伤程度进行分度，以助判断预后。Hughes 是最常见的分度法，共分为4度。I度：预后良好，无结膜缺血区，角膜上皮损伤。II度：预后良，结膜缺血区少于1/3角膜缘，角膜透明度下降，但虹膜纹理可见。III：预后欠佳，全部角膜上皮缺失，角膜基质混浊，虹膜纹理不可见。结膜缺血区占1/3～1/2角膜缘，IV度：预后差，结膜或巩膜明显缺血坏死，角膜混浊，虹膜瞳孔不可见，结膜缺血区大于1/2角膜缘。我国分度标准见表6-2：

表6-2 我国分度标准

分度	眼睑	结膜	角膜	角膜缘
I	充血	充血水肿	上皮脱落	无缺血
II	水泡	贫血	实质浅层水肿	缺血 ≤ 1/4
III	皮肤坏死	坏死，毛细血管闭塞	全层水肿	1/4 ≤缺血 ≤ 1/2

分度	眼睑	结膜	角膜	角膜缘
IV	焦痂，肌肉睑板坏死	坏死并累及巩膜	全层受累呈白色水肿、混浊	缺血 > 1/2

（2）急性期：此期上皮缓慢再生，角膜细胞发生增生和移行，进行性眼表、眼内炎症发生。此期的炎症反应必须控制，因为剧烈的炎症反应会抑制上皮的增生、移行，从而增加晚期瘢痕的严重程度。

（3）修复早期：此期角膜上皮、结膜上皮、角膜基质细胞不断增生，修复损伤的眼表组织和角膜基质。但胶原酶合成也处于高峰期，烧伤严重的患者上皮修复进程较慢，因此应该密切观察，以防基质溃疡和穿孔的发生。

（4）修复晚期：晚期根据病情可分为两种情况。一种是上皮化已经完成或接近完成，此时没有角膜穿孔的危险，但神经末梢损坏引起的角膜麻痹、持续性的泪膜组织异常、新基质底膜的更新及上皮黏附力的不稳定都可出现持续性的上皮病变及视力波动，严重病例角膜表面可被纤维血管化的血管翳覆盖。另外一种上皮修复极度缓慢，甚至无再生上皮来源的，很可能导致无菌性角膜溃疡，即使合理治疗使角膜穿孔得以避免，但结果常常是严重的角膜血管化、结膜角膜瘢痕化、泪膜异常、角膜上皮持续性糜烂。最终导致睑球粘连、眼睑瘢痕、倒睫、神经麻痹性角膜炎等，严重者导致内眼异常、虹膜粘连、白内障、青光眼、低眼压甚至眼球痨等并发症。

三、处理

1. 急救

争分夺秒地在现场彻底冲洗眼部，是处理碱烧伤关键的一步。就地取材，尽快冲洗受伤眼，时间不少于30分钟。送至医院急诊处理时，再用生理盐水冲洗结膜囊，检查结膜囊内是否有残留的异物，直至结膜囊内 pH 值正常为止。如怀疑碱烧伤已到深层，必要时可在麻醉下剪开结膜进行结膜下冲洗，甚至行前房穿刺，放出碱性房水，促进生成新的房水。

2. 早期药物治疗

（1）抗生素

所有化学烧伤患者都应预防性使用抗生素，直至创面完全上皮化。应选用广谱抗生素，局部和全身使用。

（2）睫状肌麻痹剂

睫状肌麻痹剂可减少虹膜刺激症状，减轻炎症反应，预防虹膜后粘连。对轻度碱烧伤可用短效散瞳剂活动瞳孔，如复方托吡卡胺滴眼液；对重度碱烧伤，需用较长效药物，如阿托品滴眼液或后马托品滴眼液。

（3）糖皮质激素

糖皮质激素的作用在于抑制非特异性的炎症反应，阻止化学趋化因子的释放和稳定细胞膜。早期应用减轻炎症反应，抑制新生血管形成。

（4）维生素 C

维生素 C 参与胶原蛋白和组织细胞间质的合成。有抗氧化、稳定细胞膜、抗损伤等作用。碱烧伤时早期局部应用维生素 C 可中和碱性物质，促进角膜水肿吸收，减少角膜溃疡、穿孔的发生率，使用方法可以点眼或球结膜下注射。

（5）胶原酶抑制剂

应用胶原酶抑制剂可阻止胶原的破坏、防止角膜穿孔，可点用乙酰半胱氨酸滴眼液、依地酸钠滴眼液或枸橼酸钠滴眼液，也可口服四环素等药物。自家血和血清含有胶原酶抑制剂，可予结膜下注射，宜在伤后 7 天内进行，以免自身抗体加重损伤，10% 维生素 C 也有助于增加胶原产生，可减低上后角膜穿孔发生率。

（6）泪液替代品

泪液替代品和润滑眼膏的使用可为眼表提供一个保护层，保护眼球使其免受眼睑运动的损伤，促进上皮修复。滴用自家血清（含纤维连接蛋白）或细胞生长因子滴眼液（如表皮生长因子、碱性成纤维细胞生长因子等），促进组织修复，对角膜上皮反复剥脱者应用自家血清更有帮助。

（7）抗青光眼药物

注意眼压变化，对继发性青光眼患者应予 β 受体阻断剂、局部碳酸酐酶抑制剂或口服碳酸酐酶抑制剂。

（8）其他治疗

对疼痛较重者，可临时口服止痛剂。依地酸钠钙（乙二胺四乙酸，简称 EDTA）是一种重要的络合剂，0.5%EDTA 滴眼，可用于石灰烧伤，促进钙排出。使用治疗性软性角膜接触镜，可通过保护眼球使其免受眼睑运动的摩擦，有助于促进角膜上皮修复，但急性炎症期患者禁用。

3. 早期手术治疗

严重碱烧伤者行早期手术治疗可以重建角膜缘血管网，恢复角膜缘细胞数量，将坏死无活力的组织除去，减轻可能存在的炎症反应，减少感染或其他并发症的发生，有利于组织的再生修复过程。结合碱烧伤的病理特点即碱烧伤后的病理过程我们认为早期手术在修复早期（前房穿刺术除外）进行较为适宜。因为急性期手术会加重炎症，修复早期各种眼组织开始从最初的急性破坏中复苏，在急性期控制炎症的基础上早期手术治疗可促进上皮化，防止穿孔、粘连等并发症的发生。至于在什么情况下应早期手术，几乎所有文献均认为当碱烧伤后眼睑严重缺损影响睑裂闭合，角膜穿孔或角膜呈进行性融解即将穿孔，反复的角膜基质溃疡加深，以及角膜上皮持续缺损时，应及早选择手术治疗。早期手术手术方式如下。

（1）前房穿刺术（paracentesis）

房水 pH 值升高如无碱性物质继续穿透，10 ~ 15 钟pH 值可降至正常。因而碱烧伤后前房穿刺应在伤后 1 ~ 2 小时进行，以减少碱性物质对眼组织的损伤，否则无意义。尽管前房穿刺术有利于房水 pH 值的恢复，但这种方法不能改变碱烧伤的预后，且穿刺后易发生虹膜后粘连等并发症，所以应谨慎选择该手术。

（2）眼睑缝合术（blepharorrhaphy）

伤后角膜上皮覆盖延迟时，可引起细菌感染、无菌性溃疡的发生，这些并发症又可阻止上皮的愈合甚至使角膜的损伤加重。当移植材料缺乏时早期可行眼睑缝合术以减少眼睑运动、减少泪液蒸发、促进修复。但在严重的烧伤者，眼睑缝合术后可能发生眼睑和角结膜的完全性粘连闭合。

（3）眼睑成形和重建术（blepharoplasty and reconstruction）

轻度的眼睑烧伤者如不影响眼睑的闭合功能可不予手术，但若眼睑有缺损已经或即将影响角结膜重建手术时应及时行眼睑成形和重建术，避免眼表暴露后干眼致角膜上皮坏死、基质融解。眼睑重建包括前后层的重建，目前尚无理想的、可用于临床重建眼睑前后层的移植材料。

（4）结膜瓣遮盖术（conjunctival flap covering）

用于病灶范围大、病变有扩大趋势而角膜材料缺乏者。但该手术术后光学和美容效果差；而且要求术眼结膜完整且无缺血坏死，这在碱烧伤后很难做到。

（5）结膜移植术（conjunctival transplantation）

通过结膜上皮转化为角膜样上皮而修复陈旧性烧伤所致的角膜上皮缺失。对单眼烧伤者取健眼球结膜进行移植，双眼或大面积烧伤者则行异体结膜移植术。结膜移植对角膜上皮重建已取得肯定疗效但不能修复角膜干细胞衰竭所致的眼表疾病，由于再生上皮的结膜起源使其在形态和功能上完全角膜化是十分困难的，而且异体移植存在排斥，存活率较低。

（6）角膜缘上皮移植术和角膜上皮移植术（limbal epithelial autograft transplantation and keratoepithelioplasty）

手术目的都是提供健康的可分化的上皮细胞，以促进角膜创面上皮化，重建角膜表面。角膜上皮移植术植片取自供体角膜的周边部，为一菲薄的上皮层或可带少量的浅基质，含不能永久分裂的短暂扩充细胞，而角膜缘移植术则基于角膜缘干细胞的概念，取材于供体健康的角膜缘，一般带有部分结膜或巩膜。

（7）角膜移植术（keratoplasty）

包括全部或部分板层和穿透性角膜移植，可防止和修补角膜穿孔。对严重的角膜碱烧伤应及早行角膜移植术，尤其对已发生大面积角膜融解变薄者应尽快行板层角膜移植术，以防角膜穿孔；对已发生穿孔者应立即行穿透性角膜移植术。但碱烧伤后早期由于在一个有炎症反应并伴有不稳定眼表结构的眼球上施行角膜移植术常致炎性反应和排斥反应加重，角膜植片不稳定而再次融解。

对为恢复视力所进行最终的光学性穿透性角膜移植术，应在角膜修复过程已经完成，炎症完全静止至少 1 年以上方可进行。

（8）羊膜移植术（amniotic membrane transplantation）

在眼碱烧伤的治疗中，羊膜作为一种新型的生物材料可修复坏死结膜切除后的裸露创面，也可作为移植片或敷料以修补变薄的角膜缺损，有效地代替胶原膜来重建结膜和角膜，并最终被吸收或宿主细胞所替代。虽然羊膜已被广泛应用于治疗多种眼表疾病，但是羊膜不可能成为结膜或角膜的替代物，它只作为上皮化的底物或保持膜，通过一系列羊膜生物特性的发挥，促进相邻的结膜和角膜上皮细胞的分化、增生和移行，重建健康的眼表。因而在角膜缘干细胞完全衰竭时，单纯的羊膜移植不能解决问题，应联合角膜缘移植术。

4. 晚期手术治疗

眼睑畸形缺损、睑球粘连、睑内翻倒睫、假性胬肉、角膜白斑、角膜新生血管、白内障等可行二期手术治疗。

四、注意事项

1. 冲洗时应让患者睁眼，转动眼球，并翻转眼睑冲洗结膜囊残余化学物质。

2. 注意眼压变化，对继发性青光眼者应予相应处理。

3. 伤后 1 ～ 2 周应注意适时停用糖皮质激素，以免抑制组织修复，与表皮生长因子滴眼液合用有助于减轻这一不良反应。

第三节 热烧伤的处理

一、病因

在日常生活中，被各种火焰烧伤或不慎将沸水、沸油、蒸汽、灼热煤渣、炭末或烟灰溅入眼内，工业上如熔化铁水、铅、玻璃等飞溅入眼均可引起眼部热烧伤。致伤物的体积大，温度高，接触时间长，组织损伤就重；反之则轻。另一方面，物体在空气中停留时，有降温作用；物体与泪水接触也有降温作用，所以铁水熔点1200℃、玻璃水熔点1300～1500℃，铜水熔点为1000℃，而结、角膜温度达到65～80℃时即可引起眼组织Ⅳ度损伤。临床上这类熔化的铁水溅入结膜囊内与角膜接触后，有时并未产生更可怕的破坏，其原因可能与此有关。

二、诊断

损伤多见于下穹窿部和眼球下部。如果是沸水、蒸气、沸油、煤火花、烟灰等温度极低的物质，接触球结膜时，立即被泪水冷却，形成一层薄膜，角膜表层有一层上皮坏死，呈灰白色，1～2天后痊愈，不留痕迹，或稍有薄翳、云翳。如果是工业上高热熔化的铁水、钢渣、铜水、铅水等落入下穹窿及眼球下半部时，将形成一金属块附着，该处角膜呈瓷白色混浊，边界清楚，角膜缘有大量新生血管，角膜混浊坏死后，脱落，轻者形成溃疡，重者形成局部葡萄肿，直至穿孔。结膜不仅球部烧伤，睑部亦可被累及，前者结膜凝固坏死，其下之巩膜也常并发坏死穿破，导致巩膜葡萄肿、玻璃体脱出、眼内炎；后者可产生睑球粘连、眼睑缺损。

临床上眼热烧伤分度：

1. 国内（1982 年）

Ⅰ度：眼睑充血，结膜轻度充血水肿，角膜上皮损坏，角膜缘无缺血。

Ⅱ度：眼睑水泡，结膜贫血，角膜实质浅层水肿，虹膜纹理可见，角膜缘缺血小于 1/4。

Ⅲ度：眼睑皮肤坏死，结膜全层坏死，毛细血管不可见，角膜实质浅层水肿，混浊明显，纹理隐约可见，角膜缘缺血大于 1/4 小于 1/2。

Ⅳ度：眼睑焦痂，眼睑全层坏死，结膜焦样坏死累及巩膜，角膜全层受累，呈瓷白色混浊，虹膜看不见，角膜缘缺血大于 1/2。

2. 国外

Ⅰ度：眼睑表皮损伤，仅有角膜上皮损伤，预后很好。

Ⅱ度：眼睑中度损伤，角膜基质轻度混浊，虹膜纹理可见，预后好。

Ⅲ度：眼睑深度损伤，角膜实质层混浊，虹膜纹理看不清，预后差。

Ⅳ度：眼睑全层损伤，角膜显著混浊，看不清虹膜及瞳孔，预后很差。

三、处理

1. 眼部热烧伤可以单独出现，更多的是作为全身烧伤的一部分出现。树立全局观念，一是治疗休克或预防休克，二是抗感染，注射抗破伤风血清及广谱抗生素。

着重眼部病情，不论是轻度、中度或重度烧伤均以开放治疗法为佳。首先用肥皂水擦洗烧伤四周的健康皮肤，然后用灭菌生理盐水冲洗清洁创面，用消毒湿棉球后纱布擦除创面污垢或异物，轻者直接在创面及结囊膜内滴抗生素液或涂抗生素眼膏，重者先用消毒注射针头，抽出眼睑上水泡内的液体，擦去已坏死崩解的皮肤，然后涂广谱抗生素眼膏，盖以吸水纱布。或用笼架盖着头颈部，架上用纱布覆盖。开放疗法的优点是烧伤表面能与外界空气接触，干燥快有利于伤口愈合，而且观察方便，护理简单。结膜囊、球结膜水肿严重者可作放射切开，放出结膜下积液，以减少毒素的吸收，降低对血管的压迫，改善局部循环。滴 1% 的阿托品液散瞳，还有主张结膜下注射妥拉苏林扩张血管、改善局部血液供应，加速创伤愈合。全身及眼部使用抗生素，如果球结膜已发生凝固性坏死，则应早期切除，移植结膜或唇黏膜。为了避免睑球粘连，应早期涂眼膏，戴睑球隔离器或角膜接触镜。

对重度眼睑烧伤，除了用含 0.25% 庆大霉素和生理盐水溶液浸透的湿纱布湿敷，使焦痂早日脱落外，如果肉芽组织健康，则应早日植皮，而且应及时行睑缘缝合术，防止眼睑外翻、睑裂闭合不全，导致暴露性角膜炎。

治疗眼烧伤的药物主要有以下三方面的作用：

（1）阻止角膜溃疡发展及角膜溶解。

（2）促进基质胶原合成及上皮再生。

（3）减少新生血管形成。

2. 中药治疗

一般使用外用药涂抹，常用的外用药有中药烧伤膏及复方蜂蜜等。

3. 手术治疗

手术主要有 2 个目的：一是清除坏死组织，去除毒性产物及变性蛋白，缓解烧伤引起的继发性损害，防止和修补角膜穿孔，恢复光学表面；二是炎症静止期提高视力。

（1）球筋膜移植术和筋膜囊成形术：先切除眼球表面坏死组织，然后向后分离筋膜将其覆盖到裸露的巩膜上，并缝合到角膜缘。球筋膜可为受损的巩膜和角膜缘提供血供，防止眼前段坏死。

（2）结膜瓣遮盖术：适用于溃疡范围大，保守治疗无效，病变有扩大趋势，而又缺乏角膜材料者。术中清除角膜上皮和坏死组织，用于覆盖的结膜尽量不带筋膜组织，边缘应无牵拉。该术式光学和美容效果差，待愈合后有条件时再考虑行角膜移植术。

（3）结膜移植术：适用于角膜溃疡反复发作的患者。用以修复角膜上皮缺失，通过结膜上皮转化成角膜上皮而减少角膜新生血管和瘢痕形成。伤后数日内移植片易于成活，4周后手术者效果差。对双眼严重烧伤，无健康的结膜移植者，可用羊膜或颊黏膜作为结膜的替代物。

（4）角膜缘上皮移植术和角膜上皮移植术：目的是为了提供健康的有活性的角膜上皮干细胞，以使角膜上皮迅速上皮化，重建角膜表面。将受体角膜病变组织去除后，从新鲜的供体角膜上取下一带有透明上皮的浅层基质缝合于受体角膜上。

（5）眼睑缝合术、泪点、泪小管成形术及眼睑皮瓣移植术：眼睑缝合术对角膜溃疡迟迟不能愈合者可促进修复。一般在上下睑缘间，相对部位作两对合切口，缝合后使其形成2个睑桥，3个月后剪开，多能获得良好的上皮化角膜。

（6）板层角膜移植术：对极严重的角膜热烧伤，应尽早做板层角膜移植。

（7）穿透性角膜移植术及眼前段重建：可防止和修补角膜穿孔，光学性角膜移植术应待烧伤后 6～12 个月，炎症静止时进行。

（8）联合手术：如筋膜移植加板层角膜移植，筋膜移植加角膜上皮移植，羊膜移植联合干细胞移植，对严重眼烧伤，组织修复更有效。后期再作光学性角膜移植手术。

（9）对热烧伤的晚期处理，对角膜新生血管可考虑角膜周围血管切断术或 β 射线照射治疗。眼睑畸形缺损、睑球粘连、睑内翻倒睫、假性胬肉可按整形修复方法治疗。白内障可待二期手术治疗。

四、注意事项

1. 早期根据全身伤势，着重于防休克、抗感染治疗。

2. 眼睑烧伤应先清除局部脏物，涂抗生素眼液及眼膏，预防感染，并暴露创面。皮肤有坏死者，可用含抗生素（如 0.25% 庆大霉素）的盐水湿纱布湿敷，促进焦痂脱落；肉芽组织健康者，可早期植皮，缝合睑缘。

3. 伴有结膜、角膜烧伤者，局部应用抗生素眼液及眼膏，预防感染。滴用细胞生长因子滴眼液（如重组人表皮细胞生长因子、重组牛碱性成纤维细胞生长因子等）促进组织修复。

4. 对重度烧伤有角巩膜坏死时，需密切观察，给予镇静、降眼压，应用软性角膜接触镜等方法，预防角膜穿孔及眼内容物脱出，必要时行角巩膜板层移植手术，并需全身应用抗生素。

5. 烧伤后 2 周内可使用糖皮质激素减轻炎症反应。

6. 对疼痛较重者，可临时口服止痛剂。

7. 应用胶原酶抑制剂防止角膜穿孔，可点用2.50%～5.0% 半胱氨酸滴眼液。

8. 注意眼压变化，对继发性青光眼者应予相应处理。

9. 对干眼症可频点人工泪液，置泪小点塞或行泪点封闭。

10. 在角结膜上皮持续缺损的情况下，行眼睑缝合或羊膜移植术，可促进上皮修复，减轻炎症、睑球粘连及瘢痕形成。而角膜溃疡不断加深者，可行结膜瓣遮盖术。

第四节 其他损伤的处理

一、电离辐射伤的处理

【病因】

可导致眼部组织电离性损伤的辐射粒子有 X 射线、γ 射线及中子，其中以中子危害性最大。β 射线因其穿透能力小，作为外照射一般不造成严重的危害，但高能量 β 射线也可致晶状体混浊。电离辐射致眼部组织的损伤包括眼睑、结膜、虹膜、睫状体、晶状体及视网膜等，其中晶状体最为敏感，晶状体也是全身对电离辐射最敏感的器官之一。致晶状体的损害称为电离辐射性白内障，习惯上也称放射性白内障。

【诊断】

电离辐射性白内障见于放射事故伤员、放疗人员、辐射工作者及原子弹爆炸幸存者。眼部组织中以晶状体上皮对电离辐射最为敏感，损害剂量为 2 GY。眉毛、睫毛的脱毛量为 9 GY，角膜、结膜损伤剂量为 15 GY，角膜实质层为 25 GY，色素膜血管及视网膜损害为 30 GY。致电离辐射引起晶状体混浊的潜伏期长短相差很大，最短9 个月，最长 12 年，平均为 2 ～ 4 年。年龄愈小，潜伏期愈短；剂量愈大，潜伏期愈短。

1. 诊断标准：眼部有明确的一次或短时间（数日）受到大剂量的外照射，或长期超过剂量当量限值的外照射历史，个人累积剂量当量在 2 GY（200 Rad）以上（有剂量档案），并结合健康档案进行综合分析、诊断。电离辐射性白内障通常分为 4 期。

Ⅰ期：晶状体后极后囊下皮质内有细点状混浊，排列成环形并伴有空泡。

Ⅱ期：晶状体后极后囊下皮质内呈盘状混浊并伴有空泡。更甚者，在盘状混浊的周围出现不规则的条纹状混浊向赤道部伸延。盘状混浊也可以向皮质深层扩散，形成数层重叠形式，出现塔状外观。晶状体前极前囊下皮质内也可出现细点状混浊及空泡，视力可能减退。

Ⅲ期：晶状体后囊皮质下呈蜂窝状混浊，晶状体后极部较致密，向赤道部逐渐稀薄，伴有空泡，也可有彩虹点，晶状体前囊下皮质内混浊加重，有不同程度的视力下降。

Ⅳ期：晶状体完全混浊，严重视力障碍。

电离辐射性白内障的形态特征与其他疾病引起的白内障不易区别，如微波白内障、红外线白内障、电击伤白内障、药物（肾上腺皮质激素）或毒性物质（二硝基酚、萘和甾体类化合物）引起的白内障，此外还有视网膜色素变性及高度近视和糖尿病引起的并发性白内障及起始于晶状体后囊下皮质的老年性白内障等。所以在诊断电离辐射性白内障时，首先应排除其他物理因素，化学中毒及代谢疾患所致的白内障，排除并发性白内障及晶状体后囊下型的老年性白内障。在确诊电离辐射性白内障时，必须有辐射剂量材料作为根据。

2. 电离辐射所致眼睑损害主要表现为皮肤红斑、放射性皮肤炎、皮肤溃疡及放射性皮肤癌、睫毛脱失、眉毛脱失。结膜损害表现为结膜炎、结膜水肿及坏死；泪腺损害导致泪液分泌减少，产生干眼症状；角膜炎，角膜知觉减退等；虹膜睫状体炎、虹膜萎缩。

3. 电离辐射性视网膜病变：主要为视网膜及脉络膜血管改变，急性放射性视网膜病出现一过性暗适应功能下降。迟发性放射性视网膜病变系在一定潜伏期后出现血管障碍，主要为毛细血管，其次为小动脉损害，视网膜中央动脉及静脉也可有损害。检眼镜检查，眼底改变表现为视乳头充血，视网膜中央动脉变细，静脉迂曲扩张及节段性闭塞，视网膜有出血、渗出质及水肿。晚期继发视网膜色素上皮萎缩。视网膜色素上皮肿胀、变性甚至消失。

【处理】

1. 对眼睑皮肤、结膜、角膜、虹膜等的损伤，对症处理，预防继发感染。

2. 电离辐射性白内障同其他白内障治疗原则。

3. 电离辐射性视网膜损伤，可使用维生素类药物、能量合剂、血管扩张药物及激素类药物治疗。

【注意事项】

1. 必须根据不同能量的放射线，使用不同厚度的铅屏蔽，外照射剂量不超过阈值剂量。

2. 为了防止受辐射损伤，从事放射性工作者应加强屏蔽防护，配戴铅防护眼镜。

3. 对放射治疗的患者应尽量用铅板保护眼部不受照射。

4. 就业前体格检查，如发现先天性发育性白内障、并发性白内障、早期老年性白内障及其他原因所致的白内障，不应该在电离辐射现场工作。

5. 就业后每年进行眼部检查，如确诊为放射性白内障，应调离岗位，暂时或长期脱离放射线，每半年至一年复查一次晶状体。

二、低气压损伤的处理

【病因】

大气压压力是由于地球周围大气的重量而产生的压强。随着高度的增加，大气压也越来越低。低气压是大气压力低于一个大气压。低气压对眼的引响，一是由于压力降低，二是由于缺氧导致。低气压眼损伤主要见于空军的飞行人员，是由于高空中大气压的降低而导致的眼部损伤。

【诊断】

低气压眼损伤主要见于空军的飞行人员及宇航员，是由于高空中大气压的降低而导致的眼部损伤。大气气压随着飞行高度增加而降低，气体体积随压力的降低而扩大。低气压环境中引起缺氧，眼部主要改变是视功能降低。

1. 夜间视力下降：缺氧时对视觉功能的影响，首先表现在对视网膜杆体细胞功能的影响，对光敏感性下降。在高度 1200 m 时，即出现暗适应时间延长。随着高度的增加，夜间视力受影响的程度亦加重。

2. 视敏度下降：视网膜锥体细胞对缺氧的耐受力较强，平均在 5500 m 高度时中心视力开始下降，当环境照度低时，视敏度下降明显，环境照度高时，视敏度下降则不显著。一般在吸氧后即很快恢复，根据这一特点，推测缺氧所致的视敏度下降，主要为缺氧影响了视中枢和视网膜神经组织（如系光学化学变化，则恢复时间要长）。

3. 视野缩小：在 6000 m 高度可出现视野缩小，生理盲点扩大，甚至管状视野。

4. 深度觉障碍：缺氧可使深度觉障碍。

5. 色觉障碍：根据低压舱上升实验，缺氧可使辨色力减退。

6. 其他：缺氧还可使眼肌功能发生障碍，发生复视。

【处理】

1. 急救处理：迅速返回地面、吸氧排痰。理想的手段是在高压氧舱内（保持 2.8 个绝对大气压）间断吸 100% 氧气。

2. 治疗：扩容缓解循环性虚脱，静脉滴注低分子右旋糖酐、血浆，补充电解质溶液，应用皮质类固醇等。

3. 强调预防的原则。高空作业应装备密封式座舱和个人增压服，保证在高空生理状态相对正常。

4. 眼部症状在全身情况稳定后可自行好转。

【注意事项】

1. 立即停止复杂飞行动作，降低飞行速度，甚至停止飞行，返回地面。

2. 强调预防为主，提高飞行员的抗荷耐力以及提高抗荷装备的抗荷性能。提高飞行员抗荷能力的方法有多种，包括举重和类举重训练，如仰卧推、引体向上、深蹲起、马步站桩、颈背拉、仰卧举腿、跳绳、摸高跳等；另外，还有一些有氧运动如长跑，小负荷量、力量耐力性训练等。有氧运动与无氧运动相互结合。

第七章　眼钝挫伤的处理

第一节　眼睑及邻近部位钝挫伤的处理

一、病因

多因钝性致伤物致眼睑肌肉、神经、血管和骨膜及泪道的损伤。通常发生在被钝性物打击或爆炸冲击波所致。

二、诊断

眼睑钝挫伤（eyelid contusion）常有眼睑皮下出血或血肿，也可有眼睑裂伤。伴有眶壁骨折时有眼睑皮下气肿，触诊有捻发音。如伴有结膜下出血及迟发性眼睑皮下出血，常累及双眼，呈"熊猫眼"，常可能伴有颅底骨折。伴有提上睑肌和动眼神经的损伤时可出现损伤性上睑下垂。伴有泪小管断裂可有溢泪，可行泪道冲洗。对皮下气肿、眼球内陷、眼球运动异常、视力下降明显或伴复视者，需行眼眶 X 线或 CT 检查，排除眶壁骨折、视神经管骨折，必要时眼球 B 型超声波检查。根据患者明确的外伤史、症状、体征及辅助检查可明确诊断。

三、处理

完善相关检查，明确诊断，有出血者给予止血、预防再出血、促进出血吸收治疗，有裂伤者给予及时清创缝合伤口及预防感染等支持对症治疗。

1. 眼睑出血或血肿早期用冷敷，3～5日后用热敷。有明显血肿且长时间不吸收需考虑切开引流。

2. 睑皮下气肿为眼部钝挫伤合并眼眶内侧壁（常为筛窦）骨折，筛窦内气体进入眼睑内皮下造成，触之有捻发音，皮下淤血和气肿一般能自行吸收。有皮下气肿或血肿长时间不吸收，需全身应用广谱抗生素预防感染。

3. 伴有眼睑裂伤时需行眼睑清创缝合术。

眼睑及颜面的血液供应丰富，组织的修复能力较强，但伤口的修复直接关系到眼睑和颜面的美容及功能，所以要正确处理眼睑损伤。缝合前注意清洁伤口，清除所有的污物、异物及血块。除了无法清除污物及组织过分破碎的伤口边缘需要作必要的清创外，必须尽量保留受伤的眼睑组织。即使眼睑组织已被撕脱，一旦及时找回并彻底清洁及经抗生素溶液冲洗，可将其缝合原位。对于伤口较深或污染较重者，宜全身用抗生素及破伤风类毒素预防感染。

如果眼睑裂伤经过肌层或向深部累及眼眶骨膜，修复时要使用间断的深层和浅层的分层缝合，但与肌纤维平行的裂伤一般不必缝合肌层。平行皮纹的眼睑皮肤伤口，可以使用平行伤口的褥式连续缝合令其在没有任何张力下关闭。

（1）眼睑裂伤缝合需根据不同部位的损伤进行不同方法的修补。

内眦区：小的裂伤最好在垂直的方向缝合。伤口有裂缝的小到中等程度的撕裂伤，可以用一期缝合关闭垂直方向的最宽处。如果存在中等裂开的伤口，在缝合前应在垂直方向的每侧皮下作潜行分离，以便消除存在的张力。

上睑区：睑板部顺皮纹走向的数毫米睑裂伤不必缝合。任其愈合；中等及较大的裂伤最好进行一期修补，使皮肤伤口边缘对合，肌层则不必处理；但垂直的裂伤或斜行裂伤，皮肤及肌层应分别作间断缝合。

下睑区：下睑内小或中等的撕裂伤应该在水平方向缝合。中等到大的撕裂伤在缝合前可能需要在伤口周围作潜行分离或事先形成一个滑行的徙前皮瓣才缝合。

外眦区：外眦区的裂伤可以用一期缝合或使用潜行分离后的一期缝合修复。使用7-0间断丝线对合伤口的皮肤边缘。这些伤口的缝合应遵循外眦区的自然水平皱褶线进行缝合。

上睑的深部裂伤可以切断提上睑肌的腱膜或肌肉引起上睑下垂。这种裂伤的修复需要在损伤部位内暴露提上睑肌并找出断端后把腱膜缝合固定于睑板上界。

（2）睑缘缝线一般在术后10～14天拆除。睑皮肤伤口缝线在术后1周拆除。

（3）术后并发症的处理：在修复术后36小时内发现的组织错位对合，应及时拆除缝线并按正确的解剖关系重新缝合。不能在早期发现的伤口对合不良，至少要将重建手术时间推迟6个月，直到瘢痕变得不过长为止。有时由错误的一期修补术引起的上睑活动严重限制和缩短会导致角膜暴露并伴有角膜溃疡及丧失眼球的危险。这种情形常常由于未能适当地清洁伤口，以致残留的异物刺激造成纤维变性所致。这种并发症需要早期手术处理，切除瘢痕和取出异物，接着作进一步修补。提上睑肌腱膜损伤所致的睑下垂，如伤口在6个月后无改善，应按睑下垂手术方法探查损伤的腱膜，并将腱膜折叠或固定于睑板上界，以便恢复该肌的功能及达到正常的睑裂大小。

4. 泪小管断裂时需行泪小管断裂吻合术。

撕脱伤所致的泪小管断裂好发于泪点内侧的内眦韧带与睑板的附着处，通常下泪小管断裂较上泪小管损伤为多见，伴有内眦韧带断裂时泪点有移位现象。泪小管断裂应在伤后 12 ～ 24 小时进行修复。由于经上下泪小管排出的泪液量是相等的，故应尽可能修复上下的泪小管裂伤，以避免出现长期泪溢。

（1）泪小管断裂吻合术：先找寻泪小管断端，有效麻醉后用泪点扩张器扩大泪点，使泪道探针顺利进入泪小管，并从泪小管的断端穿出。接着用良好的放大镜或手术显微镜观察，同时让助手经另一泪小管进行灌注，以识别被切断的泪小管内段。然后进行泪小管插管，当插管经泪点插入，通过泪小管两个断端、泪囊、鼻泪管并入下鼻道，在鼻前庭拉出塑料管。塑料插管的上端要固定在眼睑皮肤上。如为上、下泪小管同时断裂，应分别作上及下泪小管插管，硅胶插管的两条末端应在鼻前庭内打结或用缝线结扎固定于鼻前庭内。如泪管断裂位于下泪小管末端或泪总管与泪囊之间，可采用 Greaves 的逆行插管法。如逆行插管失败，则采用切开泪囊找出泪管断端进行吻合。最后行泪小管断端吻合，将插管放置在适当位置后，先结扎较深部的褥式缝线，然后结扎较浅的褥式缝线，使泪小管两断端靠拢。然后再对接泪小管断端。缝合内眦韧带。

（2）泪道插管要保留 3 个月以上，睑皮肤缘线在术后 5 ～ 7 天拆除，但睑缘缝线要在 3 周后才拆除。

（3）手术并发症及处理：泪小管及泪液引流系统修补术后可以发生许多并发症。早期的并发症是修复后的泪道不通，这可能是由于不良手术技巧或组织损伤太严重所致。此外，未使用泪小管插管，过早拆除插管，初次损伤引起的过分瘢痕形成或泪小管周围的眼睑组织变形也是重要原因。泪点糜烂可能是由于过粗的硅胶管压迫所致。通过鼻内仔细固定该管、使用单泪小管插管，通过使用经泪小管系统而不是向下进入鼻泪管的硅胶管环可以避免这种并发症。硅胶管移位可能是令人烦恼的并发症。在鼻内缝合固定这些管将防止其移位。然而，有时缝线会被腐蚀，使硅胶管分开及移位，通过让患者强有力地擤鼻有时可以将管推入泪囊内或在鼻内观察并用手工操作将管复位常可使轻微的硅橡胶管移位矫正。然而，将硅橡胶管向上拉入泪囊则需要手术复位。有时会出现睑缘切迹，特别是如果有组织缺损或广泛的眼睑外伤变形时可能使组织识别发生困难。但是，术中仔细对合睑缘，密切注意所有的手术标记可以防止这种并发症。眼睑外侧部分变形或下睑外翻所致的泪溢可能是由于眶周范围的广泛损伤所致，所以通过良好的眶周损伤修复手术技巧常能防止。晚期的泪道阻塞和瘢痕形成则需要重新检查并作结膜泪囊鼻腔吻合术。

5. 伴有眶壁骨折导致眼球凹陷、运动障碍时可行眶壁骨折手术治疗。

五、注意事项

1. 对局部麻醉不能配合者如儿童需行全麻。

2. 需进行破伤风抗毒素注射。

3. 如疑有眶壁骨折，嘱患者勿用力擤鼻，以免发生逆行感染。

4. 需排查眼球组织的损伤并作进一步处理。

5. 伤口不整齐或皮肤撕裂破碎者，应将一切尚可存活的皮肤碎片，细心对齐缝合。

第二节 眼球钝挫伤的处理

一、病因

眼球受到各种外力的撞击，如拳击伤、物体撞击伤、车祸伤及爆炸伤等，导致眼球直接受损或钝力通过在眼球内的传递所产生的间接损伤。

二、诊断

由机械性的钝力直接伤及眼及其相关部位，造成眼组织的器质性病变及功能障碍。眼外伤的原因各异，导致的眼球钝挫伤的严重程度及类型也多样化，根据受伤的部位不同，将眼球钝挫伤（eyeball contusion）分为眼前段钝挫伤、眼后段钝挫伤和眼球破裂。眼前段钝挫伤包括角膜挫伤、虹膜及睫状体挫伤、晶状体挫伤等；眼后段钝挫伤包括挫伤性玻璃体积血、脉络膜裂伤、视网膜挫伤等。

三、处理

1. 角膜损伤：上皮损伤者，可予以抗生素眼膏包眼，嘱患者眼球制动，一般 1～2 天可恢复；若角膜深层损伤，基质水肿，可考虑局部滴用糖皮质激素或高渗糖溶液治疗。

2. 虹膜损伤：单纯外伤性虹膜睫状体炎者，给予抗生素和糖皮质激素混合滴眼，前房反应较重，可考虑加用散瞳药物；外伤性瞳孔散大，一般可自行恢复，若无法复原，畏光症状严重可考虑手术缩小瞳孔；虹膜断裂，瞳孔不圆或呈 D 字型，若复视严重可考虑手术治疗。

3. 睫状体损伤：可出现睫状体分离和脱离，轻度损伤可局部滴用皮质激素，若断离范围不大于 2 个钟点或眼压平稳，可先观察，短期予以阿托品散瞳治疗，若脱离范围较大，2 个月后可行复位手术。

4. 前房积血：早期处理可制动，半坐卧位，包扎眼部，全身应用止血药物，如氨基己酸、止血芳酸、止血环酸、血凝酶等，原则上不散瞳、不缩瞳，前房反应严重可适当散瞳，一般 1 ～ 5 天后自行吸收，若积血仍不能吸收，考虑前房冲洗术，该手术适应证：①出血后眼压大于 40 mmHg，用降眼压药物 72 小时后无好转；②眼压大于 30 mmHg，持续 5 天不降；③眼压达 25 mmHg，前房积血为全量，持续 6 天；④裂隙灯下，角膜呈现水肿及角膜血染；⑤积血占据前房容积 1/2，超过瞳孔下缘，持续达 2 日。

5. 晶状体挫伤：对于轻度的晶体不全脱位，对视力及眼压影响不大，可先观察，局部运用糖皮质激素，若出现晶状体全脱位，考虑手术治疗。眼球钝挫伤可导致白内障的发生并进展，若影响视力，可考虑手术治疗。

6. 挫伤性玻璃体积血：钝挫伤所引起的玻璃体积血，可予药物治疗，若伤后 2 ～ 3 周积血仍无明显好转则考虑手术治疗。

7. 脉络膜损伤：对于脉络膜损伤的患者，应警惕新生血管的形成，若发生，应观察一段时间，若无法消退，可考虑用氩激光或氪激光光凝治疗。

8. 视网膜挫伤：视网膜震荡伤可无需治疗，若明显水肿可选用糖皮质激素、其他神经营养药、血管扩张剂、维生素类药物等，若合并视网膜脱离时需手术干预。

四、注意事项

1. 眼球破裂伤往往造成更为严重的后果，大部分能在眼球壁看见明显的破裂口，常见于角巩膜缘或直肌附着部，诊断不难，但有些后巩膜裂伤往往较为隐匿，易引起误诊。诊断时应注意以下要点：对于一些严重的、外力作用较强的钝挫伤，球结膜片状水肿、出血，角膜可变形，眼压较低，要引起眼球破裂的警觉，B 型超声波、CT 等影像学检查可支持诊断，必要时可行巩膜探查术。

2. 对局部炎症长时间不能好转的患者，有时需要多次行 B 型超声波或 UBM 检查，以排除不易发现的球壁裂伤或异物，尤其是植物性异物。

3. 对伴有近视眼的伤者，散瞳检查排除周边视网膜病变是必不可少的，如发现有视网膜裂孔需尽早行激光光凝封闭裂孔。

4. 由于眼球受外力是一个逐渐传递的过程，一些严重的钝挫伤往往有从前至后的损伤，诊断及治疗时应综合考虑，才不至于遗漏诊断，从而使患者得到全面的治疗。

第八章　眼外伤的护理

第一节　眼外伤患者的护理

一、概述

眼外伤是指眼球及其附属器受到外来的物理性或化学性因素的侵蚀，造成眼组织器质性及功能性的损害。

眼外伤按致伤原因可分为机械性眼外伤和非机械性眼外伤，机械性眼外伤包括眼钝挫伤、穿通伤和异物伤等；非机械性有眼热烧伤、化学伤、辐射伤和毒气伤等。按其性质可分为开放性外伤和闭合性外伤两类。开放性眼外伤指眼球壁的全层裂开，包括破裂伤、眼球穿通伤等。贯通伤是指锐器造成眼球壁同时有入口和出口的损伤。异物引起的外伤有其特殊性，称眼内异物。

眼外伤的病史采集是诊断和治疗的关键，护士在接诊时重点应询问何时受伤、什么情况下受伤、致伤力大小、有无眼内异物、估计可能是何种异物、受伤前眼部情况、视力如何、有无其他疾病、受伤后有无急诊处理（注射抗破伤风血清、使用抗生素等）。

眼外伤的妥当处理特别是外伤后的紧急处理，对减少眼组织破坏、挽救视功能极其重要。发生眼外伤后，首先应注意有无全身脏器的合并损伤，应由相关科室进行抢救，待生命体征平稳后再进行眼科眼外伤检查处理。当发生化学及毒液性外伤时，应迅速就地冲洗眼部。对开放性外伤应注意注射抗破伤风血清，先处理眼球伤口，再处理眼睑及其他部位的伤口。为预防感染，局部或全身应用抗生素。

【眼外伤患者的主要护理问题】

1. 舒适度的改变：眼痛，与外伤有关。

2. 焦虑、恐惧：与对手术恐惧、担心预后、对突发伤害产生焦虑情绪等有关。

3. 感知紊乱：与突然视力下降或丧失有关。

4. 组织完整性受损：与外伤有关。

5. 潜在并发症：出血、感染、眼内炎等。

6. 知识缺乏：缺乏眼外伤的相关防治知识、自我护理和康复知识。

【眼外伤患者的护理目标】

1. 患者疼痛等不适感减轻或消失。

2. 患者焦虑、恐惧程度减轻，能积极配合治疗及护理。

3. 能够维持目前的视力或视力有一定提高。

4. 术后未发生相关并发症，或并发症发生后能得到及时治疗与处理。

5. 患者能掌握相关眼外伤的防治知识、自我护理及康复知识。

眼外伤患者的主要护理问题及护理目标大致相似，而不同类型的眼外伤患者护理措施及并发症的处理和护理却不尽相同，因此在临床工作中应根据具体情况，有所侧重、区别对待，主动配合医生完成治疗目的。

二、开放性眼外伤患者的护理

（一）眼球穿通伤的护理

【护理措施】

1. 心理护理

（1）安慰患者，解释手术的必要性、方式、注意事项，告知患者同种病例的康复情况，缓解其对预后的担忧。

（2）鼓励患者表达自身感受和想法，采取有针对性的心理干预措施。

2. 生活护理

（1）主动巡视病房，为患者提供不能自理部分的帮助。

（2）将常用物品放在患者易于取放的位置，尽量定位放置。

3. 安全管理

（1）结合患者的年龄、视力、肢体活动度、有无全身疾病等因素，评估患者的自理能力和安全状况，必要时按医嘱留陪人。

（2）进行安全指导，防热水烫伤；防跌倒、坠床等意外伤。

（3）告知患者呼叫器及床挡的使用方法。

（4）加强巡视病房，规范病室环境，活动空间不留障碍物。

4. 休息与饮食

（1）为患者提供安静、舒适的环境。

（2）给予营养丰富、易消化的清淡饮食，有糖尿病的患者进食糖尿病饮食，高血压患者进食低盐、低脂饮食。

5. 伤眼的护理

（1）遵医嘱滴用抗生素眼液滴眼。

（2）避免揉搓挤压伤眼，以免眼内容物脱出。

（3）监测伤眼的视力、眼痛、眼压等的变化，注意伤口有无分泌物、出血、感染及愈合情况。

（4）观察健眼有无交感性眼炎的发生。

6. 健康教育

（1）对视力低下的患者指导其掌握生活自理的方法。

（2）指导患者及其家属进行病情的自我监测，如有不适，及时就诊。

（3）讲解按医嘱用药的重要性，告知用药的目的、作用及不良反应，讲解正确滴眼液的方法及注意事项。

（4）告知门诊随访的时间。

（5）介绍穿通伤的防治知识。

【并发症的处理及护理】

眼球穿通伤并发症的处理及护理，见表8-1。

表8-1 眼球穿通伤并发症的处理及护理

常见并发症	临床表现	处理
外伤后眼内炎	眼痛、头痛剧烈、刺激症状明显、视力下降明显 球结膜高度水肿、充血，角膜混浊、前房纤维蛋白炎症或积脓 玻璃体雪球样浑浊或脓肿形成	充分散瞳，局部和全身应用大剂量抗生素和糖皮质激素，必要时行玻璃体切割术及玻璃体腔注药术
外伤后眼内炎	伤眼葡萄膜炎持续不退并加重，出现KP，2周至2个月潜伏期后，另一眼突然出现类似的葡萄膜炎，视力急剧下降，眼底可出现黄白点状渗出，多位于周边部	早期伤口缝合，切除或还纳脱出的葡萄膜组织，预防感染，一旦发现本病，应按葡萄膜炎治疗
外伤性增生性玻璃体视网膜病变	视力下降、视物模糊	行玻璃体视网膜脱离手术

（二）眼异物伤患者的护理

【护理措施】

1. 心理护理

（1）安慰患者，解释病情、治疗及预后，强调积极因素，消除或减轻焦虑恐惧和悲哀心理。

（2）鼓励患者表达自身感受和想法，采取有针对性的心理干预措施。

2. 生活护理

（1）主动巡视病房，为患者提供不能自理部分的帮助。

（2）将常用物品放在患者易于取放的位置，尽量定位放置。

3. 安全管理

（1）结合患者的年龄、视力、肢体活动度、有无全身疾病等因素，评估患者的自理能力和安全状况，必要时按医嘱留陪人。

（2）进行安全指导，防热水烫伤；防跌倒、坠床等意外伤。

（3）告知患者呼叫器及床挡的使用方法。

（4）加强巡视病房，规范病室环境，活动空间不留障碍物。

4. 休息与饮食

（1）为患者提供安静、舒适的环境。

（2）给予营养丰富、易消化的清淡饮食，有糖尿病的患者进食糖尿病饮食，高血压患者进食低盐、低脂饮食。

5. 伤眼的护理

（1）局部及全身使用抗生素。

（2）避免揉搓挤压伤眼。

（3）及时准确执行医嘱并注意用药后的反应。

（4）监测伤眼视力、眼痛等变化，注意伤口有无分泌物、出血、感染及愈合情况。

6. 健康宣教

（1）对视力低下的患者指导其掌握生活自理的方法。

（2）指导患者及其家属进行病情的自我监测，如有不适，及时就诊。

（3）讲解按医嘱用药的重要性，告知用药的目的、作用及不良反应，讲解正确滴眼液的方法及注意事项。

（4）告知门诊随访的时间。

（5）介绍眼异物伤的防治知识。

【并发症的处理及护理】

眼异物伤并发症的处理及护理，见表8-2。

表8-2 眼异物伤并发症的处理及护理

常见并发症	临床表现	处理
外伤后眼内炎	眼痛、头痛剧烈、刺激症状明显、视力下降明显 球结膜高度水肿、充血，角膜混浊，前房纤维蛋白炎症或积脓 玻璃体雪球样浑浊或脓肿形成	充分散瞳，局部和全身应用大剂量抗生素和糖皮质激素 必要时行玻璃体切割术及玻璃体腔注药术
牵拉性视网膜脱离	视力下降、视物模糊	行视网膜脱离手术
玻璃体浑浊或积血	少量积血时有飞蚊症，大量积血时视力急剧下降	药物治疗、物理治疗及玻璃体切割手术治疗
眼球萎缩	视力丧失、眼球变小	必要时行眼球摘除术

（三）眼眶骨折伤患者的护理

【护理措施】

1. 心理护理

（1）安慰患者，解释病情、治疗及预后，讲解手术的必要性、手术方式、注意事项、手术植入物的作用和优点，消除或减轻焦虑、恐惧和悲哀心理。

（2）鼓励患者表达自身感受和想法，采取有针对性的心理干预措施。

2. 生活护理

（1）主动巡视病房，为患者提供不能自理部分的帮助。

（2）将常用物品放在患者易于取放的位置，尽量定位放置。

3. 安全管理

（1）结合患者的年龄、视力、肢体活动度、有无全身疾病等因素，评估患者的自理能力和安全状况，必要时按医嘱留陪人。

（2）进行安全指导，防热水烫伤；防跌倒、坠床等意外伤。

（3）告知患者呼叫器及床挡的使用方法。

（4）加强巡视病房，规范病室环境，活动空间不留障碍物。

4. 术前常规准备

（1）协助患者完成相关检查：包括视力、眼压、眼球活动情况、心电图、出凝血试验、生化全项、血常规、输血前全套、CT、胸部 X 线等。

（2）因术中无菌铺巾可导致部分患者出现憋气感，术前嘱患者用毛巾遮住口鼻，提前感受手术过程，每次

10～15分钟。

（3）全身麻醉患者术前禁食12小时，禁饮6小时。

（4）术晨更换清洁患者服，排空大小便。

（5）嘱咐患者取下眼镜、手表、活动性义齿、金属饰物等。

（6）术晨建立静脉通路。

（7）与手术室工作人员进行交接。

【术后护理措施】

1. 眼眶骨折患者的术后护理常规

（1）伤口观察及护理：观察伤口有无渗血、渗液，若有应及时通知医生并更换敷料。保持敷料的清洁与干燥，如有污染及时更换。告知患者不要随意解开敷料，不要触碰及揉搓患处。

（2）疼痛护理：评估患者的疼痛情况，了解疼痛的性质及程度，及时告知医生给予正确的处置。疼痛较轻，随时间的延长而消失或缓解，多为手术时刺激引起，可安慰患者，向患者及家属做好解释工作，并加强观察。疼痛剧烈伴分泌物、肿胀，应高度考虑感染，按医嘱积极予以抗感染治疗。

（3）基础护理：给患者提供安静、舒适的治疗护理环境；加强巡视，保持床单位整洁及患者的个人卫生。

（4）饮食护理：嘱患者饮食宜清淡、易消化，多进食蔬菜、水果及富含蛋白质和维生素的食物。有糖尿病的患者进食糖尿病饮食；高血压患者进食低盐、低脂饮食。

2. 眼眶骨折术后患者的体位与活动

（1）全身麻醉术后去枕平卧位休息，待4～6小时后侧卧或平卧均可，情况允许可以指导患者床旁活动，但不能剧烈摇晃及摆动头部，以防术后创口撕裂的发生。

（2）为防止眼外肌和周围组织粘连，并促进眼睛功能恢复，可帮助患者进行眼外肌运动训练。术后第 2 ～第 3 天开始指导患者进行眼球向上、向下、向左、向右 4 个方向运动训练。

3. 眼眶骨折术后患者的出院宣教

（1）饮食：无特殊要求，普食即可。如有糖尿病和高血压则进食糖尿病饮食和低盐、低脂饮食。

（2）活动：避免剧烈活动，适度即可，不要到人口密集的地方，避免伤口感染。

（3）用药：按医嘱及时准确用药。

（4）复查：术后 1 个月、3 个月、6 个月和 1 年复诊，观察视力、眼球运动和复视情况、眼球突出度等；复查眼眶 CT，明确植入材料的部位和骨折缺损的修复情况。

【并发症的处理及护理】

眼眶骨折并发症的处理及护理，见表 8-3。

表 8-3　眼眶骨折并发症的处理及护理

常见并发症	临床表现	处理
复视和眼球运动障碍	视物重影，眼球运动受限	依据相关辅助检查结果，选择处理方案。如果没有明显眼外肌嵌顿因素，指导患者积极进行眼外肌运动训练，应用神经营养药物治疗。若存在眼外肌严重嵌顿和卡压等现象，可根据复视的轻重程度考虑重新施行眼眶手术。对于 6 个月 ～ 1 年后仍有明显复视症状的患者，可行眼外肌手术
残留眼球内陷	眼球位置后退	如果残留眼球内陷 > 3 mm，可以考虑再次手术矫正
视力下降和（或）丧失	视力下降	术中密切观察瞳孔变化，一旦瞳孔变大，应立刻停止操作，对症处理；眶压增高引起视神经或眼球供血障碍等原因，应及时处理血肿和肿胀；材料压迫原因，及时取出材料或调整材料位置

续表

常见并发症	临床表现	处理
眼眶植入材料排异、移位、囊肿形成和感染	眼眶疼痛、红肿等不适	依据情况对症处理，严重的材料排异和移位，需要手术取出材料，然后应用新材料修复眶壁缺损。发生囊肿形成时，手术摘除囊肿，必要时更换材料。一旦发生感染，需要手术取出植入物

三、眼部物理性和化学性损伤患者的护理

（一）眼化学伤患者的护理

【术前护理措施】

1. 急救护理

是处理化学性酸碱烧伤的关键措施，如处理及时、措施得当，可将眼睛的损害降到最低。

（1）现场急救处理：分秒必争，因地制宜，就地取材，彻底冲洗。

1）立即充分冲洗结膜囊：冲洗时应翻转眼睑，嘱患者左右、上下转动眼球，并充分暴露上下穹窿部，务必将结膜囊内的化学物质彻底冲洗干净。紧急情况下，用任何清洁水、自来水均可。一般要求持续冲洗结膜囊 30 分钟以上。

2）清除残留的固体化学物质：尤其是上睑结膜、上穹窿部、睑缘等处，常有化学物附着，应用棉签或镊子取净。

（2）中和液冲洗：现场冲洗后应立即送往就近医院，询问致伤物性质，并立即用中和液反复冲洗。对化学性质不明确的烧伤，可用生理盐水进行冲洗。大量生理盐水冲

洗，不仅可清除异物，还能带走热量、降低局部温度、减轻局部组织损伤。石灰烧伤时应先清除石灰，防止冲洗时生石灰变成熟石灰而释放热量，加重组织损伤。冲洗时注意动作轻巧，避免压迫眼球，尽可能地减少操作带来的进一步眼损害。

（3）药物治疗：目的是防止溃疡发展及角膜溶解、促进基质胶原合成及上皮再生，以及减少新生血管生成。

1）用中和药结膜下注射，可中和并稀释已浸入组织内的化学物质，对促进组织愈合、增进营养、维持角膜的透明有一定作用。

2）预防眼球粘连：每日结膜囊涂眼膏，并用棉签分离上、下睑，分离时动作轻柔，以免加重或给眼球造成新的创伤，分离后嘱患者做眼球上下、左右运动等，防治睑球粘连。

3）应用胶原酶抑制剂：防止角膜穿孔。碱性化学烧伤后可致角膜和角膜上皮脱落缺损，如果脱落的角膜上皮延迟愈合或不能愈合，可导致角膜炎，甚至感染穿孔的发生。

4）预防感染，促进炎症的吸收：预防感染很重要，局部及全身应用抗生素，严格无菌操作。

5）为减轻伤口疼痛可以口服镇痛药或止痛药。

6）局部或全身使用皮质类固醇激素，以抑制炎症反应和新生血管形成。

7）散瞳：可以解除瞳孔括约肌和睫状肌痉挛，减轻充血、水肿及疼痛，减少对睫状血管的压迫，改善局部血液循环，降低血管的通透性，减少渗出物，促进炎症恢复，促进瞳孔活动，有利于虹膜舒展和收缩，防止发生后粘连。

8）若患者眼压升高，按医嘱给予降眼压措施。

2. 心理护理

（1）根据患者的不同心理问题进行心理疏导，并给予安慰、鼓励和支持。

（2）鼓励患者之间加强交流，以减轻心理压力，树立战胜疾病的信心，主动配合手术治疗及护理。

（3）帮助患者取得社会和家庭支持系统的支持，增强及战胜疾病的信心。

3. 生活护理

（1）尽量给患者创造一个舒适、安静的环境，病房应清洁整齐、空气清新、光线适宜，避免阳光直射患眼。

（2）指导患者保持正确的体位，以利于诊断、治疗和护理，如一般患者多采取平卧位。

（3）饮食方面，给予易消化饮食，戒烟酒及辛辣刺激性食物，多食新鲜蔬菜和水果，保持排便通畅。病情稳定后给予高蛋白、高维生素、高纤维饮食，以增强机体抵抗力，促使其早日康复。

【术后护理措施】

1. 眼化学伤患者的术后护理常规

（1）伤口观察及护理

1）观察伤口有无渗血、渗液，如有，应及时通知医生并更换敷料；保持敷料的清洁干燥，如有污染及时更换。

2）换药时观察术眼有无红肿、渗液、渗血、疼痛、敷料气味及眼球运动等情况，并密切观察羊膜移植片的贴附情况、移植片的色泽、上皮是否完整、有无新生血管生成、移植片下有无积血与积液及植片感染、糜烂、溶解等，避免揉搓术眼，防止植片移位。

（2）眼痛护理

1）评估患者的疼痛情况，了解疼痛的性质及程度，及时告知医生并给予正确的处置；眼痛伴同侧头痛，患者恶心、呕吐，要考虑眼压升高，及时给予降眼压处理。

2）眼痛剧烈伴分泌物、眼睑肿胀、结膜充血明显、前房 KP、AR，应高度考虑眼部感染，按医嘱积极予以抗感染治疗。

3）为患者提供整洁安静舒适的医疗环境。

（3）基础护理：加强巡视，保持床单元卫生及患者的个人卫生。

（4）其他护理：术后患者应进食半流质饮食，避免摄入过硬的食物，以免影响切口愈合，多食用新鲜蔬菜，忌辛辣饮食。排便不畅者应用通便药物，以免用力排便引起切口出血。

2. 眼化学伤术后患者的出院宣教

（1）饮食指导：嘱患者多进食蛋白质、维生素含量丰富且容易消化的清淡饮食，忌食辛辣、刺激性食物。

（2）活动建议：指导患者保持乐观稳定的情绪，避免过度激动。保证充足的睡眠，避免延误强光刺激，尽量少看电视、减少阅读工作，防止眼睛过度疲劳。

（3）教会患者及其家属掌握点药水、涂眼膏的正确方法和注意事项。

（4）复查：术后要求患者按时复查。出院后复查每周 1 次，以后根据病情，每 2 ～ 3 周复诊一次，如出现眼红、眼痛、视力下降、分泌物增多等应及时就诊。

【并发症的处理及护理】

眼化学伤并发症的处理及护理，见表 8-4。

表 8-4　眼化学伤并发症的处理及护理

常见并发症	临床表现	处理
眼睑畸形	睑裂与眼球的大小不对称	行眼部整形手术

续表

常见并发症	临床表现	处理
睑球粘连	眼球运动受限，复视	行睑球粘连分离术
角膜新生血管	毛细血管网围绕角膜缘	药物：糖皮质激素滴眼液、非甾体抗炎药、免疫调节剂等；手术：光动力疗法、放疗等
假性胬肉	结膜与角膜病变处发生粘连，从而形成类似胬肉的球结膜皱襞	不影响视力不需治疗
角膜白斑	角膜中央、后表面缺损，相应区伴有浑浊和白斑	行角膜移植手术
继发性青光眼	视力下降、头痛、眼痛、恶心、呕吐	碳酸酐酶抑制剂，局部滴用 β 受体阻断剂，滴注甘露醇

（二）眼热烧伤患者的护理

【术前护理措施】

1. 急救护理

由于热烧伤常伴有全身尤其是面、颈、胸、四肢的广泛烧伤，所以患者入院后马上向其本人或家属了解致伤物的性质。眼的损伤程度取决于高温作用时间的长短。因此，患者入院后迅速用大量生理盐水冲洗降温，边冲洗边用蘸有眼膏的棉签将眼内异物清除干净，操作时动作轻巧，避免压迫眼球，以免引起眼睑皮肤裂伤及角膜穿孔，冲洗时间要长、持续，冲洗压力勿大。如果冲洗不当极易造成上皮脱离，增加治疗的难度，避免操作带来的进一步损伤，这一阶段的急救处理将影响眼的痊愈率，所以早期眼部冲洗至关重要。

2. 心理护理

（1）明确告诉患者及其家属此病的治疗方法、并发症及预后，让患者了解眼热烧伤的病程长、预后差，以及积极配合治疗的重要性，以取得他们的谅解和配合。

（2）多与患者谈心，消除患者心中的顾虑，给予安慰，让患者逐渐转变角色，接受现实。

（3）向患者多介绍成功病例，使其消除不良情绪，保持良好的心态，树立信心，提高自我保健康复的意识。

（4）家属的支持和关心对病情的转归起着十分重要的作用，多向家属讲解相关知识，让家属多关心患者，尽量解除其家庭牵挂，积极配合治疗。

3. 生活护理

（1）主动巡视病房，为患者提供不能自理部分的帮助。

（2）将常用物品放在患者易于取放的位置，尽量定位放置。

4. 安全管理

（1）告知患者呼叫器的使用方法，以便有困难时寻求帮助，必要时按医嘱留陪人。

（2）睡觉时床挡保护，夜间休息时打开夜灯，防跌倒、坠床。

（3）下床前先坐起休息 5 ～ 10 分钟再下床，如厕久蹲后拉好扶手。

（4）规范病室环境，活动空间不留障碍物。

5. 眼部准备

（1）眼部应用抗生素滴眼液 3 天。

（2）指导患者注意眼部卫生，勿用力揉搓、挤压眼部。

6. 术前常规准备

（1）对高血压、心脏病患者纠正病情后方可手术，以免引起术后不良反应。

（2）协助完善相关术前检查：心电图，输血全套，凝血试验，生化全项和血、尿常规检查等。

（3）术晨指导患者穿清洁病号服，佩戴标识腕带，排空大小便，嘱患者取下眼镜、手表、活动性义齿、金属饰物等。

（4）为了保证手术的安全性，术晨建立静脉通路，术前口服苯巴比妥镇静。

（5）与手术室工作人员进行交接。

【术后护理措施】

1. 眼热烧伤患者的术后护理常规

（1）伤口观察及护理

1）观察伤口有无渗血、渗液，保持敷料的清洁与干燥，如有污染及时更换。

2）换药时观察术眼有无红肿、渗液、渗血、疼痛，敷料气味及眼球运动等情况，并密切观察羊膜移植片的贴附情况，移植片的色泽、上皮是否完整、有无新生血管生长、移植片下有无积血与积液及植片感染、糜烂、溶解等。

（2）眼痛护理

1）评估患者的疼痛情况，了解疼痛的性质及程度，及时告知医生并给予正确的处置。

2）疼痛较轻，随时间的延长而消失或缓解，多为手术刺激引起的眼痛，可安慰患者，给予解释，并加强观察。

3）眼痛剧烈伴分泌物、眼睑肿胀、结膜充血明显，前房 KP、AR，应高度考虑眼部感染，按医嘱积极予以抗感染治疗。

（3）基础护理：加强巡视，保持床单元卫生及患者的个人卫生。

（4）其他护理：术后患者应进食半流质饮食，避免摄入过硬的食物，以免影响切口愈合，多食用新鲜蔬菜，忌辛辣饮食。排便不畅者应用通便药物，以免用力排便引起切口出血。

2. 眼热烧伤术后患者的出院宣教

（1）饮食指导：患者多进食蛋白质、维生素含量丰富且容易消化的清淡饮食，忌食辛辣、刺激性食物。

（2）活动建议：指导患者保持乐观稳定的情绪，避免过度激动。保证充足的睡眠，避免延误强光刺激，尽量少看电视、减少阅读工作，防止眼睛过度疲劳。

3. 用药：教会患者及其家属掌握点药水、涂眼膏的正确方法和注意事项。

4. 复查：术后要求患者按时复查。如出现眼红、眼痛、视力下降、分泌物增多等应及时就诊。视情况行角膜移植术。

【并发症的处理及护理】

眼热烧伤并发症的处理及护理，见表8-5。

表8-5　眼热烧伤并发症的处理及护理

常见并发症	临床表现	处理
感染	创面可被外源性细菌感染，除细菌外尚可有真菌和病毒	局部及全身应用抗生素，严格无菌操作，注意体温、心率变化，注意全身情况，加强营养，增强机体抵抗力
角膜穿孔	角膜和角膜上皮脱落缺损、坏死	治疗与护理操作过程中，动作要轻柔，避免压迫眼球，冲洗压力勿大

常见并发症	临床表现	处理
眼球粘连、眼睑外翻、眼睑内翻	眼球运动障碍和视功能丧失	早期嘱患者做眼球运动
眼睑闭锁	眼睑瘢痕挛缩，睑裂缩小或闭锁	早期嘱患者自主睁眼运动

四、辐射性眼损伤患者的护理

【术前护理措施】

辐射性眼外伤主要是对晶状体的影响，引起白内障，护理内容同白内障护理。

1. 心理护理

（1）安慰患者，解释手术的必要性、方式、注意事项。

（2）鼓励患者表达自身感受和想法，采取有针对性的心理干预措施。

2. 生活护理

（1）主动巡视病房，为患者提供不能自理部分的帮助。

（2）将常用物品放在患者易于取放的位置，尽量定位放置。

3. 安全管理

（1）结合患者的年龄、视力、肢体活动度、有无全身疾病等因素，评估患者的自理能力和安全状况，必要时按医嘱留陪人。

（2）进行安全指导，防热水烫伤；防跌倒、坠床等意外伤。

（3）告知患者呼叫器及床挡的使用方法，以便有困难时寻求帮助。

（4）下床前先坐在床上休息 5 ～ 10 分钟，入厕久蹲后拉好扶手。

（5）规范病室环境，活动空间不留障碍物。

4. 眼部准备

（1）协助患者完成眼部检查：包括视力、眼压、角膜内皮细胞计数、A/B 型超声波、角膜曲率、人工晶状体度数测量等。排除后眼部炎症，如患有结膜炎、慢性泪囊炎必须在炎症彻底治愈后方能手术。

（2）术前滴用抗生素眼液：可用氧氟沙星、左氧氟沙星、妥布霉素，每日 4 次，术前至少 8 次。

（3）术前半小时用短效散瞳药散瞳。

（4）特殊患者按医嘱术前半小时静脉快速滴注 20% 甘露醇注射液。

5. 术前常规准备

（1）协助完善相关术前检查：心电图、出凝血试验、生化全项、血常规、尿常规等。

（2）训练患者固视，每日 1 ～ 2 次，每次 10 ～ 15 分钟。

（3）因术中无菌铺巾可导致部分患者出现憋气感，术前嘱咐患者用毛巾遮住口鼻，提前感受手术过程，每次 10 ～ 15 分钟。

（4）术晨更换清洁患者服，排空大小便。

（5）嘱咐患者取下眼镜、手表、活动性义齿、金属饰物等。

（6）术晨建立静脉通路。

（7）与手术室工作人员进行交接。

【术后护理措施】

1. 外伤性白内障患者的术后护理常规

（1）伤口观察及护理：观察伤口有无渗血、渗液，若有应及时通知医生并更换敷料。保持敷料的清洁与干燥，如有污染及时更换。

（2）眼痛护理：评估患者的疼痛情况，了解疼痛的性质及程度，及时告知医生给予正确的处置。

1）疼痛较轻，随时间的延长而消失或缓解，多为手术时的刺激引起，可以安慰患者，向患者及家属做好解释工作，并加强观察。

2）疼痛剧烈伴分泌物、肿胀，应高度考虑感染，按医嘱积极予以抗感染治疗。

3）眼痛如针扎样伴异物感、流泪，应检查角膜上皮有无损伤，可给予抗生素眼膏涂抹后包扎，24小时角膜上皮即可恢复。

4）眼痛剧烈伴分泌物、眼睑肿胀、结膜充血明显、KP（+）、房水混浊甚至积脓，应高度考虑眼内炎，按医嘱积极予以抗感染治疗。

（3）基础护理：给患者提供安静、舒适的治疗护理环境；加强巡视，保持床单位整洁及患者的个人卫生。

（4）其他护理：嘱患者饮食宜清淡、易消化，多进食蔬菜、水果及富含蛋白质和维生素的食物。有糖尿病的患者进食糖尿病饮食；高血压患者进食低盐、低脂饮食。

2. 外伤性白内障术后患者的体位与活动

术后不需要卧床休息，只要求患者在术后4～6小时取半坐卧位休息，可使术中脱落的色素细胞沉积在下方，使患者获得更好的视觉质量。其他时间取侧卧位或仰卧位均可，也可床旁活动，但不能剧烈摇晃及摆动头部，不能按压、撞击术眼，防止人工晶状体移位、切口裂开。

3. 外伤性白内障术后患者的出院宣教

（1）饮食：无特殊要求，普食即可。如有糖尿病和高血压则进食糖尿病饮食和低盐、低脂饮食。

（2）活动：避免剧烈活动，适度即可，不要到人口密集的地方，避免术眼受伤。

（3）用药：按医嘱滴用激素眼液和抗生素眼液，滴用时间为一般 2 ~ 4 周，特殊情况遵医嘱。

（4）复查：术后 1 周、2 周、1 个月、3 个月定期门诊随访，检查视力、伤口愈合情况、人工晶状体位置，如出现眼痛、视力下降应立即就诊。

【并发症的处理及护理】

外伤性白内障并发症的处理及护理，见表 8-6。

表 8-6　外伤性白内障并发症的处理及护理

常见并发症	临床表现	处理
角膜水肿	视力减退、雾视、异物感	糖皮质激素滴眼
伤口裂开	视力下降、眼部不适、异物感	包扎、观察 必要时重新处理伤口
继发性青光眼	视力下降，眼痛、头痛、恶心、呕吐，眼压升高	口服碳酸酐酶抑制剂 静脉滴注甘露醇注射液 局部滴用 β 受体阻滞剂、α 受体激动剂、碳酸酐酶抑制剂滴眼液
术后眼内炎	眼痛加剧，视力减退，眼分泌物增多，眼红、畏光	分泌物送检 局部及全身使用敏感抗生素 玻璃体切除术

【特别关注】

1. 除白内障以外的其他损伤。

2. 患者的心理疏导、安慰。

五、眼球钝挫伤患者的护理

【护理措施】

1. 心理护理

（1）安慰患者，解释手术的必要性、方式、注意事项，告诉患者同种病例的康复情况，缓解其对预后的担忧。

（2）鼓励患者表达自身感受和想法，采取有针对性的心理干预措施。

2. 生活护理

（1）主动巡视病房，为患者提供不能自理部分的帮助。

（2）将常用物品放在患者易于取放的位置，尽量定位放置。

3. 安全管理

（1）结合患者的年龄、视力、肢体活动度、有无全身疾病等因素，评估患者的自理能力和安全状况。

（2）进行安全指导，防跌倒、坠床等意外伤。

（3）告知患者呼叫器及床挡的使用方法。

（4）加强巡视病房，规范病室环境，活动空间不留障碍物。

4. 休息与饮食

（1）病情严重者需卧床休息，前房积血时应采取半卧位休息，尽量减少活动，提供安静舒适的环境。

（2）给予营养丰富、易消化的清淡饮食，有糖尿病的患者进食糖尿病饮食，高血压患者进食低盐、低脂饮食。

5. 伤眼的护理

（1）严重眼球挫伤应涂抗生素眼膏后双眼包封。

（2）眼球破裂时禁忌冲洗和向眼球施压。

（3）眼挫伤48小时内给予冷敷防止再出血，48小时后热敷促进积血吸收。

（4）及时准确地执行医嘱，并注意用药后的反应。

（5）监测伤眼的视力、眼痛、眼压等的变化，注意伤口有无分泌物、出血、感染及愈合情况。

6. 健康教育

（1）对视力低下的患者指导其掌握生活自理的方法。

（2）指导患者及其家属进行病情的自我监测，如有不适，及时就诊。

（3）讲解按医嘱用药的重要性，告知用药的目的、作用及不良反应，讲解滴眼液的方法及注意事项。

（4）告知门诊随访的时间。

（5）介绍钝挫伤的防治知识。

【并发症的处理及护理】

眼球钝挫伤并发症的处理及护理见表8-7。

表8-7 眼球钝挫伤并发症的处理及护理

常见并发症	临床表现	处理
继发性青光眼	视力下降 眼痛、头痛、恶心、呕吐 眼压升高	按医嘱使用降眼压药物：碳酸酐酶抑制剂、倍他受体阻断剂、甘露醇等 保持情绪稳定，减少活动，防止继发性出血
外伤性白内障	视力下降 晶状体混浊	白内障手术
外伤性视网膜脱离	视力下降 视物模糊	视网膜脱离手术

【前沿进展】

近年来，随着现代科学技术的进步，在眼外伤防治领域中，与发达国家相比，尽管我们还存在较大的差距，但所获得的进展也显而易见。透明质酸钠是房水和玻璃体的重要组成部分，可保护角膜内皮、虹膜及视网膜。透明质酸钠注入前房，可保持前房深度；注入玻璃体腔，有助于视网膜复位；在眼科手术中，可减少术中或术后粘连。透明质酸也可吸附并固定大量水分子，防止眼部干燥，用于干燥综合征、内因性疾病或外因性刺激引发或伴随的角膜损伤。治疗上皮型单纯疱疹病毒性角膜炎时，透明质酸滴眼液可缩短上皮愈合时间，并可使患者的视力得到改善。在处理烧伤后，及早应用透明质酸钠，可减少严重并发症，降低伤残率。

第二节　眼科常用护理操作技术

一、眼局部用药

眼科给药途径包括眼局部给药和全身给药。前者包括眼局部外用、结膜下注射、球后注射、颞侧皮下注射等。后者包括口服、肌肉注射和静脉注射等。

（一）滴眼药水

【目的】

用于眼表面及眼前节给药，防治眼部疾病、散瞳或缩瞳、表面麻醉等。

【用物准备】

操作前洗手；核对患者的姓名、眼别，药物的名称、浓度，水制剂应观察有无变色和沉淀；准备滴眼药液、消毒棉签。

【操作】

患者取坐位或仰卧位，头稍向后仰并向患侧倾斜，用棉签轻轻拉开患者下眼睑，嘱患者双眼向上看，充分暴露下结膜囊，距眼 2 ~ 3 cm 将药液滴入下穹窿的结膜囊内，勿使滴瓶口碰到眼睑及睫毛，以防眼药瓶内药液被污染。用棉签擦去流出的药液，嘱患者闭眼 1 ~ 2 分钟。

【注意事项】

1. 点用散瞳剂、缩瞳药后应指导患者棉球压迫泪囊区 3 ~ 5 分钟，避免滴眼液经鼻咽部黏膜吸收，以免引起全身中毒反应。

2. 点眼每次 1 滴即可，避免药液溢出。

3. 使用两种以上眼药液时，要有时间间隔，不可同时滴入，一般间隔时间为 5 ~ 10 分钟。

4. 所有眼药液使用后应按说明书妥善保存，生物制品需放冰箱，防止药物变质。

（二）涂眼药膏

【目的】

使药物在结膜囊内停留时间较长，药物作用较持久。一般用于手术后、绷带加压包扎前需保护角膜者，睑闭合不全及眼前段疾病等。

【用物准备】

洗手；核对患者的姓名、眼别，药物的名称；准备眼药膏、消毒圆头玻璃棒、消毒棉球。

【操作】

患者体位同滴眼药法。

1. 玻璃棒法：对光检查玻璃棒是否光滑。将适量眼药膏挤在玻璃棒的圆头上。用棉签拉开下眼睑，嘱患者眼睛往上看，暴露下结膜囊，把涂有药膏的玻璃棒与睑缘平行，轻轻放入结膜囊，嘱轻闭眼，然后将玻璃棒从颞侧抽出。

2. 软管法：棉签拉开下眼睑，嘱患者眼睛往上看，另一手持药膏软管，软管口不可触及眼部，将药膏直接挤入结膜囊内，嘱患者眼睑闭合 1 ～ 2 分钟。对不合作的患儿，不宜用软管法。

【注意事项】

1. 操作时动作要轻巧，勿加压眼球，尤其是角膜溃疡及手术后的患者。

2. 告知患者涂眼药膏的目的、过程及配合方法；药物的作用和不良反应尤其使用散瞳剂如阿托品眼膏，需告知可能出现如口干、脸部潮红、脉搏加快等反应，嘱多饮水、休息等相关注意事项。

3. 用药后注意观察药物的不良反应：使用散瞳剂如阿托品眼膏，要特别注意阿托品的毒性反应。

（三）结膜下注射

【目的】

将药物注射到结膜下的疏松间隙内，以提高药物在眼内的浓度，增强并延长药物作用时间，用于角膜及色素膜给药。

【用药准备】

洗手；核对药物、患者姓名及眼别；准备注射器、4 ～ 6 号注射针头、注射药物、表面麻醉剂、抗生素眼药水、消毒棉签、纱布眼垫、胶布条。

【操作】

让患者取坐位或仰卧位，患眼滴表面麻醉剂 3 次（每 3 ~ 5 分钟 1 次）。注射时操作者左手用棉签拉开患者下眼睑，嘱患者向上固视以暴露下穹窿球结膜，右手持注射器，注射针头与睑缘平行，距角膜缘 5 ~ 6 mm，进针角度与眼球表面呈 10° ~ 15°，避开结膜血管，挑起球结膜进针，然后缓慢注入药物。注射完毕，按医嘱涂眼膏或点抗生素滴眼液并包眼。

【注意事项】

1. 注射部位，一般常选择在靠近颞侧下穹窿部的球结膜注射。

2. 询问患者的感觉，告知相关注意事项。

3. 观察患者注射药后有无出现药物不良反应或结膜下出血，并做好记录。

（四）球后注射

【目的】

经眼球下方进入眼眶的给药方式，用于眼底给药及内眼手术时的球后麻醉。

【用药准备】

洗手；核对药物、患者姓名及眼别；准备注射器、球后注射针头、注射药物、0.5% 安多福、酒精、消毒棉签、纱布及消毒盘。

【操作】

患者取坐位或仰卧位，常规消毒眼睑周围皮肤。嘱患者向鼻上方注视，在眶下缘中、外 1/3 交界处将注射器针头垂直刺入皮肤约 1 ~ 2 cm，沿眶壁走行，向内上方倾斜 30°，针头在外直肌与视神经之间向眶尖方向推进，进针

3～3.5 cm，抽吸无回血，缓慢注入药液。退针后，压迫针眼 1 分钟，涂抗生素眼膏。

【注意事项】

1. 注射前核对注射药液及眼别，严格执行无菌操作。

2. 进针时针头碰及骨壁或遇到阻力时不要强行进针，以防刺伤眼球，应退回调整针的角度后再进针，针的深度不宜超过 3.5 cm，以防刺伤较大血管及视神经。

3. 注射完毕，注意观察有无球后出血现象，如出现眼球运动受限，眼球突出，或为眼球后出血征象，应加压包扎止血。

（五）眼部颞侧皮下注射

【目的】

经颞侧皮下注射的给药方式，使药物快速渗透入眼内，提高并保持药物在眼内的有效浓度。

【用药准备】

洗手；核对药物、患者姓名及眼别；准备注射器、注射药物、0.5% 安多福、酒精、消毒棉签、纱布及消毒盘。

【操作】

患者取坐位或仰卧位，常规消毒眼睑周围皮肤。嘱患者注视前方，注射部位选择在眉弓与外眦角连线的交叉点。用 0.5% 安多福消毒注射部位，待干。注射时绷紧皮肤，以 30°～40° 进针，回抽无血后缓慢推注药液。注射后快速拔针，用棉签按压穿刺点 3～5 分钟，确认患者的注射部位无渗血方可离开。

【注意事项】

1. 注射前核对注射药液及患者眼别，严格执行无菌操作。

2. 进针时注意勿伤及眼球。

3. 注射完毕，注意询问患者的感觉，告知相关注意事项。

4. 观察患者注射后局部皮肤情况。

二、眼局部清洁

（一）眼部冲洗法

【目的】

清除结膜囊内的异物、酸碱化学物质和脓性分泌物以及手术前清洁结膜囊。

【用物准备】

洗手；准备洗眼壶或冲洗用吊瓶、受水器、消毒棉球、冲洗液。

【操作】

1. 术前眼周皮肤清洁。患者取坐位或仰卧位，头偏向一侧。范围为上至眉弓上 3 cm，下至鼻唇沟，内至鼻中线，外至太阳穴。嘱患者轻闭眼予生理盐水湿润皮肤后，用棉签蘸软皂液洗净睫毛、眼睑、眉毛及周围皮肤。再予生理盐水冲洗睫毛及眼睑上软皂液，接着以眼为中心由内往外环形冲洗或从眉弓上 3 cm 处开始往下方冲洗周围皮肤，冲洗液量根据皮肤清洁程度而定，但最少量要有一受水器的量（100 mL）。冲洗时冲力不宜过大，距离 3 ~ 4 cm 为宜。皮肤冲干净后，嘱患者睁开眼睛，用眼部冲洗液冲洗结膜囊。冲洗结膜囊后嘱患者轻闭眼睛，再次冲洗眼睛及周围皮肤。

2. 结膜囊冲洗。患者取坐位或仰卧位，头偏向一侧。受水器紧贴患眼侧颊部。分开上下睑，冲洗液先冲洗眼睑皮肤，然后再冲洗结膜囊。冲洗上穹窿部时翻转眼睑，嘱患者向下看，冲洗下穹窿部时嘱患者向上看，同时眼球向各个方向转动，轻轻推动眼睑，充分冲洗结膜各部位，用棉球拭净眼睑及颊部水滴。洗毕用棉签擦干眼睑及周围皮肤，告知患者注意事项。

【注意事项】

1. 冲洗过程中冲洗液不可直射角膜，洗眼棒勿接触眼部，以防污染洗眼壶或碰伤眼睛，一般冲洗距离以 3～4 cm 为宜。

2. 如化学冲洗，冲洗前、后测 pH 值并记录，眼部有固体化学物，应先用镊子取出后再冲洗，冲力要大，冲洗距离以 5～6 cm 为宜，冲洗量一般要在 2000 mL，才能彻底清除结膜囊内化学物质。

3. 角膜溃疡、角膜穿孔、眼球穿通伤的眼部冲洗，不可加压眼球，不可翻转眼睑以防眼内容物脱出。

4. 假膜性结膜炎洗眼，先用湿棉签将假膜抹去再冲洗；如为不合作或刺激症状重的患者，可先表面麻醉，再行冲洗。

5. 眼部暴露不满意者，可用开睑钩拉开上下眼睑冲洗。

6. 询问患者的感觉，如无不适用棉签轻擦干眼睑及周围皮肤，撤去受水器及垫巾，告知患者注意事项。眼化学伤的患者应再次检查有无异物残留在结膜、角膜上，尤其是穹窿部结膜易有异物残留。

7. 认真记录冲洗情况。如化学伤冲洗应记录冲洗前后 pH 值、使用冲洗液总量。

（二）泪道冲洗法

【目的】

用于泪道疾病的诊断、冲洗泪道分泌物和手术前的泪道清洁。

【用药准备】

洗手；核对患者姓名及眼别；准备注射器、泪道冲洗针头、泪点扩张器、受水器、表面麻醉剂、冲洗用液体、棉签。

【操作】

让患者取坐位或卧位，用眼膏润滑针头，嘱患者向上注视，操作者一手持冲洗注射器，另一手持棉签向下拉开下眼睑，暴露下泪点，把针头垂直插入下泪小点，深约 1.5 ~ 2 mm，再使针头转向水平方向，沿泪小管缓慢进针约 5 ~ 6 mm，碰到鼻骨壁后将针尖退出 1 ~ 2 mm，将冲洗液缓慢注入泪道，一边推注一边嘱患者把水咽下，认真观察冲洗液的流向。术前常规冲洗泪道，患者无溢泪病史，冲洗通畅，可不必探到骨壁，以免引起患者疼痛及损伤泪道黏膜。

【注意事项】

1. 泪点狭小者，先用泪点扩张器扩大泪点再行冲洗。

2. 操作要轻巧、准确，以免损伤角膜、结膜、泪点和泪小管。进针遇到阻力时，不可暴力推进，以防损伤泪道。

3. 注入冲洗液时，如出现皮下肿胀，为穿破泪小管误入皮下，应停止冲洗，并给予抗感染治疗，以防发生蜂窝织炎。

4. 询问患者有无水流入鼻咽部，同时观察泪点处有无冲洗液或分泌物返流。

5. 冲洗完毕，抹干眼部返流出液体及分泌物，点抗生素滴眼液。

6. 询问患者的感觉，告知相关注意事项。

7. 认真记录冲洗情况。如从右（左）下（上）泪小点进针，针尖是否可碰骨壁，冲洗液的流向情况，是否有分泌物及其量和性质。

（三）剪睫毛法

【目的】

内眼手术前术野清洁消毒，并防止睫毛落入眼内。

【用药准备】

洗手；核对患者姓名及眼别；准备小钝头剪刀、眼药膏或凡士林、纱布。

【操作】

患者取坐位，先在剪刀的两叶涂一层凡士林或眼药膏，以便粘住剪下之睫毛。剪上睑睫毛时，嘱患者向下看，以手指压住上睑皮肤，使睑缘稍外翻；剪下睑睫毛时，则向上看，手指压下睑皮肤，使下睑轻度外翻，以便分别剪除上、下睑睫毛。将剪下的睫毛不断用纱布清拭干净，以防落入结膜囊内。如老年患者上睑松弛，睫毛位置暴露欠佳，可用棉签拉紧上睑皮肤以免剪破睑缘皮肤。

【注意事项】

1. 剪睫毛时，动作要轻、稳、准，勿剪伤皮肤，剪刀弯头朝向操作者，勿伤及睑缘皮肤。

2. 操作时妥善固定头部，嘱患者不可转动头部。

3. 剪睫毛的长度：剪至睫毛根部并不少于2/3睫毛长度。

三、眼部热敷、保护及常用小手术

（一）热敷与眼保护

1. 热敷

【目的】

促进局部血液循环，消炎止痛，促进吸收。

【用药准备】

换药碗或保温杯、镊子、消毒纱布数块、凡士林、眼药膏、棉垫、热水、中药煎剂或其他含有药物的热敷溶液。

【操作】

先在眼睑及周围皮肤涂一层凡士林膏，结膜囊涂眼药膏闭眼，并盖以消毒纱布。将浸泡于 45 ~ 50℃热水中的纱布垫，用镊子拧干，敷在眼睑的消毒纱布上，再盖上棉垫保温，纱布垫每 3 ~ 5 分钟更换一次，共敷 20 ~ 30分钟。将煮沸的中药煎剂或沸水，倒入小热水瓶或保温杯内，嘱患者低头使患眼靠近，眼部与瓶口的距离以患者能忍受的热量为度，每次熏蒸 15 ~ 20 分钟。

2. 眼保护

（1）眼垫

为眼科常用保护方法。

【目的】

用于角膜溃疡、眼部手术后或外伤、眼睑闭合不全等。保护伤口，防止感染，并可以使眼球得到充分休息。

【用药准备】

眼垫、眼膏、消毒棉球、胶布。

【操作】

涂眼药膏，消毒眼睑皮肤，覆盖眼垫，用胶布由鼻侧眶上缘斜向颞侧眶下缘固定 2 条，必要时可横行再加 1 条。

（2）湿房法

【目的】

用于各种原因所致睑裂闭合不全，预防暴露性角膜炎的发生。

【用药准备】

透明胶片、抗生素眼药水、眼药膏、胶布。

【操作】

患眼滴抗生素眼药水及眼药膏，将透明胶片制成半球状或漏斗状房罩，盖在患眼上，用胶布将其密闭固定。

（3）眼绷带法

【目的】

使包扎敷料固定牢固；局部加压，起到止血作用；对于术后浅前房者，局部加压包扎，促进前房形成；预防角膜溃疡穿孔；部分眼部手术以后，减少术眼活动，减轻局部反应。

【用药准备】

洗手；核对患者姓名及眼别；准备窄卷绷带（长 6 m、宽 4.8 cm）、眼药膏、眼垫、胶布。

【操作】

单眼绷带包扎法；双眼绷带包扎法。

（二）眼科常用门诊小手术

1. 角膜异物剔除术

【目的】

剔除角膜异物。

【评估】

患者的眼部情况、配合程度及药物过敏史。操作避免空腹进行，如双眼剔除者应有陪护。根据病历上的图示，在裂隙灯下检查异物的位置、性质、数量、深浅、大小等。深层异物应在手术室显微镜下手术取出。多个异物要分次剔除，以免致角膜损伤范围过大。

【适应证】

角膜异物伤。

【术前准备】

包括洗手，核对患者姓名、眼别及诊断，准备器械（异物刀、异物镊、棉签等），抗生素眼药水、眼膏。

【操作】

表面麻醉剂点眼 2 ~ 3 次，协助患者坐于裂隙灯前，下颌、额部放在裂隙灯支架处。向患者解释说明如何配合，嘱患者在操作过程中头部固定，眼睛注视某一方向不动，如有不适可举手示意。调节裂隙灯对准异物，避免光线直射瞳孔区，尽量减少强光对患者眼部的刺激。如贴附在表面的异物，可用湿棉签拭去。如嵌于上皮内的异物，操作者左手用拇指、食指轻轻分开上、下眼睑，着力于上下眶缘，右手持异物刀自异物的边缘轻拨异物，刀尖与角膜成 15° 角，剔除异物时应使异物刀尖向角膜周边方向拨动，使刀尖远离瞳孔区，尽量减少对瞳孔区及其他正常角膜组织的损伤。较深的异物（如铁屑）应在裂隙灯下用针尖或异物铲取出；位于深层的异物可在结膜下浸润麻醉后取出或由专科医生手术取出。

【注意事项】

（1）严格遵守无菌操作原则，避免引起术后角膜感染。

（2）剔除过程中观察患者情况（如脸色），有无昏厥，发现异常应做好相应处理。

（3）异物剔除干净，涂上抗生素眼膏，包封患眼。

（4）告知患者注意事项，嘱其保持眼垫干燥清洁，次日回院复诊。告知术后患眼有轻度疼痛属正常现象，如疼痛加剧、难以忍受，应及时返院就诊。

（5）认真记录治疗的情况。

（6）术前完成知情告知，签署手术同意书。

2. 睑腺炎（麦粒肿）切开排脓术

【目的】

排出脓液，使炎症消退。

【适应证】

已成熟的外、内睑腺炎。

【术前准备】

准备工作包括洗手，核对患者姓名、眼别及诊断，准备器械（尖刀片、无菌镊子、引流条、无菌手套等）、眼带、胶布、抗生素眼膏。

【操作】

患者取仰卧位。

（1）外麦粒肿切开排脓。先予表面麻醉剂点眼 2～3 次，嘱患者轻闭眼，予局部消毒后左手用棉签轻轻固定周围皮肤，右手持尖刀片在皮肤波动感最明显的最低点，做平行于睑缘的切口，避免切断眼轮匝肌，引起眼睑瘢痕畸形。

（2）内麦粒肿切开排脓。先予表面麻醉剂点眼 2～3 次。翻转眼睑，左手用棉签固定已翻转的眼睑缘，右手持尖刀片在睑结膜面脓点最明显处，做垂直于睑缘的切口，以避免损伤病灶邻近的睑板腺。如排出脓液较多，排脓后要冲洗结膜囊。

（3）切开麦粒肿后可用无齿眼科小镊探查脓腔或夹取脓头。切勿用力挤压排脓，以防炎症扩散，引起眶蜂窝织炎、海绵窦血栓形成、全身败血症等严重并发症。

（4）如脓液较多或脓腔较大，不能一次排出脓液，需放胶片引流条以利脓液引流；用眼科无齿小镊把引流条送入腔底，引流条的一端在创口外，保持创口开放。

（5）予抗生素眼膏涂眼，并包封患眼。

【注意事项】

（1）严格遵守无菌操作原则，避免引起感染。

（2）告知患者注意事项，嘱其保持眼垫干燥清洁，次日回院复诊。

（3）告知术后患眼有轻度疼痛属正常现象，如疼痛加剧、难以忍受，应及时返院就诊。

3. 霰粒肿摘除术

【目的】

摘除睑板腺囊肿。

【适应证】

较大或已穿破的睑板腺囊肿。

【术前准备】

包括洗手，核对患者姓名、眼别及诊断，准备器械（睑板腺囊肿夹、小刮匙、尖刀片、直有齿小镊、直剪、注射器等）、眼药膏、表面麻醉剂、局麻药、棉片、眼垫、胶布。

【操作】

患者取仰卧位，局部常规消毒，局部浸润麻醉；将睑板腺囊肿夹的环面放在睑结膜面将囊肿固定，翻转眼睑，尖刀垂直于睑缘切开囊壁，用小刮匙刮净囊腔的内容物，然后用小剪尽量将囊壁完整地分离剪除。

【注意事项】

（1）严格遵守无菌操作原则，避免引起感染。

（2）告知患者注意事项，嘱其保持眼垫干燥清洁，次日回院复诊。

（3）如术后患眼有轻度疼痛属正常现象，如疼痛加剧、难以忍受，应及时返院就诊。

（4）术前完成知情告知，签署手术同意书。

第三节 眼外伤的预防与保健

调查报告显示，我国每年至少有 1000 万～1200 万人发生眼外伤。眼球组织结构复杂，精细脆弱，一旦受伤往往后果严重，甚至导致失明。因此，预防工作十分重要，既可减少眼外伤的发生，又能减轻眼外伤发生后的受伤程度。事实上，大多数眼外伤是可以预防的，并且这些预防措施并不难做到。预防眼外伤应针对不同对象采取不同措施。

一、儿童眼外伤的预防

（一）机械性眼外伤的预防

1. 锐器伤的预防

好玩是儿童的天性，因此家长，幼儿园、学校老师给予正确的指导及安全教育非常重要。严肃告知并正确引导儿童不要玩弄刀、针、剪刀、弹弓、玩具枪（气枪）等，家长应妥善保管好家中锐器，危险锐器放于儿童不易拿到的地方。儿童玩弄剪刀而刺伤眼睛或刺伤一起玩耍的伙伴，男孩喜欢用竹枝对打而刺伤眼部，这些病例临床上很常见。

注意家具安全也很重要。在房子装修及购买家具时，要考虑儿童的安全，家具不应有锐角，墙角、柱子应为钝角或圆形，家具锐角撞伤眼球也不少见。

2. 动物伤的预防

儿童喜欢动物，更喜欢逗鸟类、家禽，这些尖嘴动物喜欢捕食飞虫，当儿童靠近观察动物时，瞳孔区中央角膜有反光点，这些尖嘴动物可能误认为是食物而用嘴啄食之，导致角膜被灼伤或角膜穿孔伤。这些损伤后果往往较严重，如得不到及时治疗可发生化脓性眼内炎，导致视力丧失或眼球萎缩。儿童玩猫狗容易被爪子刺伤眼睛，教育儿童尽量避免与这些动物近距离接触是预防眼外伤的有效方法。

3. 儿童眼部爆炸伤的预防

目前在一些大城市已禁止燃放烟花鞭炮爆竹，但有一些地方还未禁止或禁止后重新开禁，逢年过节经常有儿童燃放烟花、鞭炮炸伤眼部到急诊就诊。禁止儿童燃放烟花、鞭炮，并告知其远离燃放烟花鞭炮的地方，是预防儿童眼部爆炸伤的有效措施。

（二）儿童化学性眼外伤的预防

家庭、学校、单位应妥善保管酸、碱等腐蚀性化学危险物品。家庭用的厕所清洁剂、消毒剂对眼部也有很强的刺激性，应放于儿童不易触及的地方，并向儿童说明这些物品的危害性。因为儿童的好奇和探究心理强烈，不能只考虑把危险物品收藏好就足够了，还要给予经常性的安全教育。学校在做化学实验时，要向学生强调遵守操作规程的重要性，学校做化学实验时的环境与设备，一定要充分考虑到学生的安全，防止酸碱溶液溅入眼部。一旦发生化学物品进入眼部立即用大量清水连续冲洗眼部后就诊，切勿延误治疗时机。

二、成人眼外伤的预防

日常生活中，眼睛受到外伤的机会很多，尤其是从事机械、化工、化学实验的相关人员等。提高安全意识，克服麻痹大意，严格遵守操作规程，大多数眼外伤是可以预防的。预防措施如下：

1. 加强宣传教育，重视对新上岗人员安全生产教育培训，强调严格执行安全操作规程，保障生产安全，避免安全事故的发生。

2. 化工厂的工人，在接触强酸、强碱时，农民在喷洒农药或接触氨水、石灰时要注意穿戴防护服和佩戴防护眼镜，并且喷洒农药时应站在上风头操作。

3. 改进生产及防护设备。对陈旧的防护设备要进行改进和维护，尤其是化工厂，应防止酸和碱性物质泄漏。

4. 加强易燃、易爆物品如雷管、火药包等的管理，相关部门应设专人严格保管，保证民众的安全。

5. 对从事金属机械操作工作的工人，强调应用防护设备，防止机器上金属碎屑飞入眼内，造成眼内异物。

6. 提倡社会文明礼貌谦让，理性处理日常生活中碰到的冲突，避免暴力。杜绝打架斗殴造成眼球钝挫伤的野蛮行为，既可防止人身伤害，又能为构建和谐社会尽一个普通公民的义务。

主要参考文献

1. 惠延年，王琳，胡丹. 隐匿性巩膜破裂 [J]. 中国实用眼科杂志，1991（7）：433～434.

2. 赵堪兴等. 眼科学 [M]. 人民卫生出版社，2013.

3. Russell SR, et al. Predictors of scleral rupture and the role of vitrectomy in severe blunt ocular trauma. Am J Ophthalmol, 1988, 105: 253.

4. Joondeph B C, Young T L, Saran B R. Multiple Scleral Ruptures After Blunt Ocular Trauma [J]. American Journal of Ophthalmology, 1990, 108（6）：744.

5. 蔡用舒. 创伤眼科学 [M]. 人民军医出版社，1988.

6. 张效房，陈国岭，郭海科，等. 外伤性无虹膜、晶体半脱位及粘连性角膜白斑患者后房型人工晶体植入 [J]. 眼外伤职业眼病杂志：附眼科手术，1990（S1）：262～264.

7. 何守志. 晶状体病学 [M]. 人民卫生出版社，2004.

8. 刘玉华，刘奕志，吴明星. 囊袋张力环在晶状体半脱位超声乳化白内障吸除术中的应用 [J]. 中华眼科杂志，2002，38（5）：262～264.

9. 李绍珍. 眼科手术学 [M]. 人民卫生出版社，1997.

10. 魏文斌. 同仁玻璃体视网膜手术手册 [M]. 人民卫生出版社，2014.

11. 朱承华. 眼科查房手册 [M]. 江苏科学技术出版社，2004.

12. 魏勇. 实用玻璃体视网膜手术 [M]. 人民卫生出版社，2014.

13. 肖天林，吴文灿，王勤美. 眼外伤临床精粹 [M]. 湖北科学技术出版社，2013.

14. 刘文. 临床眼底病（外科卷）一书出版 [J]. 临床眼科

杂志，2014（6）：501.

15．刘祖国．眼表疾病学［M］．人民卫生出版社，2003.

16．蔡用舒．创伤眼科学［M］．人民军医出版社，1988.

17．Kramer F，Modilevsky T，Waliany A R，et al.
Delayed diagnosis of tuberculosis in patients with human
immunodeficiency virus infection［J］．American Journal of
Medicine，1990，89（4）：451～456.

18．Leibold JE．Drugs having a toxic effect on the optic nerve.
Int Ophthalmol Clin，1971，11：137.

19．Edlin B R，Tokars J I，Grieco M H，et al．An outbreak of
multidrug-resistant tuberculosis among hospitalized patients with
the acquired immunodeficiency syndrome．［J］．New England
Journal of Medicine，1992，326（23）：1514～1521.

20．中国人民解放军北京 59172 部队．防原医学与放射卫生
学基础［M］．原子能出版社，1978.

21．深圳市职业病防治院，深圳市环境保护监测站编印．放
射源安全管理与辐射防护［M］．2006.

22．刘克嘉，邬勤娥．应激与应激性疾病［M］．人民军医出
版社，1991.

23．徐锦堂．眼外伤基础理论与临床［M］．暨南大学出版社，
2007.

24．葛坚．眼科手术学［M］．人民卫生出版社，2015，
658～668.

25．曾继红．眼科护理手册［M］．科学出版社，2010.

26．吴素虹．临床眼科护理学［M］．人民卫生出版社，2007.

27．葛坚．眼科学（供 8 年制及 7 年制临床医学等专业用）
［M］．人民卫生出版社，2010.

28．李凤鸣．中华眼科学（上中下）（第 2 版）（精）［M］．人
民卫生出版社，2005.

第三篇　眼外伤相关辅助资料

第九章　机械性眼外伤国际分类

眼球及其附属器受到外来的机械性、物理性或化学性伤害，引起各种病理性改变而损害其正常功能。眼外伤分为机械性和非机械性两大类。在临床眼外伤中，机械性眼外伤所占比例最大，因此对机械性眼外伤进行系统而规范的分类，对于指导临床和科学研究具有重要意义。眼外伤分级、分类、伤情判断的目的在于对外伤眼的伤情和预后有一个初步的判断，并正确地指导临床救治。通过对大量的眼外伤患者临床特点的总结和回顾，分析各种因素对眼外伤预后的影响，目前已建立了一个在临床上方便实用、容易掌握的分类方法和伤情判断体系。

既往机械性眼外伤分类包括：

（1）非穿孔性外伤：主要为眼球钝挫伤，即眼球受钝器打击后产生的损伤。

（2）穿孔性眼外伤：指尖锐物体或高速飞扬的小异物造成的眼球穿破。

（3）异物伤：包括结膜角膜异物和眼球内异物。

（4）交感性眼炎：双眼肉芽肿性葡萄膜炎。即一眼在受穿通伤后发生葡萄膜炎，继之另一眼也发生同样病变，受伤眼称刺激眼，另一眼称交感眼。

非机械性眼外伤包括化学性眼外伤、热烧伤及辐射性眼外伤等。由于该分类方法较笼统，不能满足眼外伤患者资料的统计学分析要求，不利于深入进行系统性的研究工作。为了临床上更好地判断病情、选择更好的治疗方法，更准确地估计预后，有利于科学研究结果的对比，改进眼外伤的分类、分期、分度是十分必要的。

1996 年英、美、德、以色列等国的眼科学家把近 100 年来眼科界沿用的含糊不清的眼外伤术语再次进行讨论并参考系统医学的标准术语，重新定义了机械性眼球创伤的术语和定义（见表 9-1）。1997 年，来自美国 7 个眼科研究所的 13 位眼科学家，提出了机械性眼外伤的分类系统。根据眼球的完整性是否被破坏，把眼损伤分为开放性、闭合性眼损伤。因为这两种眼损伤的病理过程和临床处理方法是完全不同的，但该分类方法只限于机械性眼创伤，并不包括眼的化学伤、电击伤和热烧伤等。

表 9-1　机械性眼球创伤的术语和定义

术语	定义	备注
眼球壁 （eye wall）	巩膜和角膜	解剖学上将眼球壁分为 3 层，这里仅指坚硬的巩膜和角膜
闭合性眼球损伤（closed-globe injuries）	眼球壁没有全层伤口	由锐力引起的眼球壁部分厚度的损伤，如板层裂伤，钝力所致的挫伤和浅层异物存留
开放性眼球损伤（open-globe injuries）	眼球壁有全层伤口	角膜巩膜全层受到损伤
破裂伤 （rupture）	由于钝力所致的眼球壁全层的损伤，钝力撞击瞬间眼内压突然增加，从内向外的损伤机制	从眼球壁最薄弱处破裂，可以在或不在受力点破裂
裂伤 （laceration）	眼球壁的全层损伤，常由锐利物体引起，从外向内的机械力所致	可伴有钝力所致的损伤

术语	定义	备注
穿孔伤 （penetrating injuries）	眼球壁全层的单个伤口由锐利物所致	无出口
眼内异物伤 （intraocular foreign body injuries）	单入口伤，异物滞留眼内	原则上属于穿孔伤，由于临床意义不同（治疗、预后），故单独分类
贯通伤 （perforating injuries）	眼球壁两个全层伤口（入口、出口）常由税利、高速飞行物损伤所致	两个伤口必须由同一物体引起
挫伤 （contusion）	闭合性眼球损伤，常由钝力所致，损伤可发生在冲击位点或继发于眼球变形和瞬间压力传导相对的较远部位	无全层眼球壁伤口
板层裂伤 （lamellar laceration）	眼球壁和球结膜损伤的伤口发生在冲击位点，常由尖锐物体引起	球结膜和眼球壁的部分裂伤
浅层异物伤 （superfical foreign body injuries）	闭合性眼球损伤，由投射物引起，异物停留在结膜和眼球壁上，未造成眼球壁全层的损伤	损伤可由锐力、钝力或两者共同造成

目前，国际上通用的是 1997 年国际眼外伤组织对机械性眼外伤进行的分类。该分类主要从眼外伤的 4 个方面进行区分和衡量：眼外伤类型、外伤级别、瞳孔及外伤分区。

（一）机械性眼外伤分类

分为闭合性眼外伤和开放性眼外伤。

1. 闭合性眼外伤又分为眼钝挫伤、板层裂伤，表面异物伤。

2. 开放性眼外伤分为眼球破裂伤和眼球裂伤，后者又分为穿通伤、贯通伤、球内异物伤。

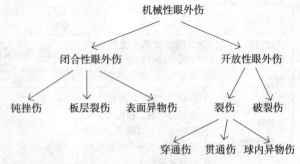

（二）眼外伤级别（根据视力情况定，采用 Snellen 视力）

1 级：≥ 20/40（0.5）；

2 级：20/50（0.4）～ 20/100（0.2）；

3 级：19/100（0.19）～ 5/200（0.025）；

4 级：4/200（0.02）～ LP；

5 级：NLP。

（三）瞳孔情况

分为传入性瞳孔障碍阳性和阴性。

传入性瞳孔障碍是指位于视网膜、视神经、视交叉、视束或中脑顶盖前区的病变，例如视网膜脱离、视神经炎、压迫性视神经病变等，使光刺激信号传入受阻，不能正常传至瞳孔运动中枢，导致瞳孔对光反应下降。若仅一眼存在传入性瞳孔障碍而另眼正常，或两眼传入性瞳孔障碍程度不对称，称为相对性传入性瞳孔障碍（relative afferent pupillary defect，RAPD）。

其特征性检查是：用相同光线交替照射双眼，一眼相对于另眼的瞳孔对光收缩幅度下降、速度减慢或继之有再散大。同时还可伴有双眼视野、视网膜电图，视网膜或视神经功能的不对称。

瞳孔对光反射是临床神经科、眼科的常规检查，临床上可用来评价传入性视觉输入状况，对相关疾病进行诊断和追踪监测。瞳孔对光反射包括整个视觉系统神经元（光感受器细胞、双极细胞、神经节细胞）的信息输入，其中任何一处受损都会降低瞳孔对光反射的运动幅度。RAPD检测是瞳孔检查的重要部分。临床工作中可通过用适当的光线交替刺激双眼，比较双眼瞳孔的收缩程度，确定是否存在两眼间的不对称性损伤。交替性光照试验应建立在双眼虹膜完全匹配的基础上，即有正常形状态和正常神经支配的瞳孔括约肌、开大肌。RAPD检查前，要确定是否存在瞳孔不等。瞳孔不等可影响RAPD的诊断。

（四）眼外伤的分区

1. 闭合性眼外伤的分区

Ⅰ区：局限于眼外壁（指球结膜、巩膜、角膜）。

Ⅱ区：眼前段受累（自角膜后至晶体后囊平面，包括睫状突，但不包括睫状体扁平部）。

Ⅲ区：眼后段受累（晶状体后囊之后的内部结构）。

2. 开放性眼外伤的分区

Ⅰ区：局限于角膜内（包括角巩缘）。

Ⅱ区：角巩缘后 5 mm 内的巩膜区域。

Ⅲ区：角巩缘后 5 mm 后的巩膜区域。

第十章 眼化学伤分度

在日常工农业生产过程及和日常生活中不慎被化学物质直接接触到眼部，造成眼部损伤者并不罕见。有人统计，化学性眼外伤（chemical injuries of the eye）占工业眼外伤的第三位。化学性眼部损伤在眼外伤中占10%左右。化学性物质对眼组织常造成严重损害，如不及时给予恰当处理，预后不佳，重者甚至失明或丧失眼球。化学物质所致眼外伤中17%为固体化学物引起，31%为液体化学物所引起，52%为化学物烟雾所致，在这些化学物引起的眼外伤中，可因化学物直接接触眼部而致，也可通过皮肤、呼吸道、消化道等全身性的吸收而影响于眼、视路或视中枢而造成损伤。

一、化学致伤物种类

眼部化学致伤物种类繁多，现仅就常见的化学致伤物分类如下

（一）腐蚀性致伤物

1. 酸性致伤物

（1）无机盐及其化合物：硫酸、磷酸、铬酸、硫化氢和氟化物等。

（2）有机酸：石碳酸、醋酸、磷酸、铬酸、硫化氢和氟化物等。

（3）其他：醋酸酐、酚、氯化锌、重酪酸钠、丙酮

和硫酸铵等。

2. 碱性致伤物

（1）碱金属及其化合物：钠、钾和氢氧化钾等。

（2）碱土金属及其化合物：钙、镁、锶和氯化钙等。

（3）其他：氨、来苏和卤水等。

3. 非金属腐蚀剂：砷、硒、磷、氮、硫和硅等的化合物、氧化钙等。

（二）细胞毒素类物质

烃类、醇类、醛类、酮类、酯类、醚及有机氧化剂。

二、化学烧伤的机制

1. 化学物穿透眼球的作用与眼球表层组织的生理特性有密切关系。角膜上皮和内皮是嗜脂性的，角膜基质和巩膜是嗜水性的，结膜和角膜上皮相似。凡脂溶性物质容易穿透角膜上皮而储留在角膜基质内；水溶性物质很难穿过角膜上皮，但容易穿过基质，所以除非上皮组织损害，水溶性物质很难进入角膜。

角膜基质的水分平衡和代谢主要依靠角膜上皮和内皮的功能，内皮的作用更为重要。电解质不易渗透过上皮和内皮组织，当上皮或内皮的完整性遭到破坏时，角膜就可发生水肿和混浊。

角膜营养主要来自葡萄膜，通过房水，经角膜内皮将营养物质弥散入角膜内。角膜周围血管网只是起辅助作用，正常状态下不需要它，只在病理条件下才起作用。如角膜基质混浊时，只有当新生血管从周围血管网伸入角膜内时，混浊才逐渐吸收而变透明。

2. 化学物的致伤作用：化学物的溶解性对估计其对眼球组织的损害程度具有重大价值。酸是水溶性的，碱、二氧化硫、氢氧化氨等皆具有水溶和脂溶双重性，因而具有特别强的穿透和破坏作用，甲醛、氯仿、酒精、丙酮和乙醚等都是具有较强的脂溶性的有机溶剂，可导致亲脂性的角膜上皮和结膜发生损害。另外，酸碱化学物质的去湿性（吸水性）也会加重组织的坏死。

还有一些重金属盐类化合物，其不同的浓度具有不同的破坏作用。低浓度时主要起沉淀作用，即所谓收敛反应。低浓度时表面组织由于沉淀作用使细胞表面和毛细血管细胞之间的结合质变硬，组织发白，炎性渗出作用减少。当浓度增高时呈现腐蚀作用，使细胞蛋白质凝固坏死。

三、化学烧伤的分期和分度

为了便于观察病情变化、指导治疗和判断预后，对碱烧伤进行了分期和分度。

（一）分期

按照 Hughes 方法分为 3 期。
1. 急性期：伤后数分钟～ 24 小时。
2. 修复期：伤后 1 天～ 2 周左右。
3. 并发症期：伤后 2 ～ 3 周。

（二）分度

按全国眼外伤职业眼病学组的分度标准，参考皮肤烧伤的分类方法将眼烧伤按面积大小分为4度。

+：各组织烧伤总面积 ≤ 1/4

++：1/4 ≥烧伤面积 ≤ 1/2

+++：1/2 <烧伤面积 ≤ 3/4

++++：全部烧伤

注：分别计算眼睑、结膜和角膜情况，结膜面积计算以球结膜为主。

由于化学物质众多，其性质、浓度、温度和作用时间不同，眼化学烧伤不但病理机制复杂，其部位和临床症状也各不相同。为了临床上更合理地评价病情、选择治疗方法，更准确地估计预后，有利于科学研究结果的对比，随着对眼化学烧伤认识的不断进展，对其分期、分度需要不断地科学地做出相应的改进和完善。

化学性烧伤由化学物品的溶液、粉尘或气体接触眼部所致，多发生在化工厂、实验室或施工场所。临床上，化学性烧伤最常见的是酸、碱烧伤，需要作紧急处理。酸碱烧伤的损伤机制有所不同：①酸对蛋白质有凝固作用。浓度较低时，仅有刺激作用；强酸能使组织蛋白发生凝固性坏死，在结膜和角膜表层组织上形成焦痂，这种由凝固蛋白形成的焦痂可以减缓酸性物质继续向深部组织扩散，起到屏障作用，因而，深部组织损伤相对较轻。②碱性烧伤，常见由氢氧化钠、生石灰、氨水等引起。碱能溶解脂肪和蛋白质，与组织接触后发生皂化反应，形成的化合物具有双向溶解性，使碱性物质能很快穿透眼组织，使细胞分解坏死。组织表面的碱性物质即使冲洗干净，已渗入组织内的碱性物质仍会继续扩散，引起内眼组织的破坏。因此，碱烧伤后眼组织的破坏是持续性的，后果显然严重得多。

根据酸碱烧伤后的组织反应，分为轻、中、重3种不同程度的烧伤。

Ⅰ：轻度，多由弱酸或稀释的弱碱引起，眼睑与结膜轻度充血水肿，角膜上皮有点状脱落或水肿。数日后水肿消退，上皮修复，不留瘢痕，无明显并发症。角膜上皮侵蚀，角膜轻度混浊，角膜缘结膜与巩膜无缺血与坏死。轻度碱烧伤抑制上皮的再生，影响角膜透明程度，视力可能会轻度降低。

Ⅱ：中度，由强酸或较稀的碱引起。眼睑皮肤可起水泡糜烂；结膜水肿，出现小片缺血坏死；角膜全层受累，虹膜细节不能窥清，角膜缘组织缺血与坏死区小于或等于1/2 圆周。角膜明显混浊、水肿，上皮层完全脱落，或形成白色凝固层，由于角膜瘢痕与新生血管形成，可造成永久性视力损害。治愈后可遗留角膜斑翳，影响视力。

Ⅲ：重度，大多为强碱引起。结膜出现广泛的缺血性坏死，呈灰白色混浊。角膜全层灰白或呈瓷白色。由于坏死组织稀释放出趋化因子，大量中性粒细胞浸润并释放胶原酶，角膜基质层溶解，出现角膜溃疡或穿孔。角膜全层严重受累，瞳孔不能窥见，角膜缘组织缺血与坏死区超过2/3 圆周。碱性物质可立即渗入前房，引起葡萄膜炎、继发性青光眼和白内障等。角膜溃疡愈合后形成角膜白斑，角膜穿孔愈合后形成前黏性角膜白斑、角膜葡萄肿或眼球萎缩。由于结膜上皮的缺损，在愈合时可造成睑球粘连、假性翼状胬肉等。最终引起视功能或眼球的丧失。

碱烧伤后的眼压升高：碱性物质接触到眼球后，迅速引起巩膜收缩，小梁网受损，使眼压迅速升高；2～4 小时后，由于前列腺素释放，使眼压再次升高。但因角膜受损混浊，不易检测眼压。此外，眼睑、泪道的烧伤还可以引起眼睑畸形，眼睑闭合不全和泪溢等并发症。

眼化学伤国外分级（Hughes 分级）：

Ⅰ：无角膜混浊及角膜缘缺血，预后很好。

Ⅱ：角膜轻度混浊，虹膜纹理可见，角膜缘缺血小于1/3，预后好。

Ⅲ：角膜实质层混浊，虹膜纹理看不清，角膜缘缺血大于1/3小于1/2，预后差。

Ⅳ：角膜显著混浊，看不清虹膜及瞳孔，角膜缘缺血大于1/2，有结膜及巩膜缺血性坏死，预后很差。

第十一章　眼热烧伤分度

眼热烧伤也是临床上较常见的眼外伤。重度热烧伤将造成眼组织的严重破坏甚至毁损，其治疗至今仍是一个难题。Duke-elder 将眼热烧伤分为 3 类：火焰烧伤；接触烧伤；烫伤。火焰烧伤引起的眼球的直接损伤较少，主要为面部和眼睑烧伤后眼睑闭合不全引起的继发性眼球损伤；热烟雾可造成角膜热化学烧伤，此时眼睑可能完好无损。美军外科研究所对 2154 例严重全身烧伤患者的统计结果显示，96% 有角膜受累，死亡病例中约 50% 伴有角膜穿孔。接触性烧伤和烫伤是因热固体或液体物质直接接触眼球所致，在日常生活及工业生产中均可见到。如高温熔化的金属可造成重度眼烧伤。某些类型的激光可因激光的热效应对眼组织造成损伤，故归为热烧伤之列。造成正常人皮肤烧伤的温度阈值 45℃，但这一温度要持续数小时方才引起不可逆的损害。若 70℃以上的温度，1 秒钟就可引起表皮的坏死。高热可使细胞内蛋白变性、凝固、坏死、炭化，亦可抑制细胞内酶的活性而影响细胞的活力。角膜由于缺少角质层，对热烧伤较皮肤更敏感。实验资料表明，加热到 45℃的水可损伤角膜；当温度大 47℃时，1 ～ 2 分钟角膜上皮出现混浊；到 65℃时，基质受损，板层水肿；到 80℃时，内皮发生变化，80℃持续 3 分钟，前房内温度上升到 71℃，此时晶体和虹膜受到损伤，前房血管先收缩后扩张，前房出现渗出，晶体蛋白变性，发生白内障。

眼烧伤与皮肤烧伤有很多相似之处。一个典型的皮肤烧伤创面由内到外分为中心坏死区、中间微循环损坏区、外周微循环轻度障碍区。国内学者有人研究了热在眼眶的扩散，用高热的金属丝灼伤眶脂肪，发现附近未灼烙的组织（如泪腺）有损伤。他认为高热可发生"隧道效应"，将热传导到邻近组织或球后，导致未灼伤区的直接或间接损伤。用加热到250℃的金属灼伤角膜也发现类似变化，烧伤后头1个小时，细胞受损区扩大，从烧伤处向角膜各层放射状扩散。高热首先损伤上皮及前弹力层，上皮受损将破坏整个角膜组织的代谢；热因子作用于角膜基质引起胶原纤维变性坏死；热因子损伤内皮将破坏水的平衡造成角膜水肿；受损的细胞分子碎片还可产生有毒物质。由于角膜无血管，毒性物质的排除受到限制；尽管损伤面积不大，但毒性物质的堆集较皮肤烧伤更严重，其继发损害也更明显。热因子的致伤作用不仅在温度升高时，而且在温度降低时也表现出来，引起蛋白变性、细胞破坏。因此，认为重度热烧伤与重度化学伤一样，在烧伤当时是难以准确判断预后的。

近年来，欧美国家重度热烧伤的发病率已日趋下降，所报道病例多为轻中度烧伤，且以日常生活中的意外事故如沸水、沸油烫伤，电发铗灼伤等为主要原因。在我国，除轻中度眼热烧伤外，重度热烧伤并不少见，特别在一些乡镇的小型铸造企业中屡有发生，成为国内严重致盲病之一。

一、我国眼热烧伤分度

我国1982年12月16日在福建省漳州市全国眼外伤与职业性眼病协作小组会议上通过了眼部烧伤分度标准，该标准将眼部热烧伤分为以下4度。

Ⅰ度（眼睑烧伤Ⅰ度）：皮肤及眼睑充血，系表皮及浅层烧伤,皮肤表层血管扩张充血,出血红斑,感觉过敏,疼痛,水肿,因皮肤未完全破坏,仍有保护作用,通常不发生感染,伤后2~3天上皮剥脱,愈合不留痕迹;结膜烧伤(Ⅰ度):轻度充血水肿;角膜烧伤(Ⅰ度):角膜上皮损坏,角膜缘无充血,角膜表面上皮混浊,有上皮脱落,单前弹力层膜及角膜基质未受损伤,痊愈后不留痕迹。

Ⅱ度(眼睑烧伤Ⅱ度):眼睑水泡,表层、全层和真皮的一部分受伤,由于毛细血管渗透性增强,血浆大量渗出,形成水泡和皮下水肿,烧伤剧烈疼痛,因真皮未完全受累,并有若干表层的细胞层残留,如无感染伤后1~2周,由表皮增生而愈合,不留瘢痕;结膜烧伤(Ⅱ度):结膜贫血、水肿;角膜烧伤(Ⅱ度):实质浅层水肿,除上皮损伤外,实质浅层也受损伤,但角膜深层依然透明,侧照法或裂隙灯检查法可证实,虹膜纹理可见,角膜缘缺血小于1/4。

Ⅲ度(眼睑烧伤Ⅲ度):眼睑皮肤坏死,真皮完全被破坏,但毛囊汗腺周围极薄的表皮基底膜还保留;如无感染在伤后3~4周,经岛屿状上皮增生而愈合;如发生感染,则肉芽组织增生,瘢痕形成而愈合。结膜烧伤(Ⅲ度):结膜全层坏死,毛细血管不可见,呈灰白色或略带黄白腐肉状;角膜烧伤(Ⅲ度):角膜实质浅层水肿,混浊明显,角膜呈毛玻璃状,角膜实质较深层也受累,虹膜纹理隐约可见,角膜缘缺血大于1/4等于或小于1/2。

Ⅳ度(眼睑烧伤Ⅳ度):眼睑焦痂,眼睑全层(皮肤、肌肉、睑板)坏死,由于皮肤全层坏死,无水泡形成,也无疼痛。但坏死组织周围则有明显炎症反应。因毛细血管渗透性增强,大量血浆渗出而水肿。又因组织坏死较重而易发感染。结膜烧伤(Ⅳ度):结膜焦痂坏死,累及巩膜;

角膜烧伤（Ⅳ度）：角膜全层受累，呈瓷白色混浊，虹膜看不见；角膜缘烧伤（Ⅳ度）：角膜缘缺血大于1/2。

表11-1 我国眼部热烧伤分度

分度	眼睑	结膜	角膜	角膜缘
Ⅰ	充血	轻度充血水肿	上皮损坏	无缺血
Ⅱ	水泡	贫血	实质浅层水肿，虹膜纹理可见	缺血 ≤ 1/4
Ⅲ	皮肤坏死	全层坏死，毛细血管不可见	实质浅层水肿，混浊明显，虹膜隐约可见	1/4 <缺血 ≤ 1/2
Ⅳ	焦痂：眼睑全层（皮肤睑板）坏死	焦样坏死累及巩膜	全层受累，呈瓷白色混浊，虹膜看不见	缺血 > 1/2

二、国外眼热烧伤分度

Ⅰ度：眼睑表皮损伤，仅有角膜上皮损伤，预后很好。

Ⅱ度：眼睑中度损伤，角膜基质轻度混浊，虹膜纹理可见，预后好。

Ⅲ度：眼睑深度损伤，角膜实质层混浊，虹膜纹理看不清，预后差。

Ⅳ度：眼睑全层损伤，角膜显著混浊，看不清虹膜及瞳孔，预后很差。

第十二章　眼外伤登记表、眼外伤急诊分类、眼外伤病历

一、眼外伤登记表

1. 一般信息

登记号：_____就诊医院：_____住院号：_____

门诊号：_____

患者姓名：____年龄：____性别：○男　○女

民族：○汉　○非汉

职业：○农民　○工人（○建筑　○矿工　○机械工

○其他）○司机　○文职　○服务人员

○学龄前儿童　○中小学生　○大学生　○运动员

○个体　○无业　○其他

○军人（士兵　干部）○军种（○陆军　○空军

○海军）

受伤日期：_____年_____月_____日　（○工作时间

○休闲、节假日）

致伤地点：○农牧林场　○工厂　○道路　○学校

○运动场　○休闲、娱乐场　○家中　○医院

○其他公共场所_____

致伤场合：○室内　○室外　○酗酒　○服用精神类药品

致伤原因：○车祸（○驾驶者　○乘客　○行人 / 车型：

○汽车　○摩托车　○自行车　○其他）

○跌落　○暴力伤害（○拳脚　○棍棒　○砖

石　○刀具　○其他_____）

○爆炸（○鞭炮　○开矿　○雷管

　　　　○容器爆炸　○燃气爆炸　○其他_____ ）

　　　　○作业（○捶击硬物　○钻头打钻　○打磨切削
　　　　○其他_____ ）

　　　　○枪弹伤　○动物致伤　○火灾

　　　　○运动（○篮球　○拍类运动，如网球或羽毛
　　　　球等　○挥杆类运动　○足球　○投掷类运动
　　　　游泳或跳水　○自行车　○其他_____ ）

致伤物：○锐器（○金属碎片　○石头碎片　○玻璃碎片
　　　　○木棍、树枝等　○金属丝或线　○剪、刀
　　　　○其他_____ ）

　　　　○钝器（○拳脚　○酒瓶　○棍棒　○砖石
　　　　○球类　○其他_____ ）

　　　　○气体　○液体（○酸　○碱　○高温
　　　　○其他_____ ）

眼睛保护：○常规眼镜　○防护镜　○无保护　○不详 /
　　　　○镜片破碎　○不详

全身伤情：○颅脑伤　○昏迷　○上肢及胸部伤
　　　　○其他_____

伤前病史：眼部：○眼手术史　○高度近视
　　　　○其他眼病史_____

全身：○糖尿病史　○出血性疾病　○其他_____

伤前视力（矫正视力）：右眼　　视力分级　　　　左眼

　　　　　　　　○ --- 　5 级：NLP　　　　--- ○

　　　　　　　　○ --- 　4 级：LP ~ 0.02　　--- ○

　　　　　　　　○ --- 　3 级：0.025 ~ 0.19 --- ○

　　　　　　　　○ --- 　2 级：0.2 ~ 0.4　 --- ○

　　　　　　　　○ --- 　1 级：0.5 ~　　　 --- ○

　　　　　　　　○ --- 　不清楚　　　　　--- ○

受伤眼别：○左 ○右 ○双

伤后视力：　　　　右眼　　　　　视力分级　　　　　　左眼
（未治疗前）　　　○ ----- 5级：NLP　　　----- ○
　　　　　　　　　○ ----- 4级：LP ~ 0.02　----- ○
　　　　　　　　　○ ----- 3级：0.025 ~ 0.19 ----- ○
　　　　　　　　　○ ----- 2级：0.2 ~ 0.4　----- ○
　　　　　　　　　○ ----- 1级：0.5 ~　　　----- ○
　　　　　　　　　详＿＿＿＿　　＿＿＿＿
　　　　　　　　　○不清楚　　　　　○不清楚

伤后眼压：　　　　右眼　　　　　　　　　左眼
（未治疗前）　　　○　　----T-2----　○
　　　　　　　　　○　　----T-1----　○
　　　　　　　　　○　　----Tn-----　○
　　　　　　　　　○　　----T+1----　○
　　　　　　　　　○　　----T+2----　○
　　　　　详＿＿＿＿mmHg　　＿＿＿＿mmHg
　　　　　　　　　○　　不清楚　　○

2. 眼外伤类别及眼部组织受累情况

非机械性眼外伤：

○化学烧伤：○酸＿＿＿＿ ○碱＿＿＿＿ ○热烧伤
　　　　　○电击伤 ○辐射＿＿＿＿ ○毒性＿＿＿＿

机械性眼外伤：

眼球外伤类型：

（1）○开放伤：○破裂伤 ○穿通伤 ○球内异物
○贯通伤开放伤分区：
○Ⅰ区（限于角膜及角膜缘）
○Ⅱ区（角膜缘后5 mm以内）
○Ⅲ区（角膜缘后5 mm以后）
（2）○闭合伤：○钝挫伤 ○板层裂伤 ○眼球表面异物

闭合伤分区：

○ Ⅰ区（限于结膜、角膜、巩膜表面）

○ Ⅱ区（前房到晶状体后囊及睫状突，不含扁平部）

○ Ⅲ区（晶状体后囊以后的眼内结构）

（3）○混合伤

眼球伤口详注：○长度：< 3 mm　　○ 3 ~ 5 mm

　　　　　　　　　　○ > 5 ~ 10 mm　　○ > 10 mm

○自行闭合　　○原手术伤口裂开　　○异物嵌塞　　○眼内容嵌顿（○色素膜　　○玻璃体　　○视网膜　　○晶状体）

A. 眼附属器：

○眼睑：○轮匝肌　　○睑板　　○眦部断裂　　○眦部缺损

○泪器：○泪腺　　○泪道（○泪小点　　○泪小管断裂

　　　　　　　○泪囊　　○泪道异物_____）

○眼外肌：○内直肌　　○外直肌　　○下直肌　　○上直肌

　　　　　　　○下斜肌　　○上斜肌　　○肌腱断裂　　○肌肉嵌

　　　　　　　顿○其他_____

○眼眶：○眶穿通伤_____○眶壁骨折（○爆裂性）：

　　　　　　○内壁　　○下壁　　○外壁　　○上壁

○视神经管骨折　　○颅底骨折　　○眶内出血或血肿

○眶蜂窝织炎和眶脓肿

B. 眼球：

○角膜：○累及瞳孔区　　○缺损或穿孔　　○血染

　　　　　　○完全混浊

○前房：○积血（○满）　　○积脓 / ○房角后退

○眼压：○继发青光眼　　○张力减低

○虹膜：○括约肌撕裂　　○根部离断　　○部分缺损

　　　　　　○无虹膜　　○前粘连　　○后粘连

○瞳孔：○直接光反射：○正常　　○微弱　　○消失 / ○缩小

　　　　　　○散大 / ○ RAPD

○睫状体：○脱离（范围：○＜90° ○90°～180°
　　　　○＜360° ○360° ）

○晶状体：○半脱位 ○全脱位 ○全脱出 ○囊膜破裂
　　　　○外伤障

○玻璃体：○积血 ○炎性混浊 ○脱出

○视网膜：○裂孔：（○巨大裂孔 ○黄斑裂孔：○板层
　　　　　　○全层 ○锯齿缘离断 ○视网膜缺损）

○脱离：（象限：○1 ○2 ○3 ○4/○累及黄斑）

　　　○视网膜水肿 ○黄斑水肿

○视网膜出血 ○黄斑出血 ○R 软化坏死

○乳斑束损伤 ○血管闭塞

○脉络膜：○脉络膜脱离 ○上腔出血 ○裂伤 ○缺损

○视神经：○间接损伤 ○直接损伤 ○撕脱 ○血眼
　　　　○眼内容大部脱出 ○眼内结构紊乱 ○铁锈症

○异物伤：数量：○单个 ○多个

　　　　位置：○眼表（○角膜）○眶内

　　　　　　　○球内：前节：○前房及房角 ○虹膜
　　　　　　　　　　　○睫状体 ○晶状体

　　　　　　　　　　后节：○玻璃体（○靠近球壁
　　　　　　　　　　　○后极 ○包裹）○视网膜
　　　　　　　　　　　（○嵌塞）

　　　　异物性质：金属：○磁性（○铁质）
　　　　　　　　　○非磁性（○铜质 ○合金）
　　　　　　　　　○非金属：玻璃 ○砂石 ○植物
　　　　　　　　　○其他_____

　　　　直径：○＜1 mm ○1～5 mm ○5～10 mm
　　　　　　　○＞10 mm

　　　　清除异物_____次 ○首次手术清除球内异物
　　　　○异物残留（○眼表 ○球内 ○眶内）

○眼内炎：眼内炎入眼物：○植物　○金属　○砂石
　　　　　　　　　　　　○其他_____

　　　眼内注射：○抗生素　○糖皮质激素
　　　　　　　　○内眼术后发生

○交感性眼炎：外伤 –SO 时间间隔：_____周

○术后发生 SO：手术 –SO 时间间隔：_____天

3. 眼外伤救治

首次手术信息

首次手术时间：伤后○ 24h 内　○_____天　_____年
　　　　　　　_____月_____日

首次手术地点：_____（○当地医院　○上级或外地医院）

首次处理：○缝合：○眼睑伤　○泪道伤　○角膜　○巩膜
　　　　　　　　　○角巩膜伤口　○眼外肌

　　　○眼内或眶内探查 / ○眼眶：○骨折修复
　　　　　　　　　　　　　　　　○减压术

　　　○眼表修复或重建____○角膜移植（○板层

　　　○穿透 / ○自体　○异体）○角膜转位

　　　○前房：○积血清除　○重建（○平衡盐
　　　　　　　　　○空气　○黏弹剂）○穿刺

　　　○晶状体：○吸除　○切除　○超乳
　　　　　　　　○其余囊外摘除　○其余囊内摘除

　　　○ IOL 植入：（○前房　○后房　○囊袋内
　　　　　　　　　○睫状沟　○缝合固定）
　　　　　　　　　○虹膜隔 IOL

　　　○虹膜：○还纳　○切除　○缝合

　　　○睫状体：○缝合　○冷冻　○光凝

　　　青光眼：○非穿透　○滤过术（○青光眼阀）

　　　○嵌塞或脱出脉络膜：○清洗还纳　○切除

　　　○玻璃体：○剪刀剪除　○切割清除（○前部

○次全　○全部　○开窗式）

○视网膜裂孔或脱离：○未处理　○冷凝

○光凝　○环扎垫压

○充气性视网膜固定术

○视网膜切开术　○视网

膜切开术（○ 360°）

○玻璃体腔填充：○平衡盐液　○空气

○长效气体　○黏弹剂

○硅油　○其他

○异物：○未处理　○清除（球内异物取出：

○磁铁　○异物钳　○其他_____）

○视神经：○视神经管减压　○视神经鞘减压

○眼内容剜除　○眼球摘除　○ HA 植入

○玻璃体腔用药（○抗生素　○激素）

○医源性损伤_____

手术效果：○眼球缝合水密　○前房形成　○眼内压

（○正常　○低　○高）

二、眼外伤的急诊分类

随着现代工业的发展，眼外伤的发病率较过去增高，外伤种类增多，其复杂程度也提高。各种眼外伤的病情轻重并不完全一致，处理上有先后缓急之分，按病情轻重与致伤物的不同对眼外伤进行分类，能够提高临床医生的应急处理能力，使紧急、危重的眼外伤能得到及时有效的救治。

不同的眼外伤，处理时机的掌握与否对预后有着很大影响。根据临床实际情况将眼外伤按急诊分为三级。但是眼外伤往往同时合并全身其他部位特别是头面部外伤，因此，在处理眼外伤前，应先处理危及生命的外伤，待危险期过后再处理眼部外伤。在条件许可的情况下，可在全麻下处理头面部及全身外伤的同时，争取尽早处理眼外伤。

（一）一级急诊

属最紧急类。在治疗上必须争分夺秒，立即救治，否则病情将不可逆性加重。伤员到达后，根据患者主诉或他人代诉及粗略检查结果，初步掌握病情后立即展开救治。

1. 角膜化学烧伤，热烧伤，军事毒气伤。
2. 视网膜中央动脉阻塞。

（二）二级急诊

属较急类。病情较严重，必须在一至几小时之内进行治疗。这类伤情相对复杂，为明确诊断，医生必须仔细询问病史，进行必要的检查，制订切实可行的治疗方案。治疗方法有的可能较简单，时间也较短，有的可能很复杂，需要分期治疗，耗时也较长。

1. 眼球裂伤或破裂伤。
2. 眼部爆炸伤。
3. 穿孔伤或眼内异物伤。
4. 眼球挫伤，包括前房出血，晶状体脱位或脱入结膜囊下，视网膜震荡，玻璃体出血等。
5. 眼部挤压伤。
6. 角膜异物或擦伤。
7. 眼睑撕裂伤。
8. 颅脑外伤后出现的急剧视力下降。
9. 急性光辐射伤如电光性眼炎、雪盲、日蚀性眼炎。

（三）三级急诊

属一般急诊。病情比较简单，处理时间早晚对预后不至于有较大影响，可以从容检查治疗。

1. 结膜下出血。

2. 眶内血肿。

3. 爆破性眶底骨折。

4. 裂孔位于颞上方的视网膜脱离。

5. 急性视乳头炎和球后视神经炎。

三、眼外伤急救的特殊设备

眼外伤专科性较强，因此，眼科诊室要对眼外伤进行初步急救，必须要有一些特殊设备。

（一）检查用品

1. 聚光手电筒；2. 裂隙灯；3. 直接眼底镜；4. 间接双目检眼镜；5. 视网膜血管血压计；6. 眼球突出计；7. 遮眼板；8. 小孔镜；9. Schiotz眼压计；10. 标准视力表（远、近）；11. 视野检查计；12. 洗眼壶及受水器；13. 镜片箱；14. 色觉检查图谱；15. 眼运动反应测试旋转鼓；16. 检影验光仪。

（二）诊断用品及常用药品

1. 0.5%~2%荧光素钠液；2. 黏膜麻醉液（如1%丁卡因）；3. 泪小点扩张器；4. 泪小管探针全套；5. 托品卡胺眼液；6. 匹罗卡品眼液；7. 抗生素眼膏；8. 玻

片（细菌检查涂片用）；9. 注射用蒸馏水；10. 生理盐水；11. 开睑拉钩；12. 平衡盐液。

（三）常用器械

1. 开睑器；2. 各种镊子（包括显微镊）；3. 虹膜恢复器；4. 通用剪；5. 剃须刀片及挟持器；6. 小刀片及刀柄；7. 虹膜钩；8. 眶组织拉钩；9. 睑板夹；10. 钝头冲洗针；11. 角膜异物针；12. 前房注吸针；13. 斜视钩；14. 酒精灯；15. 显微持针器；16. 显微剪；17. 0# ～ 10-0 缝线；18. 消毒眼垫及眼罩；19. 无菌棉签或海绵片；20. 眼用绷带；21. 开睑器；22. 双目放大镜或手术显微镜。

四、眼外伤病历书写的注意事项

准确书写眼外伤病历，对于眼外伤的预防、科研统计及愈后的估计、后期治疗、法医学鉴定等具有至关重要的意义。

在眼外伤病历书写时注重以下要点：

1. 病史：除一般项目的问诊外，应着重了解以下内容：

（1）从事何种劳动；

（2）病史陈述人有 / 无夸大或隐瞒病史的背景和意向；

（3）受伤时有 / 无防护，防护物为何；

（4）受伤原因：自伤 / 他伤，意外 / 无自卫能力 / 有保护未奏效 / 无防护；

（5）受伤环境污染重 / 一般；

（6）在生产中伤 / 日常生活中 / 运动 / 交通事故；

（7）违章 / 循章操作 / 驾驶；

（8）机械致伤物大小、形状，钝 / 锐，有 / 无磁性，

速度快 / 慢，直接接触 / 飞溅眼部；钝挫伤致伤物大小、击点、方向、力度大 / 小；化学致伤物 pH 值、热灼伤温度、采用自救的时间；爆炸伤是什么，如何发生；震荡打击物、击打部位、力量大 / 小；放射物的辐射温度、接触时间；何种火器；

（9）是 / 否由专科医生处理的外伤。

2. 体格检查

（1）全身检查：某些眼外伤常合并全身其他部位的外伤，查体应首先注意患者的一般情况，意识是否丧失，生命体征存在与否，如有危及生命的伤情应予首先处理。

（2）专科检查：应尽量轻柔检查并详尽记录以下内容。

1）视力：包括裸眼视力和矫正视力。

2）眼睑：①裂伤：长度，深度，几条，伴 / 不伴睑板断裂，有 / 无睑缘缺损，范围，有 / 无韧带断裂，有 / 无泪道断裂。②爆炸伤或撕脱伤：创缘整齐 / 不规则，创口污染轻 / 重，有 / 无组织缺损，为何组织缺损，面积多大，有 / 无内眦韧带断裂，有 / 无泪道断裂。③灼伤：范围多大，深及何层，有 / 无睑缘缺损。

3）眼眶：有 / 无血肿、气肿，张力大 / 小，眼球突出 / 下转 / 移位 / 脱臼，眼位正 / 斜，是 / 否运动受限，是 / 否合并颅脑损伤。

4）球结膜：充血程度，分泌物多 / 少，性质为脓性 / 浆液 / 水样，有 / 无结膜下出血，颜色、范围。有 / 无角膜缘血管闭塞，范围。结膜瘢痕范围，睑球粘连范围，有 / 无干燥。

5）角膜：异物单个 / 多个，深度，有 / 无刺激症状，有 / 无浸润、水肿、变质、坏死，穿通伤长度，是 / 否规则，是 / 否通过瞳孔区，有 / 无缺损，是 / 否延伸至巩膜，长度，有 / 无虹膜脱出、玻璃体脱出。灼伤致上皮剥脱 /

毛玻璃状混浊 / 完全混浊，有 / 无溃疡形成，有 / 无穿孔，是 / 否存在薄翳、斑翳、白斑，是 / 否累及瞳孔区，是 / 否合并血管翳。

6）巩膜：裂伤的长度、部位，是 / 否延长至角膜，是 / 否色素膜脱出、玻璃体脱出、视网膜嵌顿。

7）前房：消失 / 浅 / 深 / 正常，房水清 / 混浊，有 / 无 TyndalI 征、纤维素渗出、积脓、积血，量为多少。

8）瞳孔：直径为多少，光反射消失 / 弱 / 正常，有 / 无纤维性粘连、永久性粘连、膜闭。

9）虹膜：有 / 无脱出、括约肌撕裂、根部离断、萎缩、新生血管、缺损、震颤。

10）晶体：前囊破裂 / 破口封闭，皮质混浊全部 / 局限 / 溢入前房；半 / 全脱位，有 / 无 Voiius 环，是 / 否皮质吸收形成机化膜。

11）玻璃体：轻 / 中 / 重混浊，性质：出血 / 炎性。有 / 无异物，体积、部位、性质。增殖的性质、形态、范围、与伤口的关系。

12）视盘：有 / 无水肿、出血、色泽，有 / 无杯盘比扩大、萎缩。血管扩张 / 迁曲 / 变细

13）视网膜：有 / 无水肿，有 / 无出血，范围，是否进入玻璃体，有 / 无血管扩张、闭塞、黄斑裂孔、黄斑前膜，有 / 无网脱，范围。

3. 辅助检查

（1）眼压：眼球穿通伤避免气动或压平眼压，如伤口明显或眼内容物脱出则无需行伤眼眼压检查等，避免眼内容物的进一步脱出。

（2）CT：眼球穿通伤患者通常行眼部 CT 明确有无球内异物等，通常在眼部手术之前进行，如该检查不方便（有些专科医院没有 CT 检查设备，需外院行相关检查），

特别是眼内容物脱出患者可先行手术缝合后再行该检查，必要时行头颅 CT，除外颅脑损伤等。

（3）B 型超声波，VEP，EGR，视野检查：对于眼球穿透伤患者，需待急诊缝合眼球手术后方可行该检查。

（4）实验室检查：急诊检查血常规、凝血四项，为手术做好准备。

第十三章　眼外伤的法医鉴定

一、眼外伤工伤鉴定概述

法医学是一门运用医学及其相关知识和技能解决所涉及的法律问题的科学，其核心研究内容是人体损伤，其主要研究对象为人体，其目的是探明所有待争议事实的本来面目，寻找适用于所有人的公平和正义。眼睛是人体内最为精细的功能器官，其损伤对人体影响巨大，也是法医临床学鉴定的难点和热点，其原因为：①眼外伤是法医临床学日常检案中非常常见的损伤类型；②眼球的结构和功能以及视觉形成具有其特殊性和复杂性，导致检验和鉴定的困难。

二、眼外伤工伤鉴定的内容

眼外伤工伤鉴定的内容有：

1. 眼睑损伤：眼睑有无瘢痕、内／外翻、上睑下垂和畸形；

2. 泪器损伤；

3. 角膜损伤：分为浅层、深层及全层损伤；

4. 巩膜穿孔、破裂伤；

5. 虹膜及睫状体损伤：包括虹膜挫伤、虹膜裂伤、睫状体分离和前房出血；

6. 晶体损伤：包括损伤性晶体脱位和白内障；

7. 视网膜震荡；

8. 损伤性黄斑裂孔；

9. 损伤性视网膜脱离；

10. 损伤性视神经萎缩；

11. 损伤后青光眼；

12. 眼球异物伤；

13. 损伤性感染性眼内炎；

14. 交感性眼炎；

15. 眼部化学伤；

16. 眼外肌损伤；

17. 眼眶骨折；

18. 眼部热烧伤。

三、眼外伤工伤鉴定常见检查项目

眼外伤工伤鉴定常见的检查项目如下：

1. 主观视力检查：裸眼视力 / 矫正视力 / 针孔视力；

2. 外眼检查：外观、提上睑肌功能、泪器检查等；

3. 眼球结构的检查：结膜、角膜、巩膜、虹膜、瞳孔、晶体状、玻璃体、视乳头、视网膜等；

4. 眼球运动；

5. 实验室辅助检查：眼压、眼球突出度；影像学检查：超声、OCT、眼底荧光造影，X 线，CT 等；

6. 电生理检查：ERG、VEP 等。

四、伪盲的鉴定

伪盲的鉴定方法有多种，可多种联合应用，以求结果的准确。

1. 行为观察法：伪盲患者一般不合作或拒绝检查。

2. 瞳孔检查法：伪盲眼直接对光发射存在，健侧眼间接对光发射存在，但要注意外侧膝状体以后的损害，可不发生瞳孔大小、形状及光反射的障碍。

3. 瞬目试验：将健眼遮盖，用手指或棉棒，在受检者不注意时，做突然刺向盲眼动作，伪盲者出现瞬目动作。

4. 三棱镜试验：嘱受检者向前看一目标，在所谓盲眼前放一 6$^\triangle$ 三棱镜，注意该眼球是否转动，若伪盲，眼球必向内或向外转动，以避免复视。

5. 雾视法：在健眼前放 +6 D 左右球镜片，盲眼前放 0 屈光度的球镜片，若仍能看清 5 m 远目标，则为伪盲。

6. 视野检查法：检查健眼视野，但不遮盖所谓盲眼，如果鼻侧视野超过 60°，则为伪盲。

7. Schmide-Rimpler 试验：遮盖受检者好眼，并嘱其向前伸出左手，让"盲眼"注视左手手指，移动左手，如盲眼不随手动则为伪盲。

五、工伤伤残等级的鉴定

1. 眼部结构性损伤

（1）眼球缺失。5 级：一侧眼球缺失。

（2）眼睑下垂、畸形。8 级：一侧或双侧睑外翻或睑闭合不全者、上睑下垂遮盖及瞳孔 1/3 成形术后矫正。

（3）青光眼。5 级：双眼外伤性青光眼，需用药维持眼压；7 级：单眼外伤性青光眼，需用药维持眼压；8 级：外伤性青光眼术后眼压控制正常。

（4）睑球粘连。8 级：睑球粘连影响眼球转动者；10 级：睑球粘连成形术后矫正。

（5）晶状体损伤。10 级：职业性（含放射性）及外伤性白内障（轻中度）或职业性及外伤性白内障术后无晶体，晶体脱位。

（6）泪器损伤。9级：泪器损伤手术无法改进溢泪者。

（7）异物存留。10级：球内未取出者，眶内异物未取出者。

（8）外伤性散瞳。10级：外伤性瞳孔散大。

（9）10级：其他眼部器质性结构损伤。

2．眼部功能性损伤

（1）一侧眼球缺失伴另一眼视力障碍。3级：一侧眼球摘除或眶内容剜出，另一眼矫正视力＜0.1或视野＜24%（或半径≤15°）。5级：一侧眼球摘除。

（2）双眼/单眼视力障碍。1级：双眼无光感或仅有光感，但光定位不准者。2级：一眼有或无光感，另一眼矫正视力≤0.02或视野≤8%（或半径≤5°）。3级：一眼有或无光感，另一眼矫正视力≤0.05或视野≤16%（或半径≤10°）；双眼矫正视力＜0.05或视野≤16%（或半径≤10°）。4级：一眼有或无光感，另一眼矫正视力≤0.2或视野≤32%（或半径≤20°）；一眼矫正视力＜0.05，另一眼矫正视力≤0.1；双眼矫正视力＜0.1或视野≤32%（或半径≤20°）。5级：一眼有或无光感，另一眼矫正视力≤0.3或视野≤40%（或半径≤25°）；一眼矫正视力＜0.05，另一眼矫正视力≤0.2～0.25；一眼矫正视力＜0.1，另一眼矫正视力0.1；双眼视野≤40%（或半径≤25°）。6级：一眼有或无光感，另一眼矫正视力≥0.4；一眼矫正视力≤0.05，另一眼矫正视力≥0.3；一眼矫正视力≤0.1，另一眼矫正视力≥0.2；双眼矫正视力≤0.2或视野≤48%（或半径≤307°）。7级：一眼有或无光感，另一眼矫正视力≥0.8，一眼有或无光感，另一眼各种客观检查正常；一眼矫正视力≤0.05，另一眼矫正视

力 ≥ 0.6；一眼矫正视力 ≤ 0.1，另一眼矫正视力 ≥ 0.4；双眼矫正视力 ≤ 0.3 或视野 ≤ 64%（或半径 ≤ 40°）。8 级：一眼矫正视力 ≤ 0.3，另一眼矫正视力 ≥ 0.5；双眼矫正视力 0.4；双眼视野 ≤ 80%（或半径 ≤ 50°）。9 级：一眼矫正视力 ≤ 0.2，另一眼矫正视力 > 0.6；双眼矫正视力 0.5。10 级：一眼矫正视力 ≤ 0.5，另一眼矫正视力 ≥ 0.8；双眼矫正视力 ≤ 0.8。

（3）斜视、复视。5 级：第 3 对颅神经麻痹。6 级：第 4 或第 6 对颅神经麻痹；眼外伤损伤所致复视。9 级：第 5 对颅神经眼支麻痹。

六、眼部重伤的鉴定

1. 眼球结构性损伤

（1）眼球损伤：一侧眼球缺失或者萎缩。

（2）眼眶骨折：一侧眼眶骨折显著塌陷。

（3）泪器损伤：一侧眼部损伤致鼻泪管全部断裂、内眦韧带断裂，影响面容。

（4）眼睑损伤：任何一侧眼睑下垂完全覆盖瞳孔或眼睑损伤显著影响面容。

2. 眼球功能性损伤

（1）中心视力：损伤后，一眼盲或损伤后，两眼低视力，其中一眼低视力为 2 级。

（2）视野：眼损伤或颅脑损伤致使视野缺损（视野半径小于 10°）。

（3）复视、斜视：眼损伤或者颅脑损伤后引起不能恢复的复视，影响工作和生活。

七、低视力与盲的分级标准

1级：最好矫正视力低于0.3，最低视力等于或优于0.1。

2级：最好矫正视力低于0.1，最低视力等于或优于0.05（3米指数）。

3级：最好矫正视力低于0.05，最低视力等于或优于0.02（1米指数）；中心视力好，而视野半径小于10°而大于5°者。

4级：最好矫正视力低于0.02，最低视力为光感。中心视力好，视野半径小于5°者。

5级：无光感。

其中1～3级为低视力，4～5级为盲。

第十四章 眼科测量正常值

一、解剖生理部分

眼球：前后径 24 mm，垂直径 23 mm，水平径 23.5 mm

眼内轴长（角膜内面～视网膜内面）22.12 mm，

容积 6.5 mL，重量 7 g

泪膜　厚度 7 μm，总量 7.4 μl，更新速度 12% ~ 16% 分

钟，pH 6.5 ~ 7.6　渗透压 296 ~ 308 mOsm/L

角膜　横径 11.5 ~ 12.0 mm，垂直径 10.5 ~ 11.0 mm

厚度　中央部约 0.5 mm，周边部约 1.0 mm

曲率半径　前面 7.8 mm，后面 6.8 mm

屈光力　前面 +48.83 D，后面 –5.88 D，总屈光力

+43 D

屈光指数 1.377

内皮细胞数 2899 ± 410/mm2

角膜缘　宽度 1.5 ~ 2 mm

巩膜　厚度　眼外肌附着处 0.3 mm，赤道部 0.4 ~ 0.6 mm，

视神经周围 1.0 mm

瞳孔　直径 2.5 ~ 4.0 mm（两眼差 < 0.25 mm）

瞳距　男性 60.9 ± 0.18 mm，女性 58.3 ± 0.13 mm

前房　中央深度 2.5 ~ 3.0 mm

房水　容积 0.15 ~ 0.3 mL，前房 0.2 mL，后房 0.06 mL

比重 1.006，pH 7.5 ~ 7.6

屈光指数　1.3336 ~ 1.336

生成速度　2 ~ 3 μl/min

流出易度　0.22 ~ 0.28 μl/（min·mmHg）

氧分压　55 mmHg，二氧化碳分压 40 ～ 60 mmHg

晶状体　直径 9 ～ 10 mm，厚度 4 ～ 5 mm，容积 0.2 mL

曲率半径　前表面 10 mm，后表面 6 mm

屈光指数 1.437

屈光力　前表面 +7 D，后表面 +11.66 D，总屈光力 +18.46 D

玻璃体　容积约 4.5 mL，屈光指数 1.336

眼外肌肌腱宽度　内直肌 10.3 mm，外直肌 9.2 mm，上直肌 10.8 mm，下直肌 9.8 mm，上斜肌 9.4 mm，下斜肌 9.4 mm

直肌止点距角膜缘　内直肌 5.5 mm，下直肌 6.5 mm，外直肌 6.9 mm，上直肌 7.7 mm

锯止缘距角膜缘　7 ～ 8 mm

赤道部距角膜缘　14.5 mm

视神经距角膜缘　颞侧约 30 mm，鼻侧约 25 mm

黄斑部距下斜肌最短距离（下斜肌止端鼻侧缘内上）2.2 mm，距赤道 18 ～ 22 mm

涡静脉 4 ～ 6 条，距角膜缘 14 ～ 25 mm

睫状体　宽度约 6 ～ 7 mm

脉络膜　平均厚度约 0.25 mm，脉络膜上腔间隙 10 ～ 35 μm

视网膜　视盘　直径 1.5 ～ 1.75 mm

黄斑　直径 2 mm，黄斑中心凹位于视盘颞侧缘 3 mm，视盘中心水平线下方 0.8 mm

视网膜中央动脉直径 0.096 ～ 0.112 mm，视网膜中央静脉直径 0.123 ～ 0.142 mm

视网膜动静脉直径比例　动脉：静脉=2：3

视网膜中央动脉于眼球后 9 ～ 12 mm 处穿入视神经

视神经　全长 42 ～ 50 mm，球内段长约 1 mm，眶内段长 25 ～ 30 mm，管内段长 6 ～ 10 mm，颅内段长约 10 mm

视网膜中央动脉压　收缩压 60 ~ 75 mmHg, 舒张压 36 ~ 45 mmHg

睑裂　平视时高 8 mm, 上睑遮盖角膜 1 ~ 2 mm, 长约 26 ~ 30 mm

内眦间距　30 ~ 36 mm, 平均 34 mm

外眦间距　88 ~ 92 mm, 平均 90 mm

睑板中央部宽度　6 ~ 9 mm, 下睑 5 mm

睫毛　上睑 100 ~ 150 根, 下睑 50 ~ 75 根

睑板　上睑板中部宽男性为 7 ~ 9 mm, 女性 6 ~ 8 mm; 下睑板中部宽 5 mm; 睑板长约 29 mm, 厚 1 mm

结膜　结膜囊深度 (睑缘至穹隆部深处) 上方 20 mm, 下方 10 mm

穹隆结膜与角膜缘距离上下方均为 8 ~ 10 mm, 颞侧为 14 mm, 鼻侧为 7 mm

泪小点　直径 0.2 ~ 0.3 mm, 上泪小点在内眦外侧 6 mm, 下泪小点在内眦外侧 6.5 mm

泪小管　直径 0.5 ~ 0.8 mm, 垂直部长度 2 mm, 横部长度 8 mm, 总长 10 mm。泪小管能扩张 3 倍

泪囊　长 12 mm, 前后宽 4 ~ 7 mm, 左右宽 2 ~ 3 mm。其上 1/3 位于内眦韧带上方, 余 2/3 在内眦韧带下方

鼻泪管　骨内部长 12.4 mm, 鼻内部长约 5.32 mm, 全长约 18 mm; 管径成人平均为 4 mm, 小儿为 2 mm, 鼻泪管下口位于鼻前孔外侧缘后方 30 ~ 40 mm

泪囊窝　长 17.86 mm, 宽 8.01 mm

泪腺　眶部 20 mm × 11 mm × 5 mm, 重 0.75 g

睑部 15 mm × 7 mm × 3 mm, 重 0.2 g

泪液　正常清醒状态下, 泪腺分泌泪液量每 16 小时 0.5 ~ 0.6 mL (0.9 ~ 2.2 μl/min) 泪液比重 1.008, pH 7.35 ~ 7.45. 屈光指数 1.336

眼球突出度　12 ～ 14 mm；两眼相差不超过 2 mm

眼眶　眶宽　男 39.1 mm，女 38.5 mm

　　　眶高　男 35.4 mm，女 34.8 mm

　　　眶深　男 48.3 mm，女 47 mm

　　　内眶距　男 20.8 mm，女 20.3 mm

　　　外眶距　男 96 mm，女 93.1 mm

　　　眶容积　男 28mL，女 25.1mL

　　　眶指数（眶率）=（眶高 ×100）/眶宽男 88.3，女 90.3

　　　视神经管长 4 ～ 9 mm

　　　视神经孔直径 4 ～ 6 mm

简化眼的光学常数

屈光指数 1.336

角膜曲率半径 5.73 mm

结点在角膜后 7.08 mm（即在晶状体之后，相当于简化眼角膜的球心）

前焦点在角膜前 15.7 mm

后焦点在角膜后 24.13 mm（正好在视网膜上）

全眼屈光度 58.6 D

二、检查部分

1. 各年龄最大调节力与近点距离见表 14-1。

表 14-1　各年龄最大调节力与近点距离

年龄（岁）	调节力（屈光度 D）	近点距离 cm）
10	14	7.1
20	10	10
30	7	14.3
40	4.5	28.5
50	2.5	40

续表

年龄（岁）	调节力（屈光度 D）	近点距离 cm）
60	1.0	100
70	0.25	400
75	0	∞

2. Schirmer 泪液分泌试验正常为 10 ~ 15 mm；< 10 mm 为低分泌；< 5 mm 为干眼。

3. 泪膜破裂时间　正常为 10 ~ 45 秒，短于 10 秒表明泪液分泌不足。

4. Kowa 干眼计检查　G1 和 G2 正常，G3 和 G4 为异常。

5. 角膜内皮镜检查　正常值为 2400 个 /mm² 以上。

6. 正常视野平均值　用 3/330 色标及 Goldman 视野计检查，白色视野颞侧 90°、鼻侧 60°、上方 55°、下方 70°；蓝色、红色、绿色视野依次递减 10°。

7. 生理盲点呈长椭圆形，垂直径 7.5° +2°，横径 5.5° ±2°，其中心注视点外侧 15.5°，水平线下 1.5°。

8. 全自动中心视野检台（Octopus）：

平均缺损值（MD）：–2 dB ~ +2 dB；

缺损方差（LV）：0 ~ 6 dB²；

矫正缺损方差（CLV）：0 ~ 4 dB²;

短期波动（SF）：0 ~ 2 dBL

假阳性、阴性率 < 10%；

可信度因子（RF）：0 ~ 15%。

9. Humphrey 视野计模式偏差分贝图：相邻 3 个点位下降值 ≥ 5，或孤立的点位下降值 ≥ 6 为缺损。

10. 眼底荧光血管造影：臂 – 脉络膜循环时间平均为 8.4 秒，臂 – 视网膜中央动脉循环时间为 10 ~ 15 秒，延长>4秒或双眼相差>1秒为异常。

11. 眼底吲哚箐绿造影：臂-脉络膜循环时间8～13秒。

12. 造影分期：染料注射后早期5分钟内，中期5～20分钟，晚期20～30分钟。

13. 有关眼压和青光眼的各项数据：

眼压正常值：1.47～2.79 kPa（11～21 mmHg）；

杯/盘（C/D）：正常≤0.3. 异常0.6；两眼相差≤0.2；

巩膜硬度（E）正常值：0.0215；

房水流畅系数（C）正常值：0.19～0.65，病理值：≤0.12；

房水流量（F）正常值：1.838±0.05，>4.5为分泌过高；

压畅比（P0/C）正常值：≤100，病理值≥120；

24小时眼压：波动　正常值：≤0.665 kPa（5 mmHg）；

　　　　　　　病理值：≥1.064 kPa（8 mmHg）；

双眼眼压差：正常值：≤0.532 kPa（4 mmHg）；

　　　　　　病理值：≥0.665 kPa（5 mmHg）；

暗室试验：试验前后眼压差正常值：≤0.665 kPa（5 mmHg）；

　　　　　病理值：≥1.064 kPa（8 mmHg）；

暗室加俯卧试验：

　　　试验前后眼压相差正常值：≤0.665 kPa（5 mmHg）；

　　　病理值：≥1.064 kPa（8 mmg）。

14. 视网膜中央动脉血压（弹簧式视网膜血管血压计）：

　　　正常值：7.999～10.666 kPa/3.999～5.333 kPa；

　　　（60～80 mmHg/30～40 mmHg）。

15. 立体视觉：立体视锐度≤60弧秒。

16. 超声生物显微镜检查：

睫状体厚度：（815±81）μm；

睫状突厚度：（201±32）μm；

睫状体晶状体距离：（646±122）μm；

前房深度：（2510±239）μm；

小梁睫状体距离：（763±239）μm；

虹膜睫状体：（168±147）μm；

虹膜厚度（根部）：（407±79）μm；

虹膜厚度（瞳孔缘）：（605±88）μm；

虹膜悬韧带距离：（528±92）μm；

虹膜晶状体接触距离：（613±180）μm；

小梁虹膜夹角：27.31°±4.87°；

虹膜晶状体夹角：14.15°±2.56°；

巩膜虹膜夹角：30.93°±5.13°；

巩膜睫状体夹角：40.83°±7.09°。

17．光学相干断层成像（OCT 检查视网膜厚度，单位：μm）：

颞侧：90.09±10.81；鼻侧：85.03±14.01；

上方：140.26±10.60；下方：140.27±9.70。

18．视网膜厚度分析（RTA 检查）：

视盘面积：（1.98±0.35）mm²；视杯面积：（0.44±0.29）mm²；

杯盘比：0.21±0.12；盘沿面积：（1.55±0.3）mm2；

视杯深度：（0.19±0.072）mm；

后极部视网膜厚度：（167.65±15.88）μm；

环黄斑中心凹视网膜厚度：（174.65±16.67）μm；

黄斑中心凹视网膜厚度：（147.55±15.57）μm；

黄斑中心凹厚度个体差异：（9.20±4.36）μm。

19．视网膜电图、视觉诱发电位均自带正常值，其分度如下：

P-VEP、F-VEP：P1 波或 P100 波潜伏期延长超过正常值：轻度≤20 ms，20 ms＜中度≤40 ms，重度＞40 ms；振幅低于正常值或对侧眼：轻度轻度≤30%，30%＜中度≤70%，重度＞

70%。

20. 眼电图：Arden 比：正常＞2.00，可疑：1.75 ～ 2.00，异常：＜1.75；

光峰电位：男（＜30 岁）895 ～ 1437 uV；

（≥ 30 岁）759 ～ 1355 uV；

女（＜30 岁）1011 ～ 1633 uV；

（≥ 30 岁）906 ～ 1434 uV。

第十五章 玻璃体腔注射的常见抗生素配药方法

1. 头孢唑啉（2.25 mg / 0.1 mL）

配液方法：500 mg 头孢唑啉溶于 2 mL 无菌水中，取 1 mL 置入 10 mL 注射器，加入 9 mL 无菌水，混匀，使用 1 mL 注射器取 0.2 mL，换上破囊针头（25 G、27 G 针头均可），推出 0.1 mL，注射器中保留 0.1 mL 头孢唑啉，浓度为 2.25 mg / 0.1 mL。

2. 头孢他啶（2 mg / 0.1 mL）

配液方法：1 g 头孢他啶溶于 9.4 mL 无菌水中，取 2 mL 置入 10 mL 注射器，加入 8 mL 不含防腐剂的 0.9% 生理盐水，混匀，用 1 mL 注射器取 0.3 mL，换上破囊针头（25 G、27 G 针头均可），推出 0.2 mL，注射器中保留 0.1 mL 头孢他啶，浓度为 2 mg / 0.1 mL。

3. 万古霉素（1 mg / 0.1 mL）

配液方法：500 mg 万古霉素溶于 10 mL 无菌水中，取 1 mL 置入 10 mL 注射器，加入 4 mL 无菌水，混匀，用 1 mL 注射器取 0.2 mL，换上破囊针头（25 G、27 G 针头均可），推出 0.1 mL，注射器中保留 0.1 mL 万古霉素，浓度为 1 mg / 0.1mL。

4. 丁胺卡那霉素（400 μg / 0.1 mL）

配液方法：由 100 mg / 2 mL 丁胺卡那霉素安瓿中取 0.8 mL（40 mg），置入 10 mL 注射器中，加入 9.2 mL 不含防腐剂的 0.9% 生理盐水，混匀，使用 1 mL 注射器取 0.3 mL，换上破囊针头（25 G、27 G 针头均可），推出 0.2 mL，注射器中保留 0.1 mL 丁胺卡那霉素，浓度为 400 μg / 0.1 mL。

主要参考文献

1. 叶剑. 问题1: 机械性眼外伤是如何分类的? [J]. 创伤外科杂志, 2010, 12 (3): 195.

2. 练苹, 叶秀兰, 顾欣祖, 等. 相对性瞳孔传入障碍的临床检查及意义 [J]. 中国实用眼科杂志, 2003, 21 (7): 481 ~ 483.

3. 贺翔鸽. 机械性眼创伤的定义、分类和伤情判别 [J]. 中华创伤杂志, 2004, 17 (4): 251 ~ 252.

4. 徐锦堂, 吴静. 对眼化学烧伤分期和分度之商榷 [J]. 眼科新进展, 2006, 26 (6): 401 ~ 402.

5. 赵敏. 眼球热烧伤 [J]. 中国实用眼科杂志, 1997 (4): 194 ~ 197.

6. 葛坚. 眼科学 (供8年制及7年制临床医学等专业用) [M]. 人民卫生, 2010.

7. 李凤鸣. 中华眼科学 (上中下) (第2版) (精) [M]. 人民卫生, 2005.

8. 蔡用舒. 创伤眼科学 [M]. 人民军医出版社, 1988.

9. 李毅. 眼外伤病历的书写要点 [J]. 中华医学写作杂志, 1999: 50.

10. 夏文涛, 邓振华. 眼外伤的法医学鉴定 [M]. 中国检察出版社, 2008.

11. 曲毅, 魏奉才 (翻译). 眼科手册 (第五版) [M]. 山东科学技术出版社, 2010.

12. 宋秀君. 眼外伤 [M]. 第四军医大学出版社, 2007.

13. 张效房. 眼外伤学 [M]. 河南医科大学出版社, 1997.

14. 李凤鸣. 中华眼科学, 原名眼科全书 [M]. 人民卫生出版社，2005.

15. 张卯年. 眼创伤诊疗指南［M］. 军事医学科学出版社，
    2009.

16. 赵堪兴，杨培增. 眼科学（第八版）［M］. 人民卫生出版
    社，2013.